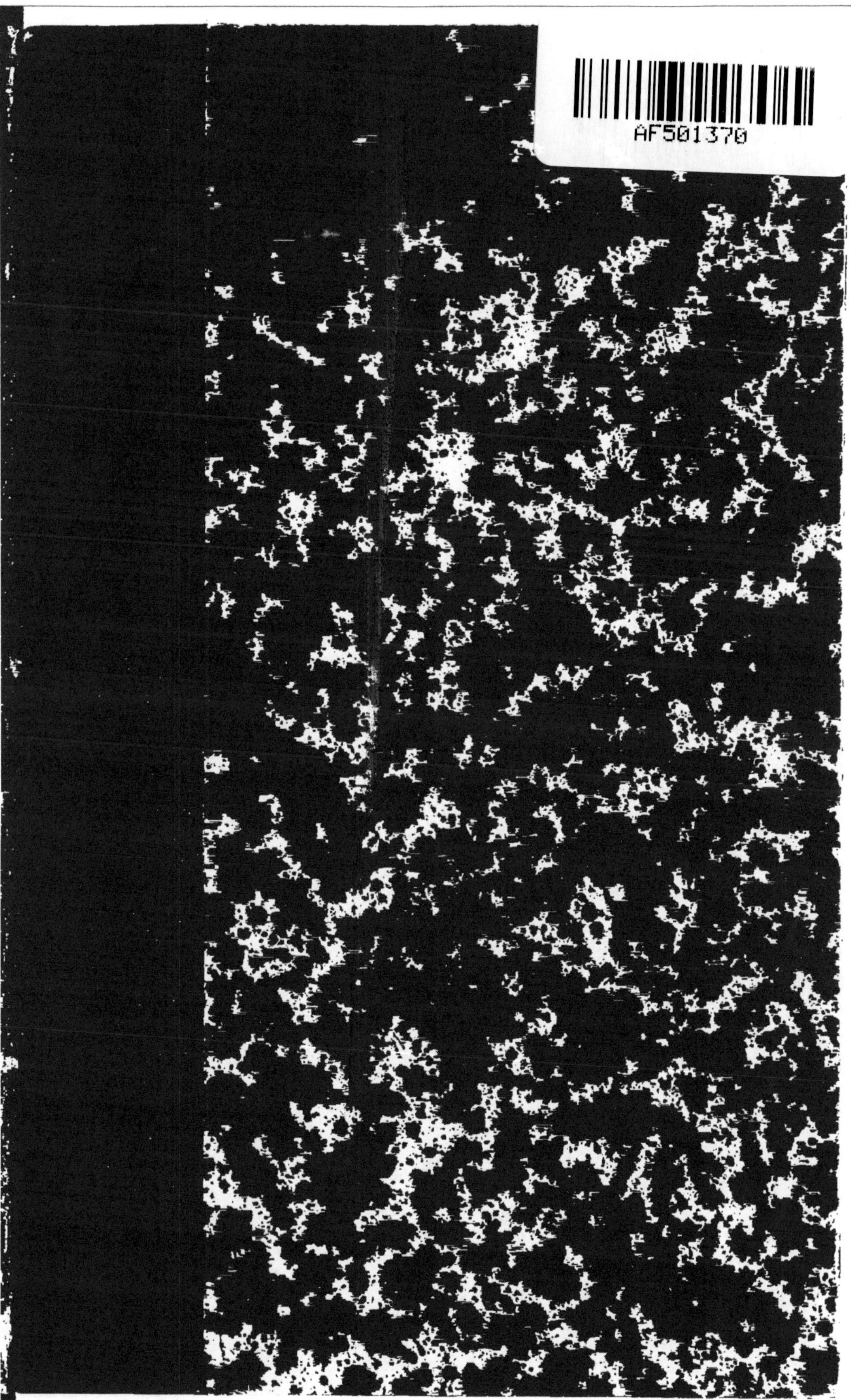

TRAITÉ

D'ANATOMIE GÉNÉRALE

PARIS. — IMPRIMERIE DE L. MARTINET, RUE MIGNON, 2.

TRAITÉ
D'ANATOMIE GÉNÉRALE

THÉORIE DE LA STRUCTURE

EMBRASSANT

LES SUBSTANCES ORGANIQUES ET LES ÉLÉMENTS
LES TISSUS
LES MEMBRANES ET LES PARENCHYMES

PAR

L.-A. SEGOND

Professeur agrégé à la Faculté de médecine de Paris, membre de la Société de biologie

PARIS
LIBRAIRIE DE VICTOR MASSON
PLACE DE L'ÉCOLE-DE-MÉDECINE
1854

TRAITÉ
D'ANATOMIE GÉNÉRALE.

INTRODUCTION.

C'est depuis un demi-siècle environ que la dénomination d'*anatomie générale* fut employée pour la première fois par Bichat, en tête d'un traité dont le principal objet était la connaissance des différents tissus composant les organes de l'homme et des animaux supérieurs. Un tel titre, pour la biologie, annonçait une révolution aussi profonde que celle accomplie, dans la mathématique, près de deux siècles auparavant, par le chef de la philosophie moderne. Jusqu'à Descartes, en effet, les questions géométriques ne comportaient que des solutions spéciales, où le même problème devait être résolu de nouveau dans tous les cas connus, sans qu'on pût utiliser, faute d'une appréciation abstraite, ce qui leur était commun. De même, avant Bichat, sauf quelques vues générales sur la forme, considérée relativement à des parties similaires, les mêmes problèmes de structure, de rapport, de connexion, se résolvaient spécialement, pour chaque organe, sans qu'il fût possible d'envisager une théorie générale de la structure, de la forme ou de toute autre question anatomique. Bichat, pour cette transformation capitale, fit principalement usage des données de l'observation directe et de l'expérimentation pathologique. Là où les faits faisaient défaut, son génie inductif ouvrit des voies lumineuses, et l'on ne peut mieux démontrer la profonde influence qu'il a exercée dans la science des êtres vivants, que par l'innombrable quantité de travaux entrepris sous sa féconde impulsion.

La conception de Bichat renferme, en germe, toutes les grandes théories qui doivent finalement constituer le vrai domaine de l'anatomie générale ; mais, par suite de la plus grande netteté de vues du fondateur, relativement à la notion de structure, par suite aussi de la position logique des problèmes qui se rattachent à cette théorie préliminaire, la plupart des recherches d'anatomie moderne ont porté sur l'analyse des tissus. Cette direction inévitable, trop longtemps suivie, n'a pas tardé à masquer le vrai caractère de la conception plus systématique de Bichat, et pour beaucoup d'esprits l'anatomie générale n'est plus, aujourd'hui, que l'*histologie*. Devant une aussi déplorable méprise, je vais principalement m'attacher, dans cette introduction, à déterminer, aussi rigoureusement que possible, toute la portée de la révolution biologique qui a marqué le commencement de notre siècle.

Établissons d'abord ce qui doit finalement constituer le vrai domaine de l'anatomie générale, il nous sera plus facile ensuite de juger ce qu'on a fait et ce qu'il reste à faire.

Quand on ouvre les différents traités d'anatomie descriptive, dont le caractère est toujours spécial, on voit une même série de questions se présenter dans l'étude des différents organes, et chacune de ces questions est de nouveau résolue pour tous les cas particuliers. Or, le point de vue général va simplement consister à les envisager d'une manière abstraite. Ces questions sont la *forme*, la *position*, la *connexion*, le *rapport*, la *structure*, la *relation*. Deux seules doivent être ici l'objet de quelques remarques : la connexion et la relation. La première, bien sentie par Geoffroy Saint-Hilaire, comprend l'étude systématique des liens directs établis entre les parties similaires ou dissimilaires. Les articulations, les attaches des ligaments, des muscles, le point d'émergence d'un vaisseau, d'un nerf, ou le point où ils aboutissent, sont autant de problèmes appartenant à l'étude des connexions. Quant aux relations, elles ont été envisagées, au point de vue physiologique et pathologique, par Bichat, sous le titre de *sympathies*. Anatomiquement, elles ont été surtout bien senties par Blainville, dans sa conception théorique de la série animale, où l'organisation intérieure de l'être se déduit toujours de sa forme extérieure. Mais, pour que la classification repose sur des bases de plus en plus fixes, il faudra que cette théorie anatomique des relations soit envisagée d'une manière plus précise.

Si pour un point quelconque d'anatomie spéciale, il faut toujours se préoccuper de la forme, de la position, du rapport, des connexions, de la structure, des relations, on sent que l'anatomie générale ne peut être que la théorie de la forme, de la structure, des connexions, etc., de telle sorte qu'une question quelconque d'anatomie sera ainsi résolue abstraitement une fois pour toutes, puisqu'on s'attachera à saisir ce qu'il y a de commun entre un grand nombre de problèmes considérés comme distincts, dans l'anatomie descriptive ou spéciale.

L'anatomie générale n'est donc pas simplement l'histologie, puisque dans cette dernière étude, réduite à ses justes proportions, on ne peut que se proposer de découvrir les lois de la texture, et je montrerai plus loin que ce n'est même là qu'une partie de la théorie de la structure. L'anatomie générale, véritable anatomie moderne, embrasse d'une manière abstraite tous les problèmes de l'anatomie spéciale, en les coordonnant. Aussi comprend-on qu'un tel mode n'a pu être conçu que dans un temps très voisin du nôtre, car pour la science la plus indépendante, la mathématique, la généralisation n'est devenue systématique qu'à partir de Descartes. Nous verrons néanmoins quelles sont les principales ébauches qui ont précédé l'œuvre de Bichat. Il convient seulement, pour mieux les apprécier, de donner plus de précision au classement des questions que se propose l'anatomie générale.

Le but final de la science des êtres vivants, au point de vue statique, est la notion d'organisme ; au point de vue dynamique, la notion de vie. Nous n'avons à envisager ici que les problèmes statiques.

La notion d'un organisme est vraiment liée à celle de sa forme totale par une relation fondamentale, et, pour employer le langage mathématique, on peut dire que la forme d'un corps vivant est fonction de sa structure. C'est par suite de cette relation qu'on a pu, de très bonne heure, sans de profondes connaissances sur l'organisation intérieure, ébaucher des classifications d'animaux, pleinement naturelles, au moins pour l'embranchement dans lequel la forme acquiert son plus haut degré de netteté. Cette manière d'envisager le problème général de l'anatomie devra surtout être mise à profit dans l'étude des relations entre les organes dans un appareil, et entre les appareils dans un organisme : pour le moment, je n'ai besoin que d'énoncer cette relation fondamentale et de l'expliquer dans les cas les plus complexes.

Si nous prenons l'organisme humain, qui, en quelque sorte, comprend tous les autres, nous pouvons dire que sa forme totale dépend de la situation, des rapports, des connexions et des relations d'un certain nombre d'organes de forme déterminée. Des organes reliés par un même but forment un appareil. Les connexions directes entre parties similaires forment un système d'organes. Donc les premiers degrés de décomposition que nous faisons subir à l'organisme consistent à y distinguer des appareils d'organes, puis les organes eux-mêmes. Mais nous ne sommes pas plutôt en face d'une partie, si limitée qu'elle soit, que la même relation liant la forme totale à la structure se représente pour une partie isolée quelconque, de telle sorte que, pour comprendre la forme spéciale d'un organe, il nous faut en interroger la structure propre.

D'après cette décomposition, la notion d'organisme se trouve ainsi subordonnée à celle d'appareil, la notion d'appareil à celle d'organe, la notion d'organe à celle de tissu. Dans les appareils on étudie les relations qui lient un certain nombre d'organes, puis les relations qui lient les appareils eux-mêmes, et la notion d'organisme est en définitive fondée sur la question la plus systématique qu'on puisse poser, sur la relation entre tous les appareils d'un corps vivant. Donc la théorie qui doit immédiatement conduire au problème final, c'est la théorie des relations, ou anatomie générale des appareils.

J'ai dit que la notion d'appareil est subordonnée à celle d'organe, par conséquent l'anatomie générale des organes devra être faite avant celle des appareils. On y fera la théorie de la situation, de la forme, des rapports et des connexions. Enfin, cette anatomie générale des organes devra être subordonnée à la théorie générale de la structure, qui sera basée sur l'étude des substances organiques, des éléments, des tissus, des membranes et des parenchymes.

L'anatomie générale proprement dite comprend ainsi trois ordres de questions : les premières relatives aux tissus, les secondes relatives aux organes, les troisièmes relatives aux appareils. Ce conspectus général étant maintenant assez éclairé, je vais indiquer succinctement quel est l'état de l'anatomie générale, et je déterminerai ensuite le plan de la première partie que je publie aujourd'hui pour fonder la *théorie de la structure*, et qui comprend, d'après ce que j'ai dit, l'étude des substances organiques, des éléments, des tissus, des membranes et des parenchymes.

L'opération philosophique d'Aristote, en biologie, nous offre les premiers traits de la généralisation anatomique.

Le génie antique y jette les bases de la classification des animaux, et dans les caractères empruntés à la structure il établit nettement le point de vue spécial et le point de vue général en anatomie. Comparant des animaux de même espèce, il reconnaît que les parties des uns sont semblables aux parties correspondantes des autres, et le rapport qui se trouve d'individu à individu, se trouve aussi de partie à partie. Bientôt la comparaison s'étend à tous les animaux d'une même classe. « Une autre sorte de ressemblance, dit-il, est celle des animaux qui sont de même genre, et qui diffèrent par excès ou par défaut : les oiseaux, les poissons, sont des genres dont chacun est séparé de l'autre par des différences génériques, et comprend un grand nombre d'espèces, soit d'oiseaux, soit de poissons.

» Dans un même genre, les parties ne sont communément distinguées que par des qualités différentes, telles que la couleur et la figure ; une espèce a plus, l'autre a moins des mêmes qualités..... En général, les éléments qui composent la masse totale, ou sont absolument les mêmes, ou ne diffèrent que par l'opposition du plus au moins, c'est-à-dire par excès ou par défaut. »

La généralisation s'étend encore davantage, quand Aristote reconnaît qu'il y a d'autres animaux « dont on ne peut pas dire que les parties soient de même figure ni qu'elles diffèrent entre elles du plus au moins ; on peut seulement établir une analogie entre les unes et les autres : c'est ainsi que la plume étant à l'oiseau ce que l'écaille est au poisson, on peut comparer les plumes et les écailles, et de même les os et les arêtes, les ongles et la corne, la main et la pince de l'écrevisse. »

Enfin, je ne dois pas omettre la distinction par laquelle le chef de la philosophie ancienne commence son œuvre immortelle.

« Les parties de l'animal sont ou simples ou composées. Les premières sont celles qui peuvent être subdivisées en parties similaires : telle est la chair, elle n'offre dans ses divisions que de la chair. Le caractère des secondes est de ne pouvoir être subdivisées en parties similaires : ainsi la main ne se divise pas en plusieurs mains, ni le visage en plusieurs visages. »

On le voit, le double programme de l'anatomie spéciale et de l'anatomie générale était conçu dans ses principaux points il y a déjà plus de vingt siècles.

L'anatomie des successeurs d'Aristote porte l'empreinte du maître, et l'on peut déjà trouver dans Galien une étude systématique des parties similaires, os, muscles, vaisseaux, nerfs ; seulement les détails spéciaux, alors nécessaires, prennent la place des conceptions générales et préparent d'ailleurs les éléments d'une autre systématisation.

Dans la reprise du mouvement scientifique, à la suite des grandes fondations du moyen âge, l'*anatomie des trois ventres* n'a qu'un caractère spécial, tandis que la science reprend sa direction générale, dans l'œuvre hardie de Vésale. Et déjà dans les derniers représentants de son école, Plater, Dionis, Winslow, on trouve sur chaque système d'organes un ensemble de vues générales sur la position, la forme, les rapports, les usages, sans que néanmoins on s'y élève à une véritable abstraction.

La théorie de la forme prend bientôt un caractère philosophique dans les classifications de Linné, perfectionnées pour les végétaux par Bernard de Jussieu, perfectionnées pour les animaux invertébrés par Lamarck. Quant à la théorie de la structure, elle reçoit tout à coup une vive impulsion, émanée à la fois de la philosophie et de la pathologie. D'un côté, c'est l'étude des propriétés générales des tissus contractiles, fondée par Haller ; de l'autre, les phénomènes pathologiques du tissu muqueux et des membranes, reliés par Bordeu et Pinel. C'est au milieu de ces conditions que Bichat essaie son génie coordinateur dans la conception des membranes. Puis, embrassant le programme général d'Aristote, il fonde sous le titre d'*anatomie générale* l'étude systématique des parties similaires, non seulement au point de vue de la structure, mais encore relativement à la forme, aux rapports et même aux relations. Après Bichat, deux efforts caractéristiques se sont produits, l'un dans la théorie des organes, dû à Geoffroy Saint-Hilaire, l'autre dans la théorie des appareils, dû à Blainville.

Avant de discuter ce qui est relatif à ces deux dernières parties, je vais particulièrement m'attacher à déterminer ce qui se rapporte à la théorie de la structure.

Aristote, dans les parties d'un animal, distingue les parties similaires : « telle est, dit-il, la chair ; elle n'offre dans ses divisions que de la chair ; » mais dans cette chair il y a le tissu propre au muscle, du tissu graisseux, aponévrotique, tendineux, des vaisseaux, des nerfs. Si l'on prend l'os, même complication. On voit donc que la distinction d'Aristote, tout en ayant un caractère général quant à la forme, à la situation, aux rapports, aux usages, offre, au contraire, une grande complexité, relativement à la structure. Nous verrons néanmoins que la considération des parties similaires est un degré d'analyse anatomique réel, ayant encore un degré suffisant de généralité.

Bichat, dans son *Anatomie générale*, à part le tissu cellulaire, a toujours considéré les problèmes les plus complexes de la structure. Cependant, quand on remonte au traité des membranes, avec les renseignements résultés des analyses modernes, on ne tarde pas à reconnaître que Bichat avait instinctivement saisi, dans la structure, un degré d'analyse plus général que celui d'Aristote. En effet, quand on étudie les tissus proprement dits, on remarque que la forme la plus générale vers laquelle ils tendent, est la forme membraneuse ou par couches. Or, dans les principales membranes, la peau, les muqueuses, les séreuses, la paroi des vaisseaux, la membrane qui tapisse les culs-de-sac glandulaires, on a une superposition de tissus par couches, et l'étude de ces divers genres de formation a évidemment un caractère plus simple que l'étude de la structure d'un muscle, d'un os ou d'une glande. La membrane constitue donc un degré analytique précis dans lequel on étudie les lois d'après lesquelles les tissus en forme de couche se superposent pour la formation des membranes. Mais dans une membrane, comme dans les parties similaires, nous ne touchons pas encore au degré tissu. Or, depuis Bichat, tous les travaux d'analyse anatomique ont principalement contribué à l'institution de ce degré plus simple, par la découverte successive des éléments anatomiques, et enfin des substances organiques au moyen desquelles se constituent les éléments eux-mêmes.

Malgré la grande perfection des recherches microscopiques modernes, les études sur les éléments et les tissus n'ont eu, en général, qu'une portée très spéciale, et quand elles sont devenues systématiques, les théories ont pris un caractère tellement absolu, qu'elles ont dû inspirer à beaucoup d'esprits une juste méfiance. D'ailleurs la majorité des observateurs, dominée par l'instrument d'observation directe qui rendait le plus de services, s'est abandonnée à des descriptions minutieuses, sans fin, et bientôt l'impulsion philosophique de Bichat a été étouffée par l'anatomie dite microscopique, dans laquelle, en effet, l'observateur n'était plus qu'un miroir passif reflétant tout ce qui lui arrivait à travers son microscope.

Entre les théories absolues et l'anatomie microscopique, il fallait replacer les études sur la structure ; au point de vue de l'anatomie générale, il fallait ramener les esprits dans la route d'Aristote et de Bichat : c'est ce que j'ai essayé de faire dans le travail que je publie aujourd'hui.

M'appuyant sur les fondations du passé et profitant des recherches modernes faites avec le plus de sagacité, j'ai construit la théorie de la structure par l'étude successive de cinq degrés analytiques réels et distincts :

Les substances organiques ;

Les éléments ;

Les tissus ;

Les membranes ;

Les parenchymes.

Dans chacun de ces degrés, je n'ai eu qu'à éviter toute question prématurée ou étrangère au sujet, pour découvrir les lois de la structure, et je me suis toujours placé, autant que possible, dans des conditions pleinement théoriques. Les développements que j'ai placés en tête de chacun des cinq chapitres que comprend cette première partie me dispensent d'entrer ici dans trop de détails.

Le degré le plus simple est, sans contredit, celui dans lequel on considère la substance organique comme directement propre à vivre, sous une forme totale plus ou moins définie. Au second degré, une ou plusieurs substances modelées en cellules, en fibres, en tubes, constituent les éléments anatomiques. Les substances organiques et les éléments une fois connus, on aborde l'étude des tissus, dans laquelle on recherche les lois d'après lesquelles ces substances et ces éléments s'agrégent, ou lois de la texture. Des tissus étant donnés, on étudie comment ces tissus eux-mêmes se rapprochent pour la formation des membranes, et l'on arrive ainsi à reconnaître les lois de la contexture. Enfin, dans chaque tissu, dans chaque membrane, on étudie la disposition générale du parenchyme de nutrition, ce qui constitue les problèmes les plus complexes de la structure.

Pour vouloir envisager tous ces degrés à la fois, soit à propos d'un tissu, soit à propos d'une membrane, on s'est jusqu'à présent mis dans l'impossibilité d'en découvrir les lois. Comment, en effet, les saisir pour le cas de la texture, quand on étudie l'épiderme avec la peau, le tissu jaune artériel avec la membrane des vaisseaux? Comment saisir les lois de la contexture en mêlant à l'étude de chaque membrane tous les détails relatifs au parenchyme de nutrition? C'est en évitant une situation aussi défavorable, et en me renfermant strictement dans chaque ordre de questions, que j'ai pu mettre en évidence, pour chaque degré analytique, des principes extrêmement simples, au moyen desquels on embrasse aussi bien les cas de structure normale que ceux qui se présentent dans les divers produits accidentels.

Cette habitude d'épuiser un sujet, surtout propre à la confection des dictionnaires, a éloigné toute systématisation en ne permettant de théoriser que sur un point limité et jamais sur l'ensemble. J'espère que l'ordre général que je propose aujourd'hui pour la structure montrera les avantages d'un mode plus philosophique. Je passe actuellement à quelques indications sur les deux autres parties de l'anatomie moderne.

Les lois de la structure une fois établies, on peut aborder, à sa vraie place logique, la théorie des organes dans laquelle la forme spéciale, la position, les rapports, les connexions, doivent être l'objet d'une appréciation systématique.

Pour cette seconde partie, les traités d'anatomie descriptive exécutés entre Vésale et Bichat contiennent déjà un grand nombre d'aperçus sur la forme, la position et les rapports, mais ils sont toujours spéciaux à un système d'organes. Bichat leur a donné un caractère plus scientifique, sans s'élever néanmoins à des théories générales. Depuis, le point de vue comparatif a introduit dans cette étude de grands perfectionnements, surtout relatifs à la forme et aux connexions, tandis que la chirurgie a révélé plusieurs lois importantes sur les rapports.

Quant à la troisième partie, relative à la théorie des relations, elle a été surtout envisagée au point de vue physiologique dans les problèmes de l'action réflexe et des sympathies, et dans tous les phénomènes pathologiques généraux; mais elle doit surtout recevoir une solution d'abord anatomique.

Dans cette dernière théorie, les organes seront d'abord appréciés dans leurs relations par rapport à l'appareil dont ils font plus spécialement partie. Mais on comprend que beaucoup d'entre eux devront être envisagés par rapport à plusieurs appareils. Le problème y consistera toujours à déduire un appareil au moyen de l'un de ses organes composants. La théorie une fois constituée pour les différents appareils, le même problème, plus complexe, se représentera entre les appareils eux-mêmes. L'appareil de la respiration, par exemple, sera ainsi déduit de l'appareil de la circulation ou même de l'une de ses parties, et finalement le degré d'élévation d'un organisme se déduira de la relation générale des appareils entre eux.

Je me contente de ces indications, uniquement destinées pour le moment à mieux faire concevoir l'ensemble du domaine de l'anatomie générale, et je passe à l'examen rapide des principaux avantages qui peuvent résulter de la théorie sur la structure que je propose aujourd'hui.

Le point de vue philosophique, dans chacune des trois parties de l'anatomie générale, a déjà pris une certaine extension, surtout dans la théorie des organes, sous l'influence des travaux de Geoffroy Saint-Hilaire. Pour l'étude des appareils, il est surtout manifeste chez Blainville, soit dans sa grande institution logique de la série animale, soit dans les conceptions partielles de ce biologiste : sur la peau, par exemple.

Quant à la structure, on ne peut citer que la théorie de la cellule, dont l'absolutisme sera surtout démontré par mon chapitre sur les *Éléments*. Je puis donc espérer que, pour la direction moderne des études anatomiques, l'exposition complète de la structure, maintenue dans toutes ses parties avec le caractère théorique, aura une salutaire influence. Un autre effet scientifique résulte de ce que le conspectus général que j'offre pour l'ensemble de l'anatomie peut, dès aujourd'hui, servir de base à l'édification de la physiologie générale. Enfin, d'après l'appréciation historique précédente, l'enseignement anatomique peut être, à présent, conçu dans sa marche et son objet.

A ne considérer que la marche logique, il semble qu'on devrait d'abord exposer les lois de la structure ; mais on s'aperçoit bientôt qu'à défaut d'études spéciales préliminaires, cette partie offre de grandes difficultés pour l'intelligence. Il faut donc ici se reporter à la marche historique dans laquelle l'esprit humain saisit d'abord les traits généraux qui forment la base des premières classifications ;

puis, pénétrant dans l'intérieur des êtres vivants, interroge les organes les plus essentiels au maintien de la vie, puis ceux dont la forme est la plus précise, et cette nécessité préalable des acquisitions particulières se prolonge jusque dans notre siècle. Aujourd'hui, les auteurs d'anatomie descriptive sont trop savants pour se résigner à ne faire qu'un livre élémentaire, et la grande quantité de matériaux qu'ils cherchent à coordonner exprime bien la nécessité de fonder l'enseignement de l'anatomie générale qui supposera toujours des connaissances d'histoire naturelle, d'anatomie descriptive et de physiologie spéciale.

L'enseignement de l'anatomie générale, fondé dans son ensemble, fournira des bases solides à la classification des animaux, si chancelante encore pour les degrés inférieurs. Il éclairera les déterminations du chirurgien et du médecin, bien que ces deux arts doivent finalement puiser des règles dans la théorie des milieux.

Dans mon essai systématique sur la biologie, publié il y a deux ans, j'ai indiqué la position logique de l'anatomie générale par rapport à l'ensemble de la philosophie naturelle, tout en développant ses principales attributions; je puis donc me borner ici aux développements plus particuliers que suscitait l'exposition des lois de la structure.

Le plan général de ce traité résulte naturellement des différents degrés analytiques de la structure. Il est donc déterminé par cinq chapitres : le premier est relatif aux principes immédiats et aux substances organiques, je l'ai réduit à ce qu'il y a de vraiment anatomique dans un tel sujet ; le second traite des éléments anatomiques ; le troisième, des tissus ; le quatrième, des membranes ; le cinquième, des parenchymes. Partout où j'ai dû, à titre de démonstration, faire des descriptions microscopiques, je me suis particulièrement adressé aux observations les plus précises ou émanant des meilleures autorités : les travaux de Turpin et d'Hugo Mohl, les ouvrages de MM. Donné, Mandl, Lebert, le traité de Henle, les recherches particulières de M. Ch. Robin, les derniers travaux de Kölliker, m'ont principalement servi de guide. Mais on comprend que dans une exposition où je me suis efforcé de conserver une position systématique, j'ai dû réduire ces descriptions à ce qu'elles ont d'essentiel, afin de ramener les esprits au vrai sentiment de l'anatomie générale.

CHAPITRE PREMIER.

PRINCIPES IMMÉDIATS ET SUBSTANCES ORGANIQUES.

Lorsque dans la considération d'un organisme, végétal ou animal, on cherche à se placer au point de vue le plus général de sa structure, on voit, d'après les développements donnés dans l'introduction précédente, que la substance même de cet organisme, abstraction faite des formes élémentaires qu'elle peut revêtir, doit être l'objet d'une appréciation systématique qui forme le degré le plus simple de l'anatomie. Cette opération une fois accomplie, on aborde directement l'étude des éléments anatomiques dans lesquels ces substances revêtent des formes déterminées et irréductibles.

L'étude des principes immédiats, dans son ensemble, touche, en physiologie et en pathologie, à tous les phénomènes de la vie végétative. Mais il convient de la réduire ici à ce qu'elle offre d'essentiel pour la notion de structure.

La simple analyse chimique a de bonne heure établi que les principes médiats des formations organiques appartiennent aux deux règnes; puis, sous l'inspiration biologique, on a reconnu, à côté des corps simples ou composés définis, absorbés ou éliminés dans le mouvement vital, des substances particulières, de composition souvent indéterminée, et douées d'un ensemble de propriétés qu'on ne rencontre que dans la substance des êtres vivants et que l'anatomie envisage sous leur véritable aspect. C'est en tenant compte de cette direction nouvelle, que la chimie a fourni à la biologie tant de matériaux utiles.

Au milieu des nombreuses impulsions particulières qui ont préparé l'étude des principes immédiats, on a vu les efforts chimiques se compléter par une impulsion biologique correspondante. Pendant que Robert Boyle essaie d'extraire les principes du sang, Vieussens étudie plus intimement toutes les liqueurs du corps humain. Les travaux spéciaux de Schowitz, de Homberg, de Barchusen, de Juncker, sont suivis de la révision physiologique de Boerhaave. Puis viennent Baumé, Rouelle, Scheele, Guyton-Morveau, Lavoisier, Berthollet, pour lesquels la formation des corps organisés résulte encore de la réunion de quelques éléments ou principes, et bientôt sous une meilleure impulsion prennent naissance les recherches de Fourcroy, John, Berzelius et des chimistes modernes. Enfin l'action réciproque de la chimie et de la biologie se fait nettement sentir dans les inspirations positives de Chevreul et les coordinations de Blainville ; dès ce moment la notion précise des principes immédiats est acquise à la science. Depuis, MM. Robin et Verdeil ont recueilli toutes les observations nouvelles entreprises sur ce sujet, tout en y joignant un grand nombre de résultats originaux. C'est en profitant de la situation résultée de cette série de travaux, que je vais donner à cette partie préliminaire de l'anatomie générale le développement qu'elle comporte, en réservant pour un ouvrage ultérieur ce qui, dans un tel sujet, se rattache directement à la physiologie et à la pathologie générales.

L'être vivant, pour sa composition chimique, emprunte tous ses éléments au monde extérieur ; il ne crée par lui-même aucun corps simple. Parmi ces principes médiats, il en est quatre d'essentiellement prédominants : l'oxygène, l'hydrogène, le carbone et l'azote. Sous ce rapport, les végétaux diffèrent des animaux en ce que chez eux, c'est le carbone qui domine, tandis que c'est l'azote pour les animaux. A la suite de ces éléments fondamentaux viennent des corps moins importants, mais tout aussi indispensables : ce sont, le soufre, le phosphore, le chlore, le calcium, le potassium, le sodium, le magnésium ; enfin des corps moins importants encore, le silicium, l'iode, le brome, le fluor, l'aluminium, le fer, le cuivre et le plomb.

Tandis que le minéral résulte de la combinaison directe et déterminée de ces éléments, au contraire l'être vivant, suivant sa complexité, peut être conçu comme formé d'un ensemble de substances dont la composition est souvent indéterminée. Il y a toujours, du reste, entre le minéral et l'être vivant une distinction capitale résultée du degré de stabilité. L'être vivant, en effet, considéré suivant les divers états de l'organisme, peut offrir une composition immédiate différente. Il y a donc, pour l'être vivant, indétermination, aussi bien pour les substances essentielles qui le composent que pour l'ensemble de ces substances.

La marche la plus naturelle à suivre dans cette étude consiste, d'après la loi de classement, à envisager d'abord les principes communs aux deux règnes, puis ceux qui ne se rencontrent que chez les êtres organisés ; et, parmi ceux-ci, à distinguer, des substances organiques qui forment d'une manière permanente l'être vivant, celles dont la formation se rattache surtout au mouvement de composition et de décomposition.

PRINCIPES IMMÉDIATS COMMUNS AUX DEUX RÈGNES.

Cette première classe comprend les éléments de l'air et de l'eau, et des principes salins appartenant principalement à quatre classes de sels, les carbonates, les chlorures, les sulfates et les phosphates. En voici le tableau :

Végétaux.	Animaux.
Oxygène.	Oxygène.
Azote.	Azote.
Acide carbonique.	Acide carbonique.
Eau.	Eau.
	Hydrogène.
	Hydrogène protocarboné.
	Hydrogène sulfuré.
Carbonate de potasse.	Carbonate de potasse.
	Bicarbonate de potasse.
Carbonate de soude.	Carbonate de soude.
	Bicarbonate de soude.
Carbonate de chaux.	Carbonate de chaux.
	Bicarbonate de chaux.
Carbonate de magnésie.	Carbonate de magnésie.
Chlorure de sodium.	Chlorure de sodium.
Chlorure de potassium.	Chlorure de potassium.
Sulfate de soude.	Sulfate de soude.
Sulfate de potasse.	Sulfate de potasse.
Sulfate de chaux.	Sulfate de chaux.
Phosphate de chaux.	Phosphate de chaux.
	Phosphate acide de chaux.
Phosphate de magnésie.	Phosphate de magnésie.
Phosphate ammoniaco-magnésien ?	Phosphate ammoniaco-magnésien.
Phosphate de fer.	
Silice.	
Silicate d'alumine.	
Iodure de potassium.	
Iodure de magnésium.	
Bromure de magnésium.	
Bromure de potassium.	
	Fluorure de calcium.
	Chlorhydrate d'ammoniaque.

Les éléments de l'air et de l'eau, outre leur grande prépondérance dans la formation médiate de la substance organique, jouent encore séparément le rôle de principes immédiats. L'oxygène, l'azote, l'hydrogène, l'acide carbonique, se rencontrent en dissolution dans les liquides des végétaux et des animaux.

L'*oxygène* se lie aux phénomènes fondamentaux de la végétalité et fait partie de l'organisme pendant toute la durée de la vie. Chez les animaux supérieurs, on le trouve à l'état de dissolution dans le sang, et à l'état de gaz dans le parenchyme pulmonaire. Chez l'homme, sa quantité, en volume, est de 223 à 233 centimètres cubes; elle est en poids, de 5^{gr},020 à 5^{gr},050, chiffres d'ailleurs variables suivant les conditions de l'organisme. L'oxygène est en quantité plus grande dans le sang artériel que dans le sang veineux. D'après Magnus, il entre pour un cinquième dans les gaz du sang veineux et pour un tiers, et même la moitié, dans les gaz du sang artériel. On peut en moyenne évaluer l'oxygène du sang artériel de 2,41 à 3 centimètres cubes pour 100, et pour le sang veineux de 1 centimètre cube à 1,17 pour 100. Cette moyenne est sans doute plus élevée pour le sang qui sort du poumon. D'après les expériences directes de Magnus, 1 litre de sang dissout 100 à 120 centimètres cubes d'oxygène. Mais le sang qu'on retire de la veine n'en renferme que 10 à 13 centimètres cubes par litre. L'oxygène est directement emprunté à l'air par les substances organiques. Cette assimilation, pour les végétaux et les animaux, varie suivant l'état des milieux et l'état de l'organisme.

L'*azote* est en dissolution dans les liquides végétaux, particulièrement dans les champignons et tous les lichens qui poussent sur les rocs de basalte. Chez les animaux supérieurs, on le rencontre, comme l'oxygène, dans le poumon, le sang et les gaz intestinaux. Il est gazeux dans le poumon et l'intestin, et en dissolution dans le mucus du poumon et dans le sang. D'après les tableaux de Magnus il forme un peu plus du dixième des gaz du sang. La moyenne, chez le cheval, a été évaluée à 1^{cc},52 pour 100 dans le sang veineux, et à 1^{cc},32 pour 100 dans le sang artériel. Chez le veau, il y en aurait moitié moins. Dans les animaux à température constante, on a reconnu que l'air expiré contient habituellement plus d'azote que l'air inspiré.

L'*acide carbonique*, directement emprunté à l'air par les végétaux, et résultant, chez les animaux, du mouvement de décomposition, circule en dissolution dans les liquides des plantes. On l'a étudié surtout dans le sang et le poumon des animaux à température constante. Sa quantité absolue, en volume, est évaluée, chez l'homme, de 87^{cc},70 à 97^{cc},70. D'après Magnus, il est plus abondant dans le sang artériel que dans le sang veineux. En admettant que la totalité du sang se partage en 5 litres de sang artériel, et 7,50 de sang veineux; il évalue à 6^{gr},15 l'acide carbonique du sang artériel, et à 7^{gr},80 celui du sang veineux, ce qui donne en tout près de 14 grammes.

Dans le poumon, l'acide carbonique est mélangé à l'oxygène, à l'azote et à la vapeur d'eau, pour former les gaz pulmonaires. On en trouve 14 à 24 millimètres cubes après une expiration calme, et 7 à 12 après une expiration forcée. On sait que, suivant les états de l'organisme et suivant les milieux, la quantité de ces différents gaz peut varier soit dans le sang, soit dans le poumon. On a trouvé une très petite quantité d'acide carbonique dans l'urine; il est au contraire en forte proportion dans les gaz intestinaux.

A la suite des éléments de l'air, considérés comme principes immédiats, se place naturellement le milieu le plus important, l'eau, qui vient directement contribuer, pour une très grande part, à la formation des êtres organisés.

L'*eau* entre dans la constitution de toutes les parties d'un être organisé. Pour un homme adulte, dont la masse serait équivalente à un cube de 40 centimètres d'arête, la proportion de l'eau pourrait être représentée par une masse cubique de 36 centimètres de côté. L'eau forme en poids, d'après les calculs de Burdach, les deux tiers de la totalité du corps. Le poids moyen du corps étant de 64 kilogrammes, l'eau y entrerait donc pour 42 à 43 kilogrammes, et même en rectifiant les résultats de Chaussier et Senac, on peut avancer que la quantité d'eau contenue dans le corps de l'homme forme plus des deux tiers de son poids. Entre l'émail des dents, qui n'en contient que 2 pour 100, et la vapeur pulmonaire, qui en contient 997, on peut facilement imaginer les degrés successifs de la proportion de l'eau fixée dans les différentes substances organiques, et y déterminant, suivant les cas, plus ou moins de résistance et d'élasticité.

L'*hydrogène*, élément de l'eau, considéré isolément comme principe immédiat, offre peu d'importance. On en trouve habituellement une très petite quantité dans les gaz pulmonaires, et il s'en dégage un peu pendant la respiration. On sait, du reste, que le sang peut en dissoudre une certaine quantité. L'hydrogène se rencontre aussi normalement dans les gaz intestinaux. L'*hydrogène carboné* et l'*hydrogène sulfuré* n'ont également qu'une médiocre importance. Le premier de ces gaz est en quantité appréciable dans le gaz expiré ; il est plus abondant dans l'intestin. L'hydrogène sulfuré est aussi exhalé en très petite proportion par le poumon, où il provient peut-être de la décomposition du mucus ; il se rencontre également dans les gaz intestinaux.

En passant maintenant aux principes salins, je signalerai dans l'ordre de généralité les divers carbonates qui jouent un si grand rôle dans la constitution des végétaux.

Les *carbonates de potasse, de soude, de chaux, de magnésie*, sont communs aux végétaux et aux animaux ; dans ceux-ci on rencontre en outre des bicarbonates des mêmes bases. Le carbonate de potasse, chez les animaux, est très accessoire ; on le rencontre dans le sang de ceux qui sont soumis à une alimentation végétale. Le bicarbonate de potasse se rencontre dans l'urine des herbivores.

Le carbonate de soude qu'on obtient par incinération de la plupart des tissus animaux et des parties fixes des humeurs, est formé en grande partie par la combustion, aux dépens des combinaisons de la soude avec des acides organiques ou avec d'autres substances animales. On le rencontre néanmoins dans les os, le sang, la lymphe, le liquide céphalo-rachidien, et en assez grande quantité dans l'urine des herbivores. Le carbonate de soude est dissous directement dans l'eau des humeurs. C'est à ce sel qu'il faut rapporter l'alcalinité du sang et de la salive. Il se forme en partie dans l'organisme et pénètre en partie par les aliments et les boissons. L'existence du bicarbonate de soude dans le sang n'est, jusqu'à présent, qu'hypothétique.

Le carbonate de chaux a, chez les animaux, une plus grande importance statique que les carbonates de potasse ou de soude. C'est un principe constituant des os, des cartilages, des dents, du sang. Il forme presque entièrement l'otoconie. Il y en a toujours dans l'urine alcaline des herbivores. Il contribue à former les concrétions des muscles, des artères, des valvules du cœur, des aponévroses, des fausses membranes péritonéales et pleurales. On le rencontre encore dans les concrétions glandulaires, dans le tubercule crétacé, dans quelques calculs urinaires. Dans les tissus et les humeurs, ce sel est à l'état amorphe. C'est ainsi qu'il se présente dans les grains ovoïdes de la pie-mère, dans le sable de la glande pinéale et des plexus choroïdes. Dans la salive et l'urine de cheval on l'a observé en masses sphériques formées d'aiguilles groupées autour d'un centre. Dans l'otoconie, formée essentiellement de carbonate de chaux, ce sel se présente avec la forme rhomboédrique qui lui est propre, sauf les irrégularités qui se rencontrent ordinairement sur les cristaux formés dans l'organisme ou dans les liquides qu'on en retire. C'est aussi sous forme rhomboédrique, plus ou moins modifiée, qu'il cristallise dans la salive parotidienne et dans l'urine des herbivores. Le bicarbonate de chaux n'a été signalé qu'accidentellement dans l'urine de l'homme.

Le carbonate de magnésie, beaucoup moins répandu que le précédent, se rencontre dans l'urine des herbivores, dans la matière sébacée, et, en très petite quantité, dans le sang.

Le *chlorure de sodium* se rencontre dans toutes les parties qui composent l'organisme animal, et prédomine par sa nature sur tous les autres principes salins. Sa quantité dans le sang ne paraît pas beaucoup varier. Sa proportion, relativement aux autres sels solubles, est comme 3 : 1. Il est partout à l'état liquide, sauf dans les os, les dents et les cartilages. La très haute importance végétative de ce sel ne peut être bien étudiée qu'en physiologie générale. Il me suffit ici d'en déterminer le rôle statique.

Le *chlorure de potassium* n'a été signalé jusqu'à présent que dans le lait, les muscles, le foie, le liquide céphalo-rachidien, le sang, le chyle, l'urine, le suc gastrique, la bile, la sueur et les mucosités nasales.

Les *sulfates de soude*, *de potasse*, *de chaux*, sont communs aux végétaux et aux animaux. Le sulfate de soude est en petite quantité chez les animaux, mais on peut le rencontrer dans presque toutes les parties ; il manque complétement dans le lait, la bile et le suc gastrique. Le sulfate de potasse accompagne ordinairement le sulfate de soude ; cependant il existe séparément et en notable quantité dans l'urine des herbivores, où le sulfate de soude n'a pas été signalé. Le sulfate de chaux a un rôle statique beaucoup moins important. Il existe dans les cartilages du squelette des *squales* et peut-être dans le suc pancréatique.

Parmi les *phosphates*, ceux de potasse, de soude, de chaux, de magnésie, sont communs aux végétaux et aux animaux ; le phosphate de fer est spécial aux végétaux ; les autres indiqués dans le tableau n'ont été signalés que dans l'organisme des animaux. Les phosphates de potasse et de soude se rencontrent en quantité notable dans les fruits.

Chez les animaux, ces deux sels se rencontrent dans tous les solides et les liquides de l'économie. On trouve, en particulier, le phosphate acide de soude dans l'urine, qui lui doit son acidité, l'acide urique rougissant à peine la couleur bleue de tournesol. Le phosphate de chaux, chez les animaux, se rencontre dans tous les tissus et les humeurs; il entre également dans toutes les incrustations et dépôts calcaires et dans beaucoup de calculs urinaires. Il s'y présente ordinairement à l'état amorphe, mais on peut, dans certaines incrustations, le trouver sous forme de cristaux dérivant du prisme rectangulaire droit. Les os en contiennent 48 à 59 pour 100. La quantité peut varier suivant les âges, mais la proportion des principes d'origine minérale reste la même; de telle sorte que, si le phosphate diminue, les autres sels augmentent. Le phosphate acide de chaux jusqu'à présent est spécial à l'urine; on le rencontre dans l'urine de l'homme, du cheval. Le phosphate de magnésie a, comme le phosphate de chaux, une distribution très générale. Il se rencontre dans tous les tissus et les humeurs des mammifères, mais partout en petite quantité. C'est un dépôt cristallin de ce sel qui trouble l'urine de divers animaux. Les os des herbivores contiennent plus de phosphate de magnésie que ceux de l'homme et des carnivores.

Le phosphate ammoniaco-magnésien ne se rencontre qu'accidentellement chez les animaux, si ce n'est dans l'urine du cheval. Il se forme ordinairement dans les liquides en voie d'altération dont l'ammoniaque se combine avec le phosphate de magnésie. Ce sont des cristaux de ce sel qui forment la couche brillante, cristalline, qu'on trouve quelquefois au bout de vingt-quatre heures à la surface de l'urine abandonnée à l'air dans une capsule.

Le *phosphate de fer*, le *silicate d'alumine*, l'*iodure de po-*

tassium et l'*iodure de magnésium*, le *bromure de magnésium* et le *bromure de potassium*, sont jusqu'ici des principes immédiats appartenant spécialement aux végétaux.

Le *fluorure de calcium* n'existe qu'en petite quantité dans les os et les dents. Le *chlorhydrate d'ammoniaque* ne se rencontre que dans quelques sécrétions, le suc gastrique, les mucus, la salive, les larmes et l'urine.

La silice, principe important des végétaux, est mal déterminée chez les animaux. Il y a également indétermination pour le fer, le cuivre, le plomb et le manganèse.

Ces courtes indications sur les principes immédiats communs aux deux règnes suffisent, pour le moment, pour caractériser le rôle statique de ces substances, et permettent de saisir l'étroite dépendance qui lie les êtres organisés aux deux grands milieux, l'air et l'eau. On voit même que l'entretien des principes salins peut se faire en grande partie au moyen des eaux potables dans lesquelles on rencontre toujours une notable proportion de carbonates, de sulfates et de chlorures.

En passant actuellement aux principes immédiats d'origine organique, nous allons entrer plus avant dans la constitution fondamentale des êtres vivants.

PRINCIPES IMMÉDIATS D'ORIGINE ORGANIQUE, CRISTALLISABLES.

J'ai indiqué, relativement aux principes d'origine organique, une distinction essentielle entre les substances organiques proprement dites et celles qui, résultées du mouvement de composition et de décomposition, ne jouent qu'un rôle transitoire. On comprend que l'étude de ces dernières doit être surtout faite au point de vue physiologique. En voici le tableau pour les végétaux et les animaux, d'après MM. Robin et Verdeil :

Principes acides et salins.

Végétaux.

Acide citrique.
— tartrique.
— malique.
Tannin ou acide tannique.
Acide fungique.
— silvique.
— spiroïleux ou salicyleux.
— pinique.
— pimarique.
— eugénique.
— cinnamique.
— copahivique.
Oxalate de chaux.
Bioxalate et quadroxalate de potasse.
Kinates de chaux et alcalins.
Kinate de quinine.
— de cinchonine.
Angélicates.
Baldianates.
Valérianates.
Fungate de potasse.
Strychnates ou igasurates de strychnine.
Strychnate de cinchonine.
— de brucine.
— de curarine.
Équisétate ou maléate de magnésie.
Lichénate de chaux.
Roccellates.
Paramaléates ou fumarates calcaires et alcalins.
Tartrates calcaires et alcalins.
Citrates calcaires et alcalins.
Malates calcaires et alcalins.
Myronate de potasse.
Vératrates.
Berbérusates.
Méconates de codéine.
— de morphine.
— de marcéine.
— de narcotine.
Chélidonate de chaux.
Chélidonates de chélidonine.
— de chélérythrine.
— de glaucine.
Malates et tannates de nicotine.
— de conicine.
— d'aconitine.
— d'atropine.

Animaux.

Acide lactique.
Lactate de potasse.
— de soude.
— de chaux.
Oxalate de chaux.
Acide urique.
Urate de potasse.
— de soude.
— acide de soude.
— de chaux.
— de magnésie.
— d'ammoniaque.
Acide hippurique.
Hippurate de chaux.
— de soude.
— de potasse.
Inosate de potasse.
Acide hydrotique.
Hydrotate de soude.
Hydrotate de potasse.
Acide pneumique.
Pneumate de soude.

Taurocholate de soude.
Hyocholinate de soude.
Glycocholate de soude.
Acide lithofellique.

Végétaux.	**Animaux.**
Malates et tannates de daturine.	
— d'hyoscyamine.	
— de solanine.	
— de delphinine.	
— de berbérine.	
— de colchicine.	
Gallate de sabadilline.	
— de vératrine.	

Principes neutres et alcaloïdes.

Émétine.	Créatine.
Caféine ou théine, $C^8H^5Az^2O^2$.	Créatinine.
Théobromine.	Urée.
Buxine.	Allantoïdine ou allantoïne.
Cicutine.	Cystine.
Chærophylline.	
Eupatorine.	
Euphorbiine.	
Fumarine.	
Violine.	
Digitaline.	
Caryophylline.	
Eugénine.	
Absinthine.	
Æsculine.	
Antiarine.	
Athamantine.	
Cocculine.	
Columbine.	
Hespéridine.	
Limonine.	
Pipérine ou pipérin, $C^{34}H^{18}AzO^6$.	
Picrotoxine (ménispermine), $C^{12}H^7O^5$.	
Phloridzine, $C^{24}H^{16}O^4$.	
Méconine.	
Peucédanine.	
Quasséine.	
Santonine.	
Saponine.	
Sénégine.	
Smilacine.	
Amygdaline.	
Asparagine, $C^8H^7Az^2O^5HO$.	
Olivile.	
Salicine.	
Etc., etc.	

Principes gras.

Oléine.	Cholestérine.
Margarine.	Séroline.

Végétaux.

Stéarine.
Laurostéarine.
Cocine.
Myristicine.
Palmitine.
Oline.
Palmine.
Cérine.
Myricine.
Céroléine.
Cérosine.
Essence de térébenthine.
— de cinnamomine.
Métacinnaméine.
Cinnamène.
Péruvine.
Tolène.
Coumarine.
Styracine.
Huile de spiræa.
Camphre.
Camphre de Bornéo.
Essence d'amandes amères.
— d'absinthe.
— de citron.
— de bergamote.
— de copahu.
— d'élémi.
— d'oliban.
— de cubèbe.
— de lavande.
— de benjoin.
Camphre d'anis.
— d'estragon.
Cymène.
Cuminol.
Essence d'anis.
— de muscade.
— d'ail.
Irine.
Hélénine.
Caryophylline.
Asarine.
Anémonine.
Nicotianine.
Résine cristalline du copahu.
Bétuline.
Résine cristalline d'élémi.
Résine animé cristalline.
Résine cristalline d'euphorbe.

Animaux.

Acide oléique.
— stéarique.
— margarique.
Oléine.
Stéarine.
Margarine.
Élaïérine.
Stéarérine.
Cétine.
Butyrine.
Sels à acides gras ou savons.

Principes sucrés.

Végétaux.	**Animaux.**
Sucre de canne, $C^{12}H^{11}O^{11}$.	Sucre de foie.
— de raisin ou glucose, $C^{12}H^{14}O^{14}$	Sucre de lait.
— des fruits acides, $C^{12}H^{12}O^{12}$.	
— de champignon.	
Mannite ou sucre de manne, $C^{6}H^{7}O^{6}$.	

Dans le tableau précédent, la comparaison entre les végétaux et les animaux, au point de vue du nombre des principes, est de beaucoup à l'avantage des végétaux. Mais il ne faut pas perdre de vue qu'un même animal peut réunir presque tous les principes de cette classe, tandis qu'on ne saurait trouver un végétal réunissant l'ensemble des principes que je viens d'énumérer. Les noms seuls qu'ils portent indiquent ordinairement leur existence spéciale pour telle ou telle espèce végétale.

En complétant plus loin cette étude par l'indication des substances organiques fondamentales, on verra qu'il faut au contraire toujours concevoir la composition immédiate de l'animal comme plus complexe que celle du végétal, ce qui nous permet de prévoir que, pour le maintien de la vie, le degré de mobilité de l'être vivant doit être d'autant plus grand qu'il a une composition immédiate plus complexe.

Pour les principes des animaux en particulier, on peut voir, d'après le tableau précédent, qu'on en rencontre les deux tiers dans le sang. L'urine est ensuite le liquide où l'on en trouve le plus grand nombre. Bien que le nombre de ces principes soit plus considérable que celui des principes communs aux deux règnes, ils forment dans l'organisme une masse moindre. Ces principes sont cristallisables, mais on les rencontre habituellement à l'état amorphe. Relativement au rôle statique, il faut établir une distinction essentielle entre les principes acides et salins, les principes neutres et alcaloïdes, d'une part, et les principes gras, d'autre part, qui ont un rôle statique mieux caractérisé.

Les principes acides et salins, sauf l'acide lactique, l'acide pneumique, l'inosate de potasse, ne se rencontrent en quantité notable que dans les humeurs excrémentitielles. Ils ne peuvent être assimilés et se fixer aux substances organiques. Les principes neutres sont de même purement excrémentitiels ; les corps gras au contraire se rencontrent dans toutes les espèces d'éléments anatomiques, dans le sérum de toutes les humeurs. Ils se présentent ordinairement sous l'aspect de gouttelettes variant de 0,0001 à 0,020 de millimètre. Les plus petites du chyle sont quelquefois animées du mouvement brownien. Dans les plus grosses on distingue un centre brillant et des couleurs foncées. Ces gouttelettes réfléchissent la lumière en blanc et la réfractent en jaune. Dans le lait de vache, la forte proportion de margarine rend les globules presque solides, mais ils sont dépourvus d'enveloppe propre.

Outre leur rôle normal, les corps gras jouent encore un rôle important dans la constitution d'un grand nombre de formations accidentelles.

Plusieurs des corps gras animaux que j'ai indiqués, tels que l'élaïérine et la stéarérine qu'on retire du suint qui enduit la laine de mouton, ou la cétine qui se rencontre dans les cavités cloisonnées des os du crâne du dauphin et autres espèces voisines, ont un rôle statique plus spécial.

En somme, comme je l'ai indiqué plus haut, l'étude de ces substances appartient ou à la physiologie, et doit servir à éclairer les phénomènes de composition et de décomposition, ou à la pathologie, et doit servir à comprendre les accidents qui accompagnent certaines accumulations morbides de substances normalement destinées à être éliminées. Je dois néanmoins faire ressortir qu'un tel sujet, outre son utilité propre, offre encore une double propriété : d'une part, il sert à bien caractériser le lien étroit des phénomènes vitaux avec ceux du monde, tout en distinguant leur degré de complexité relative ; d'autre part, il révèle dans toute sa rigueur l'étroite subordination de l'existence la plus parfaite aux choses les plus grossières. L'homme, en effet, comme tous les êtres vivants, existe en vertu d'un double mouvement de composition et de décomposition qui entretient et renouvelle sa substance. Or, dans l'état sauvage, nous voyons l'activité animale des êtres les plus supérieurs en grande partie absorbée par la nécessité du renouvellement des principes immédiats. Ce qui nous permet d'ailleurs d'apprécier, pour notre espèce, le caractère social de la transmission des matériaux nutritifs qui, en sauvegardant notre existence matérielle, permet à nos plus nobles facultés de s'appliquer de plus en plus au développement de la vie morale.

SUBSTANCES ORGANIQUES.

Les principes que j'ai envisagés jusqu'à présent n'ont pu se présenter, au point de vue statique, avec un degré suffisant de netteté, à cause de leur défaut de permanence. En effet, les principes de la première classe, en grande partie empruntés au monde extérieur, sont sujets, dans l'organisme, à un grand nombre de fluctuations. Les principes de la seconde classe, bien que dérivés de phénomènes organiques, sont en général destinés à être éliminés ou consommés au sein même de l'organisme. Il était néanmoins indispensable de les étudier comme concourant d'une manière importante à la constitution de l'être. Mais le point de vue statique d'une telle étude va mieux se caractériser dans l'examen direct des substances organiques elles-mêmes, dont la physionomie générale manifeste au plus haut degré la différence radicale qu'il y a statiquement entre les choses qui vivent et celles qui ne vivent pas.

Les substances organiques forment essentiellement la masse des êtres vivants. Entre les aliments qui viennent du dehors et les produits qui sont éliminés, ces substances, pendant toute la durée de la vie, s'entretiennent avec un ensemble de propriétés qu'on ne rencontre que chez les corps organisés. A l'état de simple matière amorphe ou modelée en cellule, en fibre, en tube, cette substance devient la base fondamentale de toute structure.

Le point de vue analytique a fait envisager, pour les végétaux et les animaux, un très grand nombre de substances distinctes. Mais si une telle manière de procéder a des avantages pour l'analyse des tissus, on ne peut s'empêcher de reconnaître qu'elle éloigne de la notion systématique de la substance organisée.

Pour préparer ici la notion d'élément, nous devons rattacher tous les modes spéciaux de la substance organique à trois *types protéiques* qui correspondent chacun aux trois modes d'existence individuelle : la *végétalité* et les deux degrés de l'*animalité*. Dans un de ces degrés, l'organisme est relié par des nerfs ; dans l'autre, intermédiaire aux végétaux et aux animaux, l'animal présente des tissus contractiles, mais les irritations portées sur un point de l'organisme ne retentissent point sur l'ensemble, par suite du défaut d'un appareil de reliement, dont l'apparition et le perfectionnement successif dans la série, permettent de concevoir l'unité croissante de l'être, en même temps néanmoins que celui-ci se complique.

D'après cette considération, on peut établir les trois catégories suivantes :

1° Toute substance jouissant de la propriété de végéter et ayant, dans certaines conditions, la propriété de se modeler en *cellule*, élément anatomique de la végétalité, doit être envisagée comme un mode spécial de la ***substance organique végétative***, et pour donner à une telle conception toute sa généralité, il faut s'efforcer de rattacher à ce type protéique les substances qui, chez les animaux, ont la propriété de se modeler en cellule.

2° Toute substance organique qui, outre les phénomènes de composition et de décomposition, présente des propriétés de contractilité et peut, dans certaines circonstances, se modeler en *fibre*, élément de l'animalité, doit être conçue comme mode spécial de la ***substance organique animale***.

3° Toute substance qui se compose et se décompose, se contracte et possède en outre la propriété de se modeler en l'élément de la transmissibilité, le *tube*, doit être conçue comme substance distincte des deux autres catégories, quoique se rattachant, comme la précédente, à l'animalité.

Si la lecture des trois propositions précédentes laissait quelque vague dans l'esprit du lecteur, je rappellerai que, dans tous les travaux modernes de la chimie, les observateurs n'ont pu se défendre, au milieu des cas les plus spéciaux d'observation concrète, de concevoir des groupes de substances organiques comme des modifications successives d'un même type. A cet égard, je suis fort éloigné de repousser de telles tentatives, je crois seulement que le simple point de vue chimique était insuffisant. Mais si la biologie, s'appuyant sur les échecs chimiques, méconnaissait le caractère philosophique de ces essais, elle se montrerait évidemment rétrograde.

Pour mieux faire saisir actuellement quelle pourra être la transition dans une telle étude, je vais prendre la question telle qu'elle est dans les derniers travaux sur les principes immédiats. Pour les végétaux, je vais donner le tableau inséré dans l'*Histoire naturelle des végétaux parasites*, de M. Ch. Robin.

SUBSTANCES ORGANIQUES VÉGÉTALES.

Substances organiques solides.

Cellulose $C^{12}H^{29}O^{19}$ (fungine, médulline ; c'est le gélin, le fucin, le gélacin, et peut-être aussi l'amylure de Kützing).
Xylogène. D'après Schacht, la substance incrustante de Mülder ($C^{46}H^{46}O^{18}$), n'est qu'une altération de ce principe ou du suivant ; il en est de même de la *lignine*, du *lignin*, de la *lignose*, de la ligniréose et de la lignone de M. Payen.
Subérine $C^{65.73}H^{8.33}O^{24.45}Az^{1.50}$.
Substance intercellulaire.
Amidon ou fécule, $C^{12}H^{10}O^{10}$.
Inuline, *id.*
Lichénine, *id.*
Amyloïde ?

Substances organiques liquides ou demi-solides.

A. *Non azotées.*

Dextrine, $C^{12}H^{10}O^{10}$.
Gommes, *id.*
Mucilages, *id.*
Pectose.
Pectine.
Pectase.
Glycyrrhizine.

B. *Azotées.*

Légumine.
Émulsine.
Pollénine.
Triticine.
Albumine végétale.

Substances organiques colorantes ou colorées.

Chlorophylle.
Phycocyane.
Phyco-érythrine.
Phyco-hématine.
Diatomine.
Matière colorante jaune de la garance fraîche.
Hématine du bois de Campêche.
Carthamine.
Brésiline.
Lutéoline.
Santaline.
Carotine.

Un tel tableau est, comme on le voit, de nature à subir ultérieurement des modifications. Je le donne ici comme exprimant l'état de nos connaissances sur un sujet qui souvent n'a pas été étudié à son vrai point de vue. Je le ferai suivre de quelques renseignements spéciaux, relatifs seulement aux quatre premiers principes : la cellulose, le xylogène, la subérine et la substance intercellulaire. Ce n'est du reste que dans ces quatre substances que nous allons rencontrer le vrai caractère anatomique résultant de la propriété qu'elles ont de se former en cellule.

La *cellulose* est un principe soluble dans l'acide sulfurique concentré, et insoluble dans la potasse caustique; celle-ci la gonfle un peu. L'iode et l'acide sulfurique la colorent en bleu; il faut en excepter la cellulose des cellules des moisissures.

La cellulose forme la partie fondamentale de la paroi primaire des cellules végétales et de leurs couches d'accroissement. La paroi des jeunes cellules en est entièrement formée.

La cellulose, suivant certaines conditions de végétation, peut se transformer d'une part en fécule, d'autre part en xylogène et subérine.

Certains animaux, les *tuniciers*, par exemple, renferment une forte proportion de cellulose; on en a également rencontré dans la substance cérébrale des animaux supérieurs.

Le *xylogène*, ou substance lignifiante, se dissout facilement et complétement dans la potasse caustique, et très difficilement dans l'acide sulfurique. Il se dissout, par coction, dans le chlorure de potassium et l'acide nitrique.

Le xylogène contribue à la formation de la paroi primaire des cellules des plantes et des couches d'épaississement des cellules lignifiées.

Le lignin, le lignole, etc., de M. Payen, sont des produits de l'action des alcalis sur le xylogène et la subérine.

La *subérine*, comme l'oxygène, se distingue de la cellulose, par sa solubilité dans la potasse caustique et son insolubilité dans l'acide sulfurique; mais elle ne se dissout pas, par coction, dans un mélange de chlorure de potassium et d'acide nitrique; elle se change plutôt en une matière d'apparence résineuse, soluble dans l'éther et l'alcool; brûle sur le couteau de platine avec une flamme claire, en produisant de la suie et répandant une odeur aromatique, et laisse un charbon poreux.

La subérine se rencontre dans la paroi des vieilles cellules de la couche subéreuse et dans les couches cuticulaires des cellules épidermiques.

La *substance intercellulaire* ou *unissante* présente toutes les réactions du xylogène et n'est que du xylogène amorphe interposé aux cellules.

La substance intercellulaire, comme la cellulose, paraît subir diverses modifications qu'on apprécie d'après le degré d'insolubilité dans l'acide sulfurique.

La cuticule ne serait que cette substance modifiée par l'action directe de l'air.

Ces indications sur les quatre principes fondamentaux de la substance végétale suffisent à l'appréciation générale que je voulais donner ici. Les connaissances chimiques qu'implique un tel sujet, me dispensent d'une analyse spéciale des autres principes, dont le conspectus seul permet de concevoir dans toute sa complexité la composition élémentaire des plantes. Mais relativement aux quatre principes que j'ai décrits, on sent, d'après les réflexions précédentes, qu'il ne faut pas s'en laisser imposer par quelques différences résultant du mode et du degré de solubilité, pour séparer entièrement des substances qui ont, sans contredit, des rapports intimes de filiation que la physiologie végétale déterminera un jour. En ne considérant pour le moment que les caractères indiqués ci-dessus, nous voyons que, d'un côté, à l'égard des substances organiques végétales les plus importantes, le simple point de vue chimique a pu établir la transformation facile de la cellulose en fécule, en xylogène ou en subérine ; d'un autre, la substance intercellulaire n'est que du xylogène à l'état amorphe ; nous sommes donc autorisés à dire qu'on peut spéculer sur la substance organique végétale comme sur un type protéique, car les plus délicates observations concrètes appuient une manière de concevoir le sujet dont personne ne saurait contester l'utilité philosophique.

Je vais, au même point de vue, apprécier les études faites sur les substances organiques animales.

Substances organiques animales.

D'après le traité de MM. Robin et Verdeil, voici quelles sont les substances organiques bien déterminées pour le moment :

Fibrine.	Cartilagéine.
Albumine.	Cristalline.
Albuminose.	Élasticine.
Caséine.	Kératine.
Mucosine.	Hématine.
Pancréatine.	Biliverdine.
Globuline.	Mélanine.
Musculine.	Urrosacine.
Osséine ou ostéine.	

Il est aisé de concevoir, d'après ce tableau, que du moment où le point de vue comparatif s'étendra à l'étude de ces substances, on pourra singulièrement en accroître le nombre, surtout si l'on se contente, pour séparer radicalement deux substances, de quelque différence chimique. Mais à côté de la nécessité qu'il y a pour l'analyse des tissus de distinguer tel principe de tel autre, on ne saurait méconnaître l'incontestable utilité de spéculer sur les substances animales comme sur les substances végétales. Je veux bien admettre que les considérations purement chimiques de Mülder sur la *protéine* sont insuffisantes, mais elles sont évidemment faites dans une direction synthétique qu'il serait fâcheux de remplacer par des distinctions radicales, souvent basées sur des phénomènes dont nous ne pouvons apprécier le degré d'importance.

D'après les considérations préliminaires précédentes, on peut diviser en trois groupes les différentes substances organiques animales. Dans le premier, on envisagerait des substances amorphes ou modelées en cellule, telles que la chitine, la kératine, la cellulose des tuniciers et de la substance cérébrale, les principes colorants, que l'on pourrait envisager comme des substances analogues à celles qu'on rencontre chez les végétaux.

Dans le second, on étudierait les substances amorphes ou modelées en fibre et capables de se contracter.

Dans le troisième, on placerait les substances qui forment la base des éléments nerveux en forme de tube.

Malheureusement, dans l'état actuel de nos connaissances, l'exécution de ce plan présente de nombreuses lacunes. Cependant je le donne ici comme pouvant diriger à l'avenir toute recherche sur les différentes substances organiques, et je vais l'appliquer aux matériaux actuels accumulés sur ce sujet. Je commencerai donc naturellement par les substances que je crois devoir rapprocher de la substance organique végétale.

Quand on analyse la substance de l'épiderme et des épithéliums, et en général de toutes les productions qui, sous forme d'ongles, de cheveux, de cornes, de sabots, sont développées à la surface de l'organisme par une sorte de végétation, on voit que cette substance a des propriétés particulières qui la rapprochent de la cellulose. En effet, il faut employer la potasse caustique pour dissoudre cette matière cornée désignée sous le nom de kératine. Mais cette résistance aux agents chimiques est encore mieux marquée dans la *chitine*, substance propre du squelette cutané des arthropodes. La chitine, comme la cellulose, est insoluble dans la potasse caustique.

Je placerai dans cette première catégorie les différents

principes colorants, dont voici les principaux caractères d'après MM. Robin et Verdeil.

L'*hématine*, *hématosine rouge*, des globules sanguins, est demi-solide ; la matière amorphe, pulvérulente, brunâtre, insoluble dans l'eau, qu'on extrait des globules, doit être considérée comme un produit d'altération de l'hématine. L'hématine peut sur le vivant, pénétrer certains solides par imbibition, ou colorer certains liquides. Par transparence, l'hématine est d'un jaune rouge, assez pâle. Par réflexion, elle est rouge de sang. Ce principe, outre le carbone, l'hydrogène, l'azote et l'oxygène qui le composent, renferme encore 7 pour 100 de son poids de fer, qu'on obtient à l'état d'oxyde en incinérant la substance. Voici, du reste, sa composition d'après les analyses de Mülder :

	Bœuf.	Sang artér.	Sang vein.	Bœuf.	Mouton.
Carbone. . .	65,34	66,49	65,91	66,20	65,73
Hydrogène. .	5,44	5,30	6,27	5,43	5,28
Azote	10,39	10,54	»	10,46	10,57
Oxygène. . .	11,88	11,01	»	11,15	11,97
Fer	6,93	6,66	6,58	6,75	6,45

La *biliverdine*, matière colorante verte de la bile et des calculs biliaires, se rapproche de l'hématine par sa composition ; elle est naturellement liquide. Obtenue par extraction, elle forme une poudre d'un vert noirâtre, soluble dans l'alcool et dans l'éther, insoluble dans l'eau. Il est bon de remarquer que cette substance, comme l'hématine, a la plus grande analogie avec la chlorophylle des plantes. La biliverdine imbibe quelquefois le placenta des chiennes dans les dernières périodes de la portée. On en trouve aussi des traces dans le sérum sanguin. Accidentellement, elle peut colorer en jaune verdâtre la plupart des humeurs et des solides de l'économie.

La *mélanine* est la matière colorante des cellules de pigment de la peau, de la choroïde, des procès ciliaires et de l'iris, de divers corpuscules ganglionnaires du cerveau et de la moelle. Ce principe est dans l'économie à l'état solide ou à l'état demi-solide; obtenu par extraction, il forme une poussière noire, cohérente, lentement soluble dans les alcalis concentrés; d'après Scherer, il est composé ainsi qu'il suit :

Carbone.	58,08	Azote.	13,76
Hydrogène	5,91	Oxygène	22,23

L'*urrosacine* est naturellement solide; sa couleur varie du rose au rouge amarante; on la rencontre en petite quantité dans l'urine et dans les dépôts d'urate de soude et d'ammoniaque. Obtenue par extraction, elle se présente à l'état de poudre d'un rouge noirâtre, soluble dans l'alcool et l'éther.

Le point de vue comparatif pourrait permettre d'étendre considérablement l'étude de ces matières colorantes. Il doit suffire, pour le moment, de caractériser celles qui offrent le plus d'intérêt et sur lesquelles j'aurai d'ailleurs l'occasion de revenir dans d'autres parties de l'anatomie générale. Leur distinction est fondée sur des caractères secondaires, tandis qu'au fond un lien étroit les lie entre elles et même aux principes colorants des végétaux. De telle sorte qu'il y aurait un certain intérêt à réunir, dans un même cadre de recherches concrètes, les substances colorantes végétales et animales, pour en établir la filiation. La comparaison déjà si bien établie par M. Verdeil entre la chlorophylle des plantes et l'hématine, prouve toute la réalité d'un tel mode d'investigation, en même temps qu'elle justifie l'ordre dans lequel je place ici l'étude spéciale de ces substances.

Pour que l'étude de cette première catégorie de substances fût complète, il faudrait pouvoir y analyser les différents états de la substance organique végétaline, qui déterminent toutes les autres formations cellulaires, normales ou anormales, observables chez les animaux. Réduits à l'étude de l'élément lui-même, nous renvoyons, à titre de complément, aux caractères spéciaux physiques et chimiques des différents éléments sous forme de cellules, indiqués dans le chapitre suivant.

Si je passe actuellement aux substances organiques du second groupe, que je considère comme des modes de la substance animale contractile, on verra que depuis longtemps on a saisi, entre les substances organiques animales, un certain nombre de caractères généraux, très propres à démontrer l'utilité logique de la fusion d'un certain nombre en une seule. Si, pour l'analyse des tissus et des humeurs, il est utile de distinguer la fibrine de l'albumine, la cartilagéine de l'ostéine, il est néanmoins incontestable, je le répète, qu'il y a tout d'abord utilité à se figurer ces substances comme des états divers d'un même type, d'autant plus qu'en fin de compte, l'étude directe du mouvement de composition et de décomposition, en physiologie, consistera à rechercher quelles sont les conditions vitales de la transformation de l'albumine en fibrine, en albuminose, en caséine, en mucosine, en pancréatine, en globuline, en musculine. On voit donc qu'il faut bien se garder, tout en corrigeant les procédés chimiques, de proscrire à cet égard les tentatives de systématisation, si opiniâtrément poursuivies par tant de chimistes modernes.

En attendant que des recherches nouvelles, sûrement dirigées par la méthode que j'indique, permettent d'envisager sans confusion l'ensemble des substances organiques, je vais ici, d'après les derniers travaux, donner d'abord les propriétés générales des substances organiques animales;

puis indiquer, à propos des études spéciales, les principaux désidérata de cette étude.

Les substances organiques animales, liquides ou demi-solides peuvent, sous l'influence du vide ou d'une température qui ne dépasse pas 100 degrés, être amenées à l'état solide. Cette dessiccation, lente et graduelle, suit une marche spéciale à ces substances. Ainsi solidifiées, elles ne présentent plus leurs propriétés fondamentales. On peut les leur rendre en les plongeant dans une quantité d'eau égale à celle qu'elles ont perdue. Chez des êtres assez simples, végétaux et plusieurs infusoires, on peut, alternativement, par la dessiccation et l'humectation, ôter la vie à un être, puis la lui rendre. Nous reconnaissons ainsi dans ces deux propriétés fondamentales inverses, mais liées dans chaque substance par une relation, l'ébauche grossière des actes les plus complexes d'endosmose et d'exosmose de la vie végétative.

De même que la coagulation diffère de la solidification des corps bruts, de même le racornissement, la dessiccation diffèrent de la cristallisation, de même aussi l'hygrométricité de ces substances doit se distinguer soigneusement des simples phénomènes de dissolution.

Chimiquement, ces corps se présentent avec des caractères qui leur sont propres. Une même espèce peut s'unir soit à des acides, soit à des bases et à des sels neutres, acides ou alcalins. Une autre particularité résulte de ce que les acides, les bases et les sels, ont un mode général d'action pour toutes les espèces azotées liquides, un autre mode pour les solides, et de même pour les espèces non azotées liquides et solides.

Les acides faibles sont sans action sur ces substances, mais les acides puissants minéraux et végétaux, les gonflent en leur donnant l'aspect et la transparence d'une gelée. Si le véhicule est en certaine quantité, il exerce une action dissolvante. Les alcalis étendus agissent d'une manière analogue.

Pour comprendre les phénomènes de la vie végétative, il est encore une remarque chimique très importante, relative à l'instabilité de ces substances : sous des influences très légères, telles que l'action de l'eau chaude, de l'eau légèrement acidulée, de l'air à une température de 30 à 40 degrés, d'une substance altérée, les matières organiques changent de caractère. L'altération de ces substances, commencée à l'air, se continue dans le vide et se termine soit par catalyse isomérique, soit par putréfaction.

Au point de vue de la composition médiate, il peut y avoir identité entre certaines substances : amidon, inuline, lichénine, pour les végétaux ; albumine et musculine, pour les animaux. Anatomiquement toutes ces substances sont différentes. Ajoutons que, d'après les analyses faites dans les mêmes conditions, une même substance peut, suivant les conditions, présenter des variations dans sa composition médiate ; ce qui permet d'établir que ces principes sont de composition chimique indéterminée. Il appartient à la physiologie d'établir, dans un tel ordre de variations, quelle est la limite normale au delà de laquelle il y a altération, maladie ou destruction.

Dans l'action d'un acide ou d'un alcali sur une substance organique, il n'y a pas saturation déterminée par telle quantité de substance, pour telle quantité correspondante d'acide ou d'alcali ; ceux-ci, quelle que soit leur quantité, s'unissent à la totalité de la masse organique employée. Dans ces actions, la constitution de la substance organique se trouve essentiellement modifiée. Cela est bien évident avec les acides chlorhydrique, sulfurique, azotique ; avec les dissolutions alcalines concentrées ; avec les sels et oxydes métalliques. Dans tous ces cas, le composé nouveau n'a rien de déterminé, et quand on dit sulfate d'albumine, on se sert d'une nomenclature qui, pour les cas complexes, a perdu sa propriété essentielle. En un mot, on ne peut déterminer, une fois pour toutes, l'*équivalent* de ces principes immédiats.

A la suite de ces propriétés générales, je dois ici, pour l'analyse des tissus et des humeurs, aborder chacune de ces substances, tandis que les réflexions précédentes sur la substance organique nous y préserveront de toute influence trop spéciale.

La *fibrine* est une substance liquide, incolore, inodore et insipide. On la trouve à l'état normal dans le sang, la lymphe et le chyle. Dans diverses conditions anormales, elle peut s'épancher dans l'épaisseur des tissus ou à la surface des membranes muqueuses et séreuses.

Le sang veineux contient en moyenne 2,20 à 2,30 pour 1000 de fibrine. Cette quantité varie suivant les organes dont le sang revient. Le sang des veines sus-hépatiques en contient très peu; celui de la veine porte en contient trois fois moins que celui de la veine jugulaire. Le sang artériel en contient plus que le sang veineux. Le sang des nouveau-nés en contient moins que le sang des adultes. Dans la lymphe et le chyle, la fibrine est d'autant plus abondante qu'on recueille les liquides plus près du canal thoracique.

Hors de l'organisme, la fibrine se coagule spontanément et d'une manière plus ou moins rapide, suivant les conditions de l'organisme et suivant les espèces animales. Cette solidification débute, dans la masse liquide, sous forme de minces filaments transparents, entrecroisés, qui, en se multipliant, finissent par donner à la fibrine l'aspect d'une gelée plus ou moins dense. La coagulation de la fibrine peut être suivie de sa rétraction, mais ce second phénomène est moins constant, et varie davantage suivant les conditions de l'organisme. Les différences d'aspect et de consistance des caillots sanguins dépendent surtout du mode de rétraction.

Dans les meilleures conditions de santé, la fibrine extraite de l'organisme se coagule lentement et se rétracte au *maximum*. En se solidifiant, la fibrine, vue par réfraction, devient grisâtre et par réflexion est blanche. Celle du chyle entraînant toujours quelques gouttes d'huile, est d'un blanc laiteux. Celle de la lymphe est grisâtre et devient rosée par l'exposition à l'air. Par dessiccation, la fibrine perd plus des trois quarts de son poids d'eau. D'après les analyses de Scherer qui tiennent le milieu entre les résultats extrêmes des différents auteurs, la fibrine présente la composition suivante :

Carbone.	53,571	Oxygène	22,814
Hydrogène. . . .	6,895	Soufre.	
Azote.	15,720	Phosphore.	

Dans certaines conditions morbides, la fibrine peut, dans l'organisme vivant, passer à l'état solide. J'ai déjà signalé l'état fibrillaire sous lequel se présente la fibrine qui forme le caillot sanguin ; elle peut également se présenter sous forme de granulations moléculaires très fines, grisâtres, douées d'un mouvement brownien quand elles sont libres. Dans la fibrine coagulée en fibrilles, on rencontre toujours une partie sous forme de granulations. Lorsqu'on suit l'altération des caillots, on voit la partie fibrillaire se résoudre elle-même en granulations.

Dans les poches et dilatations vasculaires morbides, la fibrine coagulée se dispose par couches concentriques, superposées à la manière des membranes, sans qu'il soit possible de la confondre avec elles. Dans les concrétions allongées des vaisseaux, les couches de fibrine se déchirent en forme de rubans fibreux ; une fausse interprétation de ces états a fait considérer comme plus ou moins organisés, des caillots dans lesquels la fibrine se présentait avec ces différents aspects.

Le pseudo-pus fibrineux qu'on trouve quelquefois au centre de ces caillots, n'est autre chose que de la sérosité tenant en suspension des granulations moléculaires de fibrine et des globules blancs du sang, mais dans aucun cas des globules de pus. L'aspect fibrillaire nettement apercevable dans les couches récentes des concrétions, disparaît dans les couches anciennes, de telle sorte que la masse devient tout à fait homogène. Les mêmes différences s'observent dans la fibrine infiltrée entre les éléments des tissus, à la suite d'épanchements sanguins. Tandis que la fibrine épanchée des pseudo-membranes est d'abord fibrillaire et tend de plus en plus vers l'homogénéité, au contraire le blastème ou lymphe plastique qui précède toute néo-membrane, commence par être homogène jusqu'au moment où des éléments fibro-plastiques et des fibres de tissu lamineux commencent à s'y modeler.

Si maintenant on se demande quel est le mode d'entretien de la fibrine normale du sang, de la lymphe et du chyle, on arrive à la considérer comme se formant par catalyse isomérique au moyen des éléments de l'albumine. En effet, on a montré qu'en injectant du sang défibriné dans les artères d'un supplicié, on pouvait de nouveau retirer de ce même sang un principe coagulable analogue à la fibrine ; mais un fait plus général est celui de la diminution de l'albumine, diminution proportionnelle à l'augmentation de la fibrine dans les maladies inflammatoires.

L'*albumine* est une substance liquide, incolore, inodore, d'une saveur fade, déviant à gauche le plan de polarisation. Cette déviation est proportionnelle à la quantité d'albumine contenue dans le liquide. Chaque minute de l'albuminimètre correspond à 0gr,180 d'albumine, et chaque degré à 10gr,800.

Cette substance se rencontre dans le sang, la lymphe, le chyle et dans les éléments anatomiques des muscles. Elle est en petite quantité dans le lait provenant d'une sécrétion active, dans la salive parotidienne, dans le liquide normal et anormal des séreuses. Dans certaines conditions physiologiques et dans un grand nombre d'états morbides, on la rencontre dans l'urine. Elle sert à constituer le pus et la sérosité des ampoules, du vésicatoire, de la brûlure, du pemphigus, etc.

D'après M. Becquerel, le sérum du sang à l'état normal, contient de 75 à 85 pour 1000 d'albumine. La moyenne 80, diminue à mesure qu'on pratique des saignées successives sur un même individu. J'ai indiqué sa diminution dans les phlegmasies, tandis que la fibrine augmente.

Une dissolution d'albumine exposée à la chaleur se trouble à 60 degrés; de 63 à 75 degrés elle se sépare du véhicule, et son coagulum est insoluble dans l'eau; un grand nombre d'acides précipitent l'albumine de ses dissolutions. Le caractère distinctif de ce principe, comparé à la *pancréatine*, résulte de sa non-coagulation par le sulfate de magnésie. Si l'on mélange du sérum sanguin, à froid, avec une quantité de sel cristallisé, dépassant en volume celui du liquide, et qu'on jette le mélange sur un filtre, il passe un liquide limpide qui coagule directement par la chaleur et les acides, parce que l'albumine n'a pas été précipitée par le sulfate de magnésie.

L'albumine se forme dans le sang. Plus abondante que les autres substances, elle sert probablement à les produire ou par de simples changements isomériques, ou par élimination de certaines proportions de carbone, d'hydrogène, d'azote et d'oxygène. Voici, d'après plusieurs auteurs, quelle est sa composition :

	Scherer (moyenne de 5 analyses).	Dumas et Cahours.
Carbone	54,833	53,54
Hydrogène	7,035	7,08
Azote	15,675	15,82
Oxygène, Soufre, Phosphore	22,365	23,56

L'*albuminose* a beaucoup d'analogie avec l'albumine et la caséine. Sa non-coagulation par la chaleur la distingue de l'albumine. Le précipité qu'elle forme avec l'acide acétique, et qui se redissout dans un excès d'acide, la distingue de la caséine.

Cette substance se trouve dans le chyme provenant de la digestion des matières azotées. Elle passe dans le sang, où l'on en trouve de 4 à 6 parties pour 1000.

La *caséine* est spéciale au lait. On l'y trouve dans les proportions de 20 à 40 pour 1000, suivant les périodes de la lactation. C'est une substance liquide, sans odeur ni saveur, quand elle est pure ; coagulable par les acides acétique, lactique et autres, par la présure sèche ou liquide, neutre ou acide, par le sulfate de magnésie en excès, et non coagulable par la chaleur.

D'après les analyses de Mülder, Scherer, Dumas, la caséine présente en moyenne la composition suivante :

	Mulder.	Scherer.	Dumas.
Carbone	53,83	55,66	53,70
Hydrogène	7,15	7,46	7,20
Azote	15,65	15,72	16,60
Oxygène, Soufre	23,37	22,14	22,50

La *pancréatine* est spéciale à la sécrétion du pancréas,

comme la caséine à celle de la mamelle. C'est une substance liquide, incolore, d'une certaine viscosité; coagulable par la chaleur, se dissolvant dans l'eau quand elle a été coagulée par l'alcool, et coagulant par le sulfate de magnésie en poudre. D'après M. Cl. Bernard, c'est la seule substance qui, traitée par le chlore, prenne une coloration rouge.

La pancréatine se putréfie rapidement à l'air, surtout pendant les temps d'orage et les chaleurs de l'été. Elle perd alors la propriété de se coaguler par la chaleur et les acides. Dans le suc pancréatique morbide, cette substance s'altère graduellement, devient de plus en plus aqueuse, et perd la propriété caractéristique qu'elle a d'émulsionner les graisses.

Les différents mucus renferment une petite proportion d'une substance liquide qui varie, sans doute, suivant les différentes muqueuses, et qu'on peut réunir provisoirement sous le nom de *mucosine*, en attendant que des travaux spéciaux permettent de les distinguer nettement.

La caséine, la pancréatine, les différentes mucosines, rangées par MM. Robin et Verdeil dans les substances organiques, n'ont pas un caractère anatomique bien tranché, en ce sens qu'on les conçoit difficilement comme pouvant concourir à former des éléments anatomiques. Ce sont là des modifications d'une même substance qui n'ont même que l'apparence de produits d'un certain ordre. On peut ranger dans la même catégorie une série de liquides organiques qui ont chacun, sans doute, des caractères spéciaux, mais qui ne sont également que des produits d'un ordre complexe. Je me contenterai de citer la *synovine*, substance propre de la synovie, qui n'est qu'une modification de l'albumine dont elle diffère très peu. La *lacrymine*, substance organique propre des larmes, qui se sécrète abondamment quand la conjonctive est enflammée ; substance visqueuse se coagulant au contact de l'eau. La *spermatine*, substance propre au sperme qui sort du testicule, qu'il ne faut pas confondre avec la substance propre au liquide prostatique et celle qui est spéciale aux glandes de Cooper et de Méry. La *sérosité hydropisique*, la *paralbumine*, trouvée dans le liquide de l'hydropisie ovarienne.

On sent, d'après ces exemples, que le nombre de ces substances organiques ne saurait être limité, mais en réalité aucune d'elles n'a la propriété de revêtir les formes élémentaires. On peut d'ailleurs les concevoir toutes comme des modifications d'une même substance.

La *globuline* forme la base des globules du sang : elle est demi-solide, se dissout dans l'eau, et se coagule alors à une température plus élevée que celle de l'albumine. Sa précipitation complète ne s'opère qu'à 93 degrés. Elle est unie dans le globule à quelques graisses et à la matière colorante du sang.

La *cristalline*, qu'on ne trouve que dans le cristallin, a tous les caractères de la globuline, seulement sa dissolution par l'eau coagule dès 75 degrés.

La *musculine* n'existe que dans le tissu musculaire : c'est une substance demi solide, soluble à la température ordinaire dans l'eau, contenant un dixième d'acide chlorhydrique. Il faut donc la distinguer de la fibrine du sang qui, arrosée par de l'eau contenant un dixième d'acide chlorhydrique, se gonfle et se transforme en une masse gélatineuse. Si l'acide est plus concentré, la fibrine reprend son état pour se gonfler de nouveau si l'on ajoute de l'eau, et tout cela sans que la fibrine se dissolve. La fibrine est unie, dans la fibre musculaire, à la créatine, la créatinine, l'inosate de potasse et différents sels.

L'*élasticine*, substance propre des tissus de la fibre jaune, est une substance transparente, insoluble dans l'eau et l'acide acétique; soluble lentement, même à froid, dans les acides sulfurique, nitrique et chlorhydrique. Ces dissolutions étendues d'eau ne sont point précipitées par la potasse.

Le *sarcolema* des faisceaux primitifs des muscles paraît formé de la même substance ou d'une substance analogue. Il en est de même de la substance fenêtrée des artères.

D'après des analyses de Scherer et de Tilanus, l'élasticine présente la composition suivante :

	Tunique élastique des artères (Scherer). I.	II.	Ligament de la nuque (Tilanus).
Carbone	52,95	53,39	55,75
Hydrogène. . . .	7,07	6,97	7,41
Azote	15,36	15,36	17,74
Oxygène. . . .	23,82	24,27	»

De tous les principes immédiats, l'élasticine sert le mieux à établir la relation qu'il y a entre l'étude des éléments et celle des substances organiques. Si pour tous les cas la relation était aussi nette, l'examen des formes élémentaires ne serait qu'une partie de l'histoire du principe immédiat lui-même. En effet, nous verrons, en décrivant les différents états des tissus élastiques, une série de formes fibrillaires de plus en plus distinctes, dérivant toujours d'une même substance organique, l'élasticine, qui peut successivement se présenter :

A l'état amorphe ;

Sous forme de tunique amorphe : *périmisium* des faisceaux primitifs des muscles ;

Sous forme de tunique avec des éraillures indiquant le premier degré de séparation de la substance : *tunique fenêtrée ;*

Séparée en fibres anastomosées, figurant un réseau : *fibre jaune artérielle ;*

Séparée en fibres plus distinctes : *fibre jaune ligamenteuse;*

Nettement modelée en fibres : *fibre dartoïque.*

Cette relation, outre qu'elle jette une vive lumière sur la théorie du développement des éléments, forme une démonstration des plus nettes contre la théorie cellulaire, en nous montrant à côté des substances qui ont la propriété de se modeler en cellules, des substances qui, isolées ou réunies en un certain nombre, ont la propriété de se modeler directement en fibre ou en tube.

La *cartilagéine*, substance propre des cartilages, est soluble par l'eau bouillante, mais ne se prend pas en gelée par le refroidissement, comme l'*ostéine*. La *chondrine* n'est que le produit de la décomposition de la cartilagéine.

D'après Scherer, voici sa composition :

	Cartilages des côtes.	
	I.	II.
Carbone	49,49	50,89
Hydrogène.	7,13	6.96
Azote	13,90	14,90
Oxygène.	28,46	27,23

La cartilagéine ne tend anatomiquement que vers l'état fibroïde, à moins de supposer que les cellules qui apparaissent dans les cavités de la substance propre soient une forme appartenant à certains états de la cartilagéine.

L'*ostéine* est la substance organique propre des os, qu'on sépare en traitant le tissu osseux par de l'acide chlorhydrique dilué. L'ostéine se décompose facilement par l'eau bouillante en un liquide qui se prend en gelée par le refroidissement. Cette gelée (la colle forte) diffère de l'ostéine de la même manière que la cartilagéine diffère du cartilage; ce qui explique la différence essentielle qu'il y a, quant aux propriétés nutritives, entre les os bouillis et les os non bouillis. Dans l'ossification du cartilage on voit, d'après ces documents, qu'il n'y a pas simplement incrustation du cartilage par les sels calcaires, mais bien substitution entre deux états de la substance organique elle-même. Cependant il faut reconnaître la parenté incontestable qui existe entre ces deux substances. Le point de vue anatomique nous le montre par la filiation constante entre les deux tissus dont ces principes sont la base.

A la suite des principes qu'on a pu chimiquement distinguer, il en est un certain nombre qui, par suite de leurs conditions statiques, ont échappé à une étude spéciale suffisante. Néanmoins le simple point de vue anatomique permet de placer ici leur indication dans la catégorie des divers états de la substance animale contractile.

La *substance propre de la tunique amorphe des membranes sécrétantes* mérite d'abord une mention spéciale. En faisant plus loin la théorie des membranes, j'indiquerai, pour les culs-de-sac glandulaires, pour les tubes sécréteurs, pour les vésicules closes des glandes vasculaires (*rate*, *thyroïde*), l'existence d'une tunique propre amorphe, devant laquelle nos moyens d'observation se réduisent à la contemplation, mais qui, au point de vue de la composition immédiate, doit être l'objet d'une distinction indispensable. Cette substance amorphe qui, dans certains culs-de-sac, atteint quelquefois l'état fibroïde, se présente sous forme de mince tunique. Malgré le peu de données chimiques et anatomiques que nous possédons sur cette tunique propre, nous sommes naturellement conduits, du point de vue physiologique, à imaginer que l'état de cette tunique varie d'une glande à une autre, surtout quand nous voyons l'endosmose et l'exosmose s'opérer, suivant les cas, sur des substances différentes. On est même invariablement amené à supposer que la nature de cette tunique constitue certainement une des conditions les plus indispensables aux phénomènes des sécrétions.

La *substance propre de la tunique des capillaires* rentre ici dans un même ordre de considérations. Comment ne pas reconnaître que nous avons encore affaire ici à un état particulier de la substance organique, surtout en réfléchissant aux phénomènes physiologiques qui s'accomplissent à travers la tunique des plus fins capillaires ou à travers les deux tuniques des capillaires de la deuxième variété. J'indiquerai, à propos de la membrane des vaisseaux, que la forme en tube des capillaires ne saurait être mise sur la même ligne que le tube nerveux ; ce qu'il y a d'élémentaire dans le capillaire, comme dans le cul-de-sac glandulaire, n'étant que la substance de la tunique.

Relativement à la formation des éléments anatomiques, on pourrait facilement ici multiplier le nombre des substances organiques, dont l'étude chimique est encore naturellement bornée ; les exemples précédents doivent suffire pour montrer le caractère de cette étude et son degré d'utilité. On sent aussi qu'à l'avenir toute substance, jouant à l'état amorphe un rôle statique important, doit être étudiée, à propos des principes immédiats, de manière à n'avoir à spéculer, à propos des éléments, que sur des formes précises.

J'arrive enfin à signaler la lacune la plus considérable, celle qui se rapporte à la substance nerveuse. En attendant qu'une meilleure interprétation résulte des recherches si complexes entreprises sur la substance du cerveau et des nerfs, nous pouvons, du point de vue physiologique, établir les principaux traits de cette étude.

L'analyse chimique de la substance cérébrale a donné des matières grasses phosphorées, un acide particulier, l'acide cérébrique, un cérébrate de soude, et aussi une substance analogue à la cellulose. L'anatomie y a constaté de la substance amorphe, des granulations, des cellules, des noyaux isolés, et enfin des éléments spéciaux sous forme de tube. Ce qui doit le plus nous frapper pour le moment, c'est la substance qui a la propriété de se modeler en tube. Ne possédant à cet égard que les seuls documents résultés de l'observation directe de ces éléments, nous devons concevoir que cette substance, se rattachant à un mode d'existence particulier, doit être conçue comme distincte de la substance animale contractile, capable seulement de se modeler en fibre. De plus, reconnaissant, du point de vue physiologique, que la fonction des nerfs diffère de celle des centres nerveux, nous devons concevoir des états distincts entre la substance des nerfs et celle des centres. La très haute complexité du sujet ne me permet pas d'entrer ici dans de trop grands développements sur les différentes parties du système nerveux, que je préciserai mieux à propos de la théorie des tissus. Je termine donc ces indications, soit générales, soit spéciales, sur l'étude des substances organiques ; néanmoins, avant de passer à l'examen des formes élémentaires, je dois ici revenir sur quelques points relatifs aux états rudimentaires, les moins déterminés par rapport à la structure, et montrer comment, dès l'étude de la substance organique, peut s'ébaucher la notion d'organisme.

Jusqu'à présent, en effet, j'ai surtout envisagé les substances organiques à titre de matériaux de construction et comme pouvant revêtir des formes élémentaires précises. Mais le caractère anatomique de cette étude aura acquis toute sa précision, si j'arrive à considérer la substance organique comme pouvant, en dehors de toute structure, être considérée elle-même comme substance organisée vivante.

Sans quitter l'organisme des animaux supérieurs, il me

serait déjà facile de signaler entre les tissus les plus complexes des parties se présentant à notre observation avec les seules propriétés anatomiques de la substance organique. Soit, par exemple, la substance propre du cartilage : nous ne pouvons la caractériser que par les propriétés de la cartilagéine, et je pourrais en dire autant de toutes les substances amorphes de l'organisme. Mais, pour concevoir un tel cas, il faut déjà supposer la notion de l'organisme le plus complexe, dans lequel on peut considérer des modes d'existence variés, pour les différents organes reliés.

La notion d'organisation, dérivée de l'étude seule des substances organiques, résulte plus directement de la considération des types inférieurs de la végétalité et de l'animalité, dans lesquels l'être, pour des propriétés d'endosmose et d'exosmose et même pour des phénomènes de mouvement, ne présente à notre observation que des substances dont le caractère anatomique le plus tranché est la forme totale de leur masse, sans que, dans le tissu anhiste qui les compose, on puisse trouver trace d'une forme élémentaire déterminée, comme celles que je vais étudier avec les éléments anatomiques proprement dits.

Cette seule remarque doit suffire pour bien saisir le trait principal du point de vue anatomique des substances organiques. Elle est, en outre, de nature à révéler l'étendue d'un tel sujet, que l'étude des types supérieurs et des types inférieurs tendra à développer d'une manière très utile, du moment où l'on s'attachera surtout, pour toutes les substances amorphes, à déterminer les caractères généraux et spéciaux d'ordre organique. On voit, en outre, d'après cette nouvelle considération, comment on peut justifier, au moins spécialement, l'hypothèse d'une matière organique animée, envisagée par différents biologistes, et en particulier par

Buffon. Il est même vrai de dire que, théoriquement, il y aura toujours un certain intérêt à la conserver dans toute sa généralité. Si l'on pouvait conserver quelque vague à cet égard, il me suffirait de rappeler les propriétés éminemment vitales des différents blastèmes amorphes dans lesquels naissent directement des éléments anatomiques, ce qui ne peut se concevoir sans admettre préalablement que le blastème lui-même, dénué de toute structure, est doué de vie.

J'établirai plus loin que la notion d'organisme est indépendante de la notion d'organe. Or, l'étude des substances organiques nous permet même de la concevoir comme indépendante de l'idée d'un tissu dérivant d'éléments anatomiques de forme déterminée. Nous pouvons donc, dans cette première étude, apprécier les cas les plus simples de l'organisation, et dire qu'un être vivant, conçu dans toute sa simplicité, peut être représenté par une masse de substance organique amorphe, dont les éléments médiats sont empruntés au monde extérieur, et dont l'existence fondamentale est exprimée par un rapport entre la composition de la substance et les milieux ambiants. Si de plus on considère comme constants les deux milieux généraux, l'air et l'eau, on voit que la substance organisée, essentiellement instable, sera attaquée par les deux agents, et ne pourra se maintenir vivante, dans ses variations, qu'en vertu d'un double mouvement de composition et de décomposition, dont les phénomènes endosmotiques peuvent préciser la nature, et qui maintiendra le rapport d'une manière plus ou moins temporaire.

Cette relation complexe nous donne ainsi l'exemple d'une fonction dans laquelle la variable peut effectuer des oscillations sans que le rapport soit rompu. La vie se maintient dans la limite de ces oscillations au delà desquelles la destruction de la matière organisée peut être conçue comme inévitable.

En résumant actuellement les principaux points de ce chapitre, nous voyons que l'étude anatomique des principes immédiats doit de plus en plus porter sur la considération essentielle des substances organiques manifestant, à l'état de substance amorphe, ou modelée en cellules, en fibres, en tubes, les propriétés des trois modes d'existence individuelle. Quant à ces substances on peut voir que, pour la notion des organismes les plus complexes, il faut considérer que l'ensemble des substances organiques se rapporte à trois types correspondant chacun à un mode particulier d'existence, la *végétalité*, l'*animalité*, s'exerçant au moyen des tissus contractiles et des tissus accessoires de la cellule, et l'*animalité* s'exerçant en outre au moyen des tissus nerveux. Dans chaque catégorie de substances, celles, par exemple, qui se modèlent en fibres, il faut concevoir que, suivant les états physiologiques, la substance qui se modèle en fibres lisses hyalines, pourra se transformer en celle qui formera des fibres lisses jaunes, ou des fibres striées, de telle sorte qu'on peut librement spéculer sur une seule substance organique, pour chaque mode d'existence. Cette réduction imaginée jusqu'à présent d'une manière trop vague, relativement à l'ensemble des états organisés, a échoué par trop de généralité. Envisagée d'une manière plus spéciale à propos des éléments anatomiques, elle a été naturellement rejetée, parce qu'il était impossible de voir concrètement telle cellule se transformer même en une cellule très voisine par les caractères, et de même pour les fibres. A la fin du chapitre sur les éléments anatomiques, je montrerai, par une meilleure appréciation de la forme élémentaire, qu'il serait oiseux de chercher la filiation directe entre les différentes cellules, entre les différentes fibres, entre les différents tubes, car l'ensemble du chapitre sur les éléments anatomiques montrera que chaque élément spécial n'est que la forme répondant à tel état de la substance organique. Par conséquent, ce n'est pas entre les résultats accomplis, entre les manifestations particulières de forme, qu'il faut chercher la filiation, mais bien entre les divers états de la substance qui produit, ou des cellules, ou des fibres, ou des tubes.

Au point de vue des formes élémentaires, l'étude de la substance organique nous a permis de les considérer comme de simples propriétés anatomiques de cette substance, de telle sorte que leur formation et leur développement échappent définitivement à toute vague théorie cellulaire ou autre. Enfin le côté anatomique de cette étude s'est pleinement confirmé dans la possibilité de tirer de la substance amorphe la notion la plus simple d'*organisme*.

CHAPITRE II.

ÉLÉMENTS ANATOMIQUES.

La recherche des formes élémentaires des corps, en chimie, conduit à l'artifice logique des atomes ; mais comme la masse d'un minéral peut être conçue comme homogène, cette réduction moléculaire des attributs du corps ne présente aucun inconvénient, et la théorie des équivalents vient même lui donner un certain degré de réalité. Dans les cas les plus simples de l'organisation, en biologie, on pourrait procéder de même, et quand nous voulons nous représenter l'élément formateur d'un être dont la substance est amorphe et homogène, nous ne pouvons qu'imaginer la molécule de telle ou telle substance organique. Il n'en est pas de même quand la substance prend des formes primitives déterminées : car alors la masse d'un corps n'est plus partout la même, et tel organisme délimité dans l'espace par une forme spécifique donnée est intérieurement organisé au moyen d'éléments dont la forme diffère essentiellement de la forme totale. On voit donc que, pour la notion d'un corps aussi compliqué, il y avait nécessité d'étudier les formes plus rudimentaires de la matière organique. C'est ce complément indispensable pour la théorie de la structure qui a principalement absorbé les recherches faites depuis le traité d'anatomie générale de Bichat.

L'élément anatomique est une particule de matière organisée, de forme irréductible. L'élément se forme au moyen de la substance organique, de la même manière que le tissu se forme au moyen des éléments. Un tissu, par dilacération, peut se décomposer en ses éléments anatomiques ; l'élément ne peut se décomposer qu'en ses principes immédiats. L'élément est dit irréductible dans sa forme, en ce qu'il ne peut se désagréger en donnant lieu à des particules de forme fixe et précise. La forme même de l'élément ne peut résulter d'un artifice de préparation et dépend toujours d'une simple séparation anatomique des parties constituantes d'un tissu.

S'il n'était pas indispensable pour la notion d'organisme, et surtout pour la notion de tissu, de spéculer librement sur les formes élémentaires des êtres vivants, on pourrait ne considérer les éléments qu'à titre de forme spéciale de telle ou telle substance organique, de telle sorte que la forme élémentaire, cellule, fibre, tube, ne serait à vrai dire que la propriété vraiment anatomique de ces substances. Mais outre les avantages qu'on reconnaîtra plus loin, il faut encore considérer que la substance organique peut, à l'état amorphe, présenter les propriétés de la végétalité et de l'animalité. Il était, du reste, logiquement indispensable de séparer l'étude des substances organiques de celle, plus spéciale, des formes primitives.

Dans les éléments anatomiques, comme pour les principes immédiats, tant que l'esprit fut privé de documents positifs, on en fut réduit à des hypothèses plus ou moins arbitraires sur les atomes ou les monades. Mais du jour où la curiosité, armée du microscope, fit découvrir certaines formes rudimentaires des tissus, l'instinct métaphysique s'exerça sur ces observations concrètes comme sur les créations idéales, et l'on vit tour à tour la *fibrille*, le petit *tube* absorbant, le *globule* sanguin, servir d'explication à tous les problèmes de structure. Nous assistons même, de nos jours, à la ruine d'une théorie de ce genre, d'après laquelle toutes les formations organisées dériveraient d'une cellule, de telle sorte que les plus grands perfectionnements dans nos instruments d'observation n'auraient servi, dans un très grand nombre de cas, qu'à favoriser les penchants métaphysiques de beaucoup d'observateurs absolus.

L'observation directe, l'embryogénie, l'anatomie pathologique, l'anatomie comparée, n'ont pas tardé à établir, sur ce sujet, des vues plus réelles, et l'on peut même dire qu'en procédant *à priori*, des penseurs convenablement relatifs auraient pu prévoir que les divers modes d'existence devaient se rattacher à des éléments anatomiques spéciaux, et que, par conséquent, l'animalité ne saurait être, au point de vue statique, une simple transformation de la végétalité.

En embrassant du même coup d'œil les végétaux et les animaux, on peut rattacher les éléments anatomiques à trois types fondamentaux : la *cellule*, la *fibre* et le *tube*. Ces trois formes correspondent, comme les trois substances organiques, à trois modes d'existence parfaitement distincts.

La cellule est l'élément anatomique de la *végétalité;* la fibre et le tube appartiennent chacun à un degré de l'*animalité*. On trouve, chez les végétaux, des éléments sous forme de fibres et de tubes, mais ils dérivent de la cellule par simple métamorphose. L'élément fibre et l'élément tube, dans l'animalité, naissent directement dans des substances organiques propres aux animaux.

Sous le rapport des propriétés fondamentales, on peut établir entre les trois éléments des différences capitales. La cellule nous offre tous les phénomènes de la végétalité, nutrition, développement, reproduction. La fibre, outre qu'elle se nourrit à la manière des cellules, présente encore la propriété fondamentale de la contractilité. Le tube enfin se nourrit comme la cellule, peut manifester de la contractilité comme la fibre, mais présente spécialement la propriété de transmettre.

L'élément tube n'est pas essentiellement lié à l'animalité. On a vainement cherché des tubes nerveux dans un grand nombre d'animaux inférieurs. Je montrerai plus loin qu'au moment où le tube se manifeste dans un organisme, il est aussi caractérisé que la cellule et la fibre. On est donc inévitablement amené à considérer deux modes dans l'animalité. En effet, chez l'animal dépourvu de nerfs, les parties de l'organisme ne peuvent affecter que des relations de l'ordre végétatif; une irritation portée sur un point demeure toujours locale et ne retentit pas dans l'ensemble de l'animal. Du moment, au contraire, où les tubes nerveux apparaissent, on voit, en vertu de la *transmissibilité*, qui est leur propriété fondamentale, l'ensemble des parties entre lesquelles ils s'irradient, être reliées de telle sorte que tout phénomène d'un organe tend à retentir plus ou moins dans les autres. Le tube nerveux, ainsi considéré dans les animaux les plus simples qui en sont pourvus, ne représente qu'en ébauche la propriété plus éminente qu'il manifeste ensuite dans les organismes plus complexes, où, en vertu des tissus très spéciaux dont il est l'élément, il ne leur sert plus seulement à relier les parties d'un individu, mais bien à relier les individus entre eux et au monde extérieur.

D'après ces vues préliminaires, je vais successivement examiner les éléments sous forme de cellule, de fibre et de tube, en donnant pour chacun d'eux les développements spéciaux indispensables à la notion de tissu. Je reviendrai plus loin sur leur ensemble.

DE LA CELLULE.

La *cellule* est un élément anatomique constitué par une membrane délicate en forme de vésicule, enfermant un contenu, et présentant sur sa paroi ou dans sa cavité un corps rond ou ovale, le noyau, qui lui même contient un nucléole sous forme d'une ou deux taches arrondies. L'aspect plus ou moins granuleux et des nuances dans la coloration et le mode de réfraction de la lumière permettent ordinairement de distinguer ces diverses parties.

La cellule, en parcourant les diverses phases de son développement, peut offrir des changements de forme assez prononcés, surtout chez les végétaux. Dans aucun cas, chez les animaux, on ne peut constater sa transformation en un autre élément anatomique. Avec l'âge, la cellule peut subir des changements dans sa composition, car souvent la cellule adulte ne se comporte plus, avec les réactifs chimiques, comme la jeune cellule. Elle peut enfin se modifier anatomiquement, soit par des dépôts de substance à la surface interne de la membrane enveloppante, soit par la résorption du noyau.

Pour le développement primordial de ces éléments, on sait que dans une matière amorphe, douée de propriétés végétatives particulières, des cellules avec ou sans noyau et nucléole, ou bien des noyaux libres, peuvent spontanément s'engendrer. Pour Schleiden et Schwann, le nucléole préexisterait à l'ensemble de la cellule; autour de lui se déposerait une substance à grains fins qui, en se limitant au dehors, formerait le noyau; et pareillement, autour de celui-ci se formerait la cellule elle-même, de telle sorte que le nucléole, le noyau et la cellule, formés d'après un même type, seraient des vésicules emboîtées les unes dans les autres. Mais, dans beaucoup de cas, on peut observer des noyaux élémentaires sans nucléoles et même des cellules élémentaires sans noyaux. Il n'y a donc pas lieu d'établir des rapports absolus de filiation entre les différentes parties. Quant à la reproduction dont la cellule elle-même est la base, elle peut s'effectuer suivant les cas de plus en plus complexes, d'abord par une simple segmentation de la masse, ou bien par bourgeonnement à la surface de la cellule, ou enfin par une génération intérieure.

Au point de vue physiologique, la cellule peut être considérée comme un centre spécial de composition et de démposition. La considération des végétaux unicellulaires ne laisse à cet égard aucun doute. Pour préciser cette notion générale, je vais directement indiquer quelques caractères distinctifs entre la cellule végétale et la cellule animale.

La cellule végétale est formée essentiellement par une membrane extérieure permanente, renfermant une utricule, décrite par Hugo Mohl sous le nom d'*utricule primordiale*. Celle-ci représente une ampoule close, à paroi légèrement granuleuse, qui, sur une plante fraîche, s'applique exactement à la face intérieure de la membrane permanente, dont on la détache facilement par une macération prolongée dans l'alcool. Ce réactif lui communique à la longue une teinte jaunâtre. On la rend, du reste, très apparente avec la teinture d'iode étendue.

Quand un noyau persiste, il est ou fixé à la paroi interne de cette utricule, ou lié au centre du contenu, par des fils mucilagineux. L'utricule est souvent libre et peut s'échapper quand on vient à rompre la membrane extérieure. Le contenu peut être gazeux, liquide, ou sous forme de granulations solides, nageant dans un liquide. Cette utricule se rencontre dans toutes les jeunes cellules, même à une époque où le noyau est depuis longtemps résorbé. L'action de l'acide sulfurique sur l'ensemble de la cellule végétale permet d'établir que l'utricule est pénétrée d'une substance azotée, tandis que la membrane permanente est formée de cellulose. La cellule végétale est susceptible d'une série de métamorphoses. On peut suivre, dans l'ovule, la transformation directe des cellules en trachées, par de simples modifications de forme qui n'atteignent pas la constitution essentielle de cet élément, et, pour tous les organismes végétaux, on peut concevoir par une simple métamorphose des cellules, toutes les formes élémentaires de ces êtres.

La cellule animale est ordinairement une masse homogène, renfermant un noyau sphérique, simple ou multiple, avec ou sans nucléole. Le noyau lui-même peut manquer. Chez les mollusques et les insectes, on retrouve cet élément constitué comme chez les végétaux par une vésicule close et un contenu distinct; mais, chez les vertébrés, l'élément cellulaire est compacte. On trouve bien jusqu'au quatorzième jour, dans le blastoderme de l'œuf des vertébrés, des vésicules à parois distinctes du contenu; mais, à mesure que le blastoderme s'étend, le contenu ne tarde pas à former avec la paroi une masse cohérente aussi dense au centre qu'à la périphérie. La paroi des cellules, quand elle est distincte du contenu, est de nature azotée. Il faut néanmoins observer que dans les cellules embryonnaires des végétaux en voie de formation, on rencontre une substance albumineuse. Ces différences générales entre les caractères spéciaux des cellules végétales et animales tiennent essentiellement à la nature des principes immédiats dont elles dérivent, ce qui n'empêche pas de les concevoir, dans les deux cas, comme se rattachant à un même ordre de phénomènes. Nous verrons en effet que, chez les animaux, la majorité des tissus importants de la cellule se rencontre partout où les phénomènes d'endosmose et d'exosmose s'opèrent entre l'organisme et les milieux. Ailleurs, les éléments cellulaires paraissent toujours jouer un rôle très accessoire. Il importe néanmoins, pour l'analyse ultérieure des tissus, que je donne ici la description des principaux éléments cellulaires chez les animaux supérieurs.

Pour le moment, un essai de fusion entre les différents éléments cellulaires des animaux serait entièrement prématuré. Cette simplification du sujet me paraît entièrement subordonnée aux progrès à venir de l'étude du mouvement de composition et de décomposition. Mais nous devons concevoir, cependant, que les différentes espèces de cellules que nous allons distinguer ne sont que l'expression variée de phénomènes plus simples se passant dans un petit nombre de substances organiques capables de se modeler en cellule. On peut donc concevoir, malgré les caractères qui servent à les distinguer, une relation étroite entre les différentes manifestations d'un même type, dans lequel il faut théoriquement les embrasser.

Parmi les éléments cellulaires des animaux, une première catégorie comprend ceux qui entrent dans la constitution des solides et des liquides normaux, mais qui peuvent également se rencontrer dans des formations anormales. Une seconde catégorie renferme les formes cellulaires spéciales à certaines productions morbides. Le tableau suivant, qui en présente l'ensemble, pourra ultérieurement subir des améliorations sous l'influence des recherches comparatives et pathologiques; néanmoins on ne peut prévoir à cet égard que des modifications accessoires.

Tableau des éléments cellulaires.

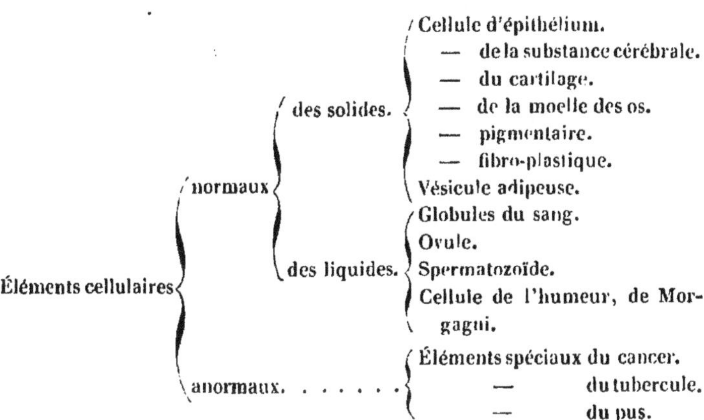

- Éléments cellulaires
  - normaux
    - des solides.
      - Cellule d'épithélium.
      - — de la substance cérébrale.
      - — du cartilage.
      - — de la moelle des os.
      - — pigmentaire.
      - — fibro-plastique.
      - Vésicule adipeuse.
    - des liquides.
      - Globules du sang.
      - Ovule.
      - Spermatozoïde.
      - Cellule de l'humeur, de Morgagni.
  - anormaux. . . . . . .
    - Éléments spéciaux du cancer.
    - — du tubercule.
    - — du pus.

ÉLÉMENTS CELLULAIRES NORMAUX DES SOLIDES.

J'examinerai successivement ces éléments en observant, autant que possible, l'ordre de généralité décroissante. Je terminerai d'ailleurs les différentes parties de ce chapitre par des notions systématiques qui permettront de lier les descriptions spéciales suivantes.

Cellules d'épithélium.

L'épithélium de la peau, des muqueuses, des séreuses, des vaisseaux, des conduits excréteurs et culs-de-sac glandulaires, est constitué par un élément sous forme de cellule. Suivant que cette cellule conserve sa forme sphérique ou subit des modifications de forme, soit natives, soit par pression réciproque, l'épithélium est dit *sphérique*, *pavimenteux*, *cylindrique*. Si la cellule est pourvue de cils vibratiles, c'est un épithélium *vibratile*. Si enfin le noyau de la cellule concourt seul à la constitution de la couche cellulaire, l'épithélium est simplement *nucléaire*.

La cellule *sphérique* est constituée par une vésicule incolore et transparente, dont le contenu est pourvu d'un noyau et d'un nucléole. Celui-ci manque très souvent et le noyau lui-même peut ne pas se rencontrer. Cette cellule varie en diamètre entre 0,020 et 0,30 de millimètre.

Le noyau sphérique, transparent et homogène, a un diamètre de 0,005 de millimètre.

Traitée par l'acide acétique, la cellule pâlit sans se dissoudre. Dans la potasse et la soude, elle gonfle, devient turgescente, puis se dissout entièrement. Cet élément constitue l'épiderme des invertébrés, l'épithélium des muqueuses chez les reptiles. Dans les vertébrés supérieurs, et en particulier chez l'homme, on le voit sur un grand nombre de surfaces sécrétantes, dans les tubes testiculaires, dans le cul-de-sac des glandes de Lieberkuhn et des follicules de l'estomac. On le trouve aussi dans l'épithélium des vésicules spéciales qu'on rencontre dans toutes les glandes sans conduits excréteurs. Dans les cellules sphériques du thymus, le noyau est ordinairement pourvu d'un nucléole. Dans les follicules intestinaux la masse de la cellule est notablement granuleuse.

La cellule *pavimenteuse* n'est qu'une modification de forme de la précédente; elle mérite néanmoins une description spéciale, à cause de sa très grande généralité. Elle se présente sous la forme d'un polyèdre aplati, huit à dix fois plus mince que large, avec des angles nets et prononcés. Le plus grand diamètre varie entre 0,020 et 0,080 de millimètre. La masse de la cellule présente quelquefois de fines granulations. Le noyau, plus souvent ovoïde que sphérique, est pourvu d'un nucléole. Avec l'acide acétique et la potasse, on observe les mêmes phénomènes que pour la cellule précédente. Ce mode d'action est commun à toutes les cellules 'épithélium; je n'y reviendrai pas.

La cellule pavimenteuse, chez les vertébrés supérieurs,

est l'élément de l'épiderme, de l'épithélium, des séreuses et des vaisseaux, de l'épithélium buccal, pharyngien, œsophagien, vaginal, urétral, conjonctival ; on la trouve aussi dans les glandes sébacées du creux de l'aisselle, à la surface du rein et dans son parenchyme, dans les canaux sécréteurs du foie. C'est dans l'épithélium des muqueuses que la cellule acquiert jusqu'à 0,080 de millimètre. Les plus petites dimensions s'observent dans les surfaces sécrétantes. Dans les tubes du rein, la cellule n'a que 0,020 de millimètre et le noyau sphérique, assez volumineux, tend à remplir la cellule. Cette dernière dimension s'observe aussi dans le foie ; mais ici les noyaux sphériques sont plus petits et la masse de la cellule est souvent remplie de granulations graisseuses. Dans l'épithélium des vaisseaux et des séreuses, la masse de la cellule est pâle et les granulations très fines.

Dans les jeunes cellules épithéliales, on rencontre ordinairement un noyau ; à mesure qu'elles vieillissent, celui-ci s'atrophie et disparaît. Le nucléole se rencontre très irrégulièrement dans tous les points où l'on observe des cellules pavimenteuses ; on voit, à côté de celles qui en sont pourvues, des cellules qui n'en ont pas.

Chez les vertébrés, la cellule sphérique et la cellule pavimenteuse forment une masse compacte dans laquelle il est impossible de séparer la paroi du contenu. Chez les insectes et les mollusques, à la surface de l'intestin, dans le foie, on peut, en déchirant les vésicules, voir s'épancher le contenu.

Quand on observe le développement de cet élément dans l'exsudation plastique du derme, préalablement dénudé par un vésicatoire, on voit souvent le noyau se développer sans préexistence d'un nucléole.

La cellule *cylindrique* est quatre fois plus longue que large. Sa longueur varie entre 0,030 à 0,060 de millimètre. Ses propriétés physiques et chimiques sont les mêmes que pour les cellules sphériques et pavimenteuses. Son noyau ovoïde est ordinairement pourvu d'un nucléole.

Chez les vertébrés supérieurs, la cellule cylindrique est l'élément de l'épithélium de l'intestin, du cardia à l'anus, de l'épithélium des fosses nasales, des trompes d'Eustache et de l'oreille moyenne, des voies respiratoires, depuis le bord libre de l'épiglotte jusqu'aux bronches d'un demi-millimètre d'épaisseur.

Le *noyau épithélial*, qui constitue l'épithélium nucléaire, n'est autre que le noyau des cellules précédentes; il en a tous les caractères. Les plus volumineux ont jusqu'à 0,010 de millimètre en diamètre ; on les rencontre dans les culs-de-sac des *acini* de la mamelle. Ceux de l'utérus n'ont que 0,003 à 0,004 de millimètre. Ceux des glandes salivaires, à peu près sphériques, ont 0,006 de millimètre. En général, dans les hypertrophies des culs-de-sac glandulaires tapissés d'épithélium nucléaire, on voit les noyaux s'entourer d'une masse cellulaire et l'épithélium devenir sphérique ou pavimenteux.

La cellule épithéliale *vibratile* est une cellule sphérique ou cylindrique munie de cils vibratiles ; les cils sont de petits appendices filiformes très pâles, d'une longueur variable, d'une largeur de 0,0002 de millimètre. Sur une cellule vivante, ils sont animés d'un mouvement rapide d'oscillation dans un sens déterminé. Chez les végétaux, les zoospores des algues et les anthéridies en offrent des exemples caractéristiques. Chez les animaux, les cellules épithéliales à cils vibratiles sont très généralement répandues sur diverses surfaces. Quand la cellule est cylindrique, c'est à la plus grosse extrémité du cylindre qu'on remarque, suivant les cas, depuis un jusqu'à huit à dix cils pour une cellule. Sur les cellules sphériques, c'est ordinairement l'un des hémisphères qui porte les cils, tandis que l'autre est libre. Les cils d'une cellule sont, tantôt égaux, tantôt inégaux en longueur.

Chez l'homme on trouve de l'épithélium cylindrique vibratile dans les fosses nasales, sauf au voisinage de l'orifice extérieur; dans les sinus sphénoïdaux, ethmoïdaux et maxillaires; dans le canal nasal; à la face interne des paupières; dans le cul-de-sac supérieur du pharynx; à la face postérieure de la base du voile du palais; de la base de l'épiglotte jusqu'aux dernières ramifications bronchiques; sur la muqueuse génitale de la femme, depuis le milieu du col utérin jusqu'à la face externe de la portion frangée des trompes; enfin l'épithélium des ventricules cérébraux porte également des cils vibratiles. M. Gosselin, sur des cadavres de suppliciés maintenus à une température ambiante de + 15 à + 18 degrés centigrades, a pu observer le mouvement vibratile des cellules de l'épithélium des bronches, six jours après la décollation.

A propos des tissus épithéliaux, j'indiquerai plusieurs particularités relatives à la reproduction de ces éléments; je me contente pour le moment de signaler leur présence dans un grand nombre de produits accidentels développés à la surface des membranes tégumentaires. Quant au gisement normal des cellules épithéliales, il justifie la place que nous donnons ici à leur description. En effet, au point de vue statique, les surfaces extérieures et intérieures ont toujours plus de généralité qu'un organe contenu quelconque.

Ce que j'ai dit du développement de la cellule sphérique s'applique à l'ensemble des éléments épithéliaux. Cette apparition spontanée des cellules dans une exsudation amorphe doit être considérée comme une propriété de l'exsudation elle-même, dont le caractère anatomique est de pouvoir se modeler en cellule. En attendant que la chimie précise nos connaissances à cet égard, nous pouvons concevoir que pour l'ensemble des cellules épithéliales, et en général de tous les éléments dont le tissu donne de la kératine, nous avons affaire à une substance particulière dont la kératine elle-même n'est sans doute qu'une transformation ultérieure.

Cellules de la substance cérébrale et des nerfs.

Henle, trop préoccupé de faire dériver la *cellule de la substance cérébrale*, des *noyaux libres* qu'on rencontre abondamment dans la substance grise, ne l'étudie pas d'une manière spéciale, bien qu'elle constitue une espèce distincte et sans qu'il soit possible d'établir une filiation précise entre elle et les noyaux. Il a néanmoins, après Valentin, donné la description de la cellule et du noyau qu'il a étudiés dans le cerveau et dans la rétine.

Ces cellules sont ordinairement pâles, quelquefois faiblement grenues ; elles enferment un noyau : celui-ci, sphérique ou ovalaire, est granuleux. Dans l'acide acétique, la masse de la cellule se dissout, tandis que le noyau insoluble devient plus foncé. Le noyau libre se trouve abandonné dans la substance grise, où il est mêlé à une matière granuleuse particulière. Il forme, ainsi que la cellule, une couche particulière de la rétine. M. Ch. Robin a analysé plusieurs tumeurs formées par ces éléments, et développées, les unes dans le cerveau, d'autres sur la rétine.

Pour compléter la notion des éléments cellulaires du système nerveux, il faut signaler ici la cellule particulière qu'on rencontre dans le corpuscule ganglionnaire des tubes nerveux à transmission centripète, que je décrirai plus loin. Cette nouvelle cellule, incluse dans le corpuscule, est transparente, remplie d'un liquide jaunâtre et pourvue d'un noyau. La cellule a environ 0,012 de millimètre, et le noyau

0,004. Henle a trouvé sur les nerfs de la grenouille la masse de la cellule colorée en rose par du pigment grenu. Purkinje et Valentin ont fait la même observation sur les nerfs de plusieurs mammifères.

Enfin je mentionnerai seulement ici les grandes cellules à paroi très mince, et pourvues d'un noyau, observées par Valentin, chez les oiseaux, dans le liquide coagulable du sinus rhomboïdal.

Cellule du cartilage.

Une nouvelle espèce de cellule se rencontre dans les cavités de la substance homogène des cartilages. C'est un élément sphérique ou ovoïde de 0,009 à 0,040 de millimètre en diamètre. Les bords en sont pâles et transparents comme la masse de la cellule; on y observe habituellement un noyau sphérique ou polyédrique de 0,007 à 0,008 de millimètre, d'une teinte jaunâtre et contenant quelquefois un nucléole. L'acide acétique dissout la cellule sans attaquer le noyau. A mesure que la cellule vieillit, sa masse se charge de granulations graisseuses. Quand on suit, chez le vieillard, l'ossification des cartilages du larynx, on y voit la masse plus ou moins remplie de gouttelettes d'huile. Tout le noyau lui-même peut être occupé par une goutte huileuse.

La multiplication de ces éléments dans les cavités de la substance homogène des cartilages se fait par segmentation. La cellule, ayant acquis son plus haut développement, se dédouble en deux cellules qui elles-mêmes grandissent, atteignent les dimensions ordinaires, et finissent par se segmenter à leur tour. On observe souvent, dans une même cavité, quatre, huit cellules, régulièrement juxtaposées et procédant de ce mode de multiplication d'une première cellule mère. On a pu, dans certains cas, en compter jusqu'à 32 et plus dans une même cavité. On donne le nom de *corpuscule cartilagineux* à l'ensemble de la cavité et des cellules incluses.

A côté de la cellule du cartilage il faut mentionner les corpuscules formés d'un amas de granulations jaunâtres, qu'on rencontre dans les cavités de la matière homogène des cartilages d'ossification. Il faut également signaler la *cellule de la chorde dorsale*, seulement transitoire chez les vertébrés, mais qui, dans les espèces de poissons tels que les *Cyclostomes*, les *Esturgeons*, les *Chimères*, où la chorde dorsale persiste, doit être considérée à titre d'élément constituant. Cette cellule spéciale est transparente et en général allongée comme les cellules des plantes. Il est bon d'observer qu'elle n'est pas constante. D'après Goodsir et Müller, la chorde dorsale du *Branchiostoma lubricum* n'en contient pas; il en serait de même pour le *Lepidosiren* que Stannius range parmi les poissons inférieurs.

Cellules de la moelle des os.

Les éléments cellulaires de la moelle des os sont la cellule médullaire et son noyau libre; de plus, les lamelles multinucléées.

La cellule médullaire est sphérique ou polyédrique, à angles arrondis, d'un diamètre de 0,015 de millimètre, à contours nets, transparents et incolores. Elle gonfle dans l'eau et dans l'acide acétique, qui la dissout, s'il est concentré ou lorsque son action se prolonge; la masse est remplie de granulations moléculaires grisâtres dont les plus grosses sont disposées autour du noyau. Celui-ci, sphérique, a 0,005 à 0,008 de millimètre. Quand il a ce dernier diamètre, il semble remplir la cellule. Ce noyau, insoluble dans l'acide acétique, manque de nucléoles et porte quelques granulations. La cellule médullaire se rencontre dans la moelle qui remplit le tissu spongieux et le canal médullaire des os longs ; on y rencontre aussi le noyau libre de la cellule.

Les *plaques multinucléées* se rencontrent surtout dans la moelle de la partie spongieuse des os. Leur dimension, d'après M. Ch. Robin à qui nous devons la description de tous ces éléments médullaires, peut varier entre 0,050 et 0,100 de millimètre. L'épaisseur et la forme de ces lamelles sont variables ; leur coloration est grisâtre ; elles ne se dissolvent pas dans l'acide acétique. Ce qui fait rapprocher ces corps des éléments précédents, c'est la présence d'un plus ou moins grand nombre de noyaux ovoïdes, pourvus de un ou deux nucléoles et contenus dans l'épaisseur des plaques. Ces noyaux sont assez souvent accumulés vers le centre de la lamelle. Ces divers éléments médullaires sont plus abondants dans la moelle des fœtus et des nouveau-nés que chez l'adulte. On les rencontre en outre dans des productions pathologiques dérivées du corps médullaire.

Cellules pigmentaires.

Les matières colorantes, dans les deux règnes, peuvent se présenter sous forme de granulations libres ou contenues dans une cellule qu'elles colorent plus ou moins suivant leur nombre. Au lieu d'une cellule sphérique ou polyédrique, on peut rencontrer l'élément pigmentaire sous forme de plaques irrégulières parsemées de granulations.

Les granulations libres, facilement reconnaissables, ont au plus 0,002 de millimètre ; limpides, si elles sont vues isolées ; jaunâtres, rougeâtres, brunâtres, si elles sont réunies en tas. Elles résistent à l'acide acétique et se dissolvent dans la potasse. Le pigment chauffé à l'air exhale plutôt l'odeur des substances végétales que celle des substances animales.

Les cellules, celles de la choroïde, par exemple, sont régulières. Elles sont moins colorées et moins régulières sous l'épiderme ; leur diamètre est d'environ 0,015 de millimètre. L'acide acétique les dissout et met les granulations en liberté ; le noyau, habituellement pourvu d'un nucléole, a 0,006 de millimètre ; quand les granulations pigmentaires incluses sont très abondantes, le noyau est masqué. Dans les ongles de certains animaux, la cellule forme une lame uniformément colorée. Dans le pigment noir humain, tantôt les granulations sont contenues dans une cellule incolore et pleine d'un liquide limpide, tantôt elles sont retenues autour d'un noyau par une substance visqueuse. A la peau du nègre et dans l'œil, le pigment n'est pas noir, mais d'un brun plus ou moins foncé suivant la quantité des corpuscules.

Les *lamelles* ou *plaques pigmentaires* sont deux ou trois fois plus grandes que les cellules ; elles sont quadrilatères ou ramifiées ; on remarque souvent au milieu des granulations pigmentaires un noyau, comme dans les cellules. Ces plaques se rencontrent à la face externe de la choroïde et sur la partie colorée (*lamina fusca*), qui reste adhérente à la face interne de la choroïde. On les rencontre aussi dans le périoste de la cavité du tympan, au-dessous de la muqueuse, et accidentellement dans les portions de la dure-mère adhérente aux os.

Cellule fibro-plastique.

La dénomination de cette cellule implique une théorie, sur la formation des fibres, qui est abandonnée aujourd'hui, même par l'auteur qui a le mieux étudié cet élément. Nous la conservons parce qu'elle est adoptée en anatomie pathologique.

Les éléments fibro-plastiques à l'état normal ont un rôle accessoire. On les rencontre dans la tunique interne de la vésicule de Graaf; quelquefois dans les ganglions nerveux et les ganglions lymphatiques; très accessoirement dans le chorion des membranes tégumentaires. M. Ch. Robin a constamment trouvé ces éléments dans la muqueuse de l'utérus. Ils se présentent sous forme de cellules sphériques, ovoïdes ou fusiformes. Le noyau de la cellule peut se rencontrer isolément.

La cellule fibro-plastique a de 0,015 à 0,018 de millimètre. Le plus souvent ovoïde, rarement circulaire, quelquefois dentelée sur les bords, elle porte au centre un noyau plus ou moins allongé, dont la largeur est de 0,006 de millimètre et la longueur de 0,009, et qui peut atteindre jusqu'à 0,010 à 0,011 de millimètre. La masse de la cellule est soluble dans l'acide acétique; le noyau résiste à cette action. La cellule est transparente, incolore, les contours peu foncés. Entre le noyau et le contour de la cellule on remarque de fines granulations, surtout nombreuses autour du noyau. Le noyau lui-même est finement granulé et contient toujours un ou plusieurs nucléoles.

Quand la cellule est fusiforme, sa longueur peut varier entre 0,040 et 0,060 de millimètre; sa largeur n'est alors que de 0,007 à 0,008 de millimètre. Les bords sont pâles; les extrémités, souvent mousses, se terminent en pointe simple ou quelquefois bifide. La masse de la cellule est granuleuse, et le noyau, situé au niveau du renflement, est très allongé. Enfin on peut rencontrer isolément le noyau que nous avons décrit à propos de la cellule.

Comme document particulier, il faut savoir que les contours du noyau sont plus foncés dans les ganglions du grand sympathique qu'ailleurs. Cela s'observe aussi dans certaines tumeurs. Les granulations de la cellule fusiforme, dans la muqueuse de l'utérus, sont plus abondantes pendant la grossesse que dans l'état de vacuité.

En somme, les éléments fibro-plastiques ont surtout une importance pathologique. On les voit concourir à la formation d'un grand nombre de tissus anormaux. Beaucoup de tumeurs sarcomateuses, judicieusement soumises à l'analyse microscopique par M. Lebert, ont présenté des éléments de forme cellulaire parfaitement distincts des éléments cancéreux.

Vésicule adipeuse.

La vésicule adipeuse a plus de généralité que plusieurs des éléments précédents ; j'ai dû néanmoins en renvoyer ici l'étude à cause de l'ambiguïté de ses caractères comme élément anatomique. Déjà, à propos des corps gras, j'ai donné quelques indications sur le rôle statique du contenu de la cellule, je vais principalement indiquer ici les caractères de la vésicule entière.

De forme ovoïde, la cellule adipeuse varie en diamètre de 0,050 à 0,060 ; on en rencontre dans la graisse de bœuf qui ont jusqu'à 0,070 ; aussi peut-on les étudier avec une forte loupe. Cette facilité dans les conditions d'observation explique le grand nombre de travaux exécutés sur cet élément.

La vésicule adipeuse, rarement sphérique, devient polyédrique par pression réciproque. Sa couleur est ordinairement jaunâtre. Elle réfracte fortement la lumière; son centre est brillant et sa périphérie est colorée en noir. Le pourtour est net et sans découpure. Si l'on brise l'enveloppe, un contenu huileux s'épanche. L'enveloppe, de nature albumineuse, est soluble dans l'acide acétique; son épaisseur est d'environ 0,0002 de millimètre. Quand le contenu est huileux, il ne se coagule pas à la température ordinaire, comme le suif. En chauffant les vésicules adipeuses dans l'éther, l'huile en sort par exosmose, et l'on isole ainsi les enveloppes albumineuses.

Toutes les descriptions données sur le noyau de ces vésicules sont idéales : ce noyau n'existe pas.

Le développement de la vésicule adipeuse se fait directement. On peut le suivre à la plante des pieds, à la paume des mains, dès le cinquantième jour du développement d'un mammifère. A la naissance, ou plus tard, on peut, dans la moelle des os, ou entre les fibres du tissu lamineux, voir des gouttelettes huileuses réunies par trois ou quatre. A mesure que de nouvelles gouttelettes s'agrégent aux précédentes, elles se fusionnent les unes dans les autres. Quand les amas ont atteint 0,05 de millimètre en épaisseur, et avant que la fusion en une seule gouttelette soit complète, on aperçoit la vésicule enveloppante. Dans la vésicule bien développée le contenu est homogène. Dans quelques cas une partie de la masse reste granuleuse. Dans les cas de résorption des vésicules adipeuses, on les voit passer par des phases inverses à celles de leur développement, c'est-à-dire que la masse homogène, avant de disparaître, se divise en gouttelettes de plus en plus petites.

ÉLÉMENTS CELLULAIRES NORMAUX DES LIQUIDES.

Globules du sang.

Depuis les analyses précises de M. Donné sur la plupart des liquides de l'économie, on distingue dans le sang trois espèces de globules : les *disques sanguins*, les *globules blancs* et les *globulins*.

Les *globules rouges*, ou disques sanguins, observés depuis longtemps, et sur lesquels on a basé tant d'hypothèses absolues sur la structure, sont des corps aplatis, circulaires ou ellipsoïdes suivant les animaux. Ceux de l'homme, qu'on a particulièrement étudiés, sont circulaires; leur diamètre à peu près constant est de 0,007 de millimètre et leur épaisseur de 0,001. Ils sont un peu aplatis vers le centre, de telle sorte que, vus par réfraction, ils paraissent opaques ou transparents au centre, suivant qu'on les éloigne ou qu'on les rapproche du foyer. Ce phénomène d'optique, mal interprété, avait fait admettre un noyau qui n'existe pas en réalité. Par suite de cet aplatissement central, les globules, vus de champ, figurent un petit bâtonnet renflé à ses extrémités. Vus par réflexion, les globules sont plus ou moins rouges, suivant l'oxygénation du sang. Par transparence, ils sont d'une couleur rosée tirant un peu sur le jaune.

Les globules isolés du sérum sanguin ne tardent pas à se franger sur les bords. Les sulfates alcalins produisent directement cette altération. Les chlorures alcalins les rendent diffluents. Les phosphates alcalins, au contraire, les laissent intacts; ce qui explique leur conservation dans l'urine, qui contient du phosphate de soude neutre et du phosphate acide de soude auquel l'urine doit sa réaction acide, l'acide urique rougissant à peine le tournesol. En vingt minutes environ, l'eau dissout les globules en les rendant incolores dès la troisième minute. Les alcalis opèrent encore plus rapidement cette dissolution. Les mucus alcalins, comme celui des bronches, ou très faiblement acides, comme la salive, conservent les globules intacts. Le suc gastrique et le suc intestinal les dissolvent rapidement. Le mucus utérin n'altère pas les globules. Bien que l'urine les conserve, quelques-uns cependant y deviennent framboisés ou se gonflent en prenant la forme lenticulaire.

Anatomiquement, le globule est une masse homogène sans cavité intérieure, un peu plus dense à la périphérie qu'au centre, et dont le principe immédiat est la globuline colorée par l'hématine. Cette matière colorante, dans certaines circonstances, peut abandonner la globuline; c'est ce qu'on observe en particulier dans les anciens caillots apoplectiques du cerveau.

Voici, d'après les observations de MM. Prévost et Lebert sur les embryons d'oiseaux et de chauves-souris, les principaux phénomènes qui se rattachent au développement des globules. Trente-six heures après l'incubation de l'œuf de poule, les vaisseaux de l'aire vasculaire sont développés et renferment un liquide incolore. Ce n'est qu'entre la trente-sixième et la trente-huitième heure qu'on voit apparaître des globules avec un noyau. Au sixième jour, les globules, jusque-là sphériques, s'allongent, s'aplatissent, et prennent une légère teinte rosée. Le globule se forme ainsi de toute pièce sans résulter d'une cellule du blastoderme, de la même manière qu'il se fait dans le sang de l'adulte.

Chez l'embryon de la chauve-souris, les globules apparaissent plus tard. De plus, pour les mammifères, tant que le globule est incolore, il est pourvu d'un noyau central qui s'atrophie à mesure que le globule s'aplatit et se colore.

Les *globules blancs* sont les plus nombreux après les rouges; dans les préparations ordinaires on rencontre un globule blanc pour cent globules rouges. Les globules blancs sont sphériques; ils ont 0,008 à 0,009 de millimètre. Ils sont incolores, transparents, à surface lisse, et apparaissent sous le microscope comme des sphères argentines contenant des granulations moléculaires. L'eau les gonfle sans les dissoudre, et provoque le groupement des granulations intérieures qui figurent alors un noyau. L'acide acétique agit sur les granulations d'une manière plus caractéristique en huit à dix minutes; celles-ci se rassemblent vers le centre du globule, et forment en général un ou deux groupes en fer à cheval, de teinte brunâtre.

Dans le sang défibriné qu'on laisse déposer dans une éprouvette, les globules blancs forment une couche intermédiaire à la masse des globules rouges qui occupent le fond, et au sérum qui surnage. Dans des caillots qu'on rencontre sur les cadavres, ils occupent en général la périphérie du caillot. Les points incolores des caillots de la veine cave et des oreillettes répondent aux globules blancs. Ils contribuent, avec la fibrine coagulée en granulations moléculaires, à former le pseudo-pus qu'on rencontre au centre des caillots polypiformes des ventricules, ou dans les caillots de la gangrène sénile.

Les globules blancs observés dans le sang qu'on a directement extrait d'un animal vivant ont la propriété, après deux ou trois minutes d'exposition à l'air, de pousser des expansions mobiles bien décrites par M. Davaine. Ce phénomène avait été observé sur les globules de sang incolores des crustacés, des insectes et des mollusques, par MM. Robin et Lebert. Ces expansions sont douées d'un certain degré de rétractilité qui avait donné lieu à des interprétations erronées sur l'existence d'une espèce particulière d'infusoire.

Les *globulins*, encore moins nombreux que les globules blancs, sont sphériques, incolores ou légèrement gris, d'un diamètre de 0,005 à 0,006 de millimètre, insolubles dans l'eau, solubles à la longue dans l'acide acétique. Ils forment une masse homogène parsemée de fines granulations et sans noyau. Ce sont les mêmes globules qu'on rencontre dans la lymphe et le chyle.

Les globules elliptiques des reptiles présentent un noyau qui, dans le sang de grenouille, détermine une saillie au niveau de la tache centrale du globule. Le noyau fait aussi bomber le centre des globules des poissons. La présence du noyau n'est pas en relation avec la forme du globule. Les globules discoïdes, arrondis et déprimés de l'ammocète et de la lamproie ont un noyau, tandis que les globules elliptiques du chameau et de l'alpaca en sont dépourvus. Chez tous les invertébrés dont le sang contient des globules, on distingue des globules à noyaux et des globules sans noyaux. Ces derniers, granuleux comme les premiers, sont un peu moins volumineux qu'eux. Chez un même animal on en rencontre d'ovales et de sphériques; ceux des mollusques sont tous sphériques.

Ovule.

Des développements trop étendus sur l'ovule seraient ici entièrement prématurés, ils appartiennent surtout à la physiologie; d'un autre côté, on ne saurait entièrement passer sous silence l'étude d'un élément dont la description est indispensable à la connaissance de la structure des ovaires, et qui a, par lui-même, une très haute généralité dans la série organique. Je vais donc l'étudier ici au simple point de vue statique, et le décrire par rapport au liquide de la vésicule de Graaf, comme le globule sanguin par rapport au sang. Les caractères de l'ovule avant la fécondation se rattachant pleinement à ceux des éléments cellulaires, j'ai dû rapprocher son étude de celle des éléments de même type. Je choisirai comme exemple l'ovule humain.

Depuis la plus tendre enfance jusqu'à un âge avancé, mais surtout pendant que la femme est apte à concevoir, on trouve dans le stroma de l'ovaire un grand nombre de petites vésicules ou de petits sacs dont j'analyserai la paroi à propos de la théorie des membranes. Ces vésicules, exactement décrites par Graaf, contiennent un liquide dans lequel nage un élément anatomique sous forme de cellule : c'est l'ovule. Je laisse pour le moment de côté les autres éléments cellulaires qui peuvent se rencontrer dans ce liquide et qui appartiennent à la tunique interne de la vésicule. Quand l'ovule a acquis toute sa maturité, on le trouve niché sur un point de cette tunique interne, ordinairement correspondant au côté libre de la vésicule de Graaf. Il arrive même, en dégageant l'œuf par la rupture du petit sac, qu'il reste entouré d'une couche irrégulière de cellules appartenant à la tunique interne de la vésicule; cette couche, *disque proligère* de Baër, ne faisant pas partie intégrante de l'œuf, je me bornerai à l'étude des parties suivantes.

L'ovule est sphérique. Son enveloppe propre est une tunique hyaline, transparente, élastique, sans texture déterminée, qui a 0,050 de millimètre d'épaisseur; elle se présente sous la forme d'une zone circulaire d'un diamètre de 0,200 de millimètre. Cette tunique a reçu de Baër différents noms : *zone transparente*, *membrane corticale*, *membrane vitelline*, *chorion*.

La membrane vitelline circonscrit une sphère plus obscure, formée d'une masse de corpuscules graisseux, maintenus par de la matière amorphe. En attaquant cette matière par l'acide acétique, on désagrége la petite masse dont le diamètre est de 0,100 de millimètre. Cette sphère obscure de l'œuf constitue le *jaune* ou *vitellus* des auteurs; elle n'est pas toujours régulièrement sphérique, surtout chez l'homme, où elle ne remplit pas exactement la cavité de la zone transparente.

Le jaune renferme une vésicule hyaline, délicate, de 0,030 à 0,040 de millimètre, qui se détruit dans l'acide acétique : c'est la *vésicule germinative* qui disparaît dans l'ovule arrivé à sa pleine maturité ; elle peut néanmoins persister tant que l'œuf n'a pas été fécondé. Dans la vésicule germinative on observe un ou deux noyaux qui forment la *tache germinative*.

Quelle que soit la complexité réelle d'un tel élément, on ne saurait se refuser à le ranger ici dans le type cellulaire, sans que cela puisse en rien altérer sa signification physiologique, sur laquelle j'aurai occasion de revenir plus tard. Quelques documents comparatifs sur chacune des parties de l'ovule vont nous permettre d'en étendre la connaissance.

Dans l'œuf des oiseaux, qui, malgré les dimensions, présente des analogies profondes avec l'œuf des mammifères, la membrane vitelline, ou zone transparente, est finement grenue et ponctuée, et présente en outre des fibres nombreuses déliées, souvent disposées parallèlement. Chez les reptiles, les batraciens, les poissons, les mollusques, les insectes, ces fibres sont rares ou manquent entièrement. Chez les polypes et les hydres, cette membrane est d'abord garnie de cils vibratiles, puis elle se transforme en véritable coque qui, chez certaines espèces, est hérissée d'épines solides terminées en crochets, au moyen desquels l'œuf se fixe aux plantes aquatiques. Il ne faudrait pas rapprocher anatomiquement ces épines, des villosités molles et flexibles qui se développent sur la membrane vitelline de l'œuf des mammifères et les fixent à la membrane utérine.

La masse du vitellus dépend des conditions variables dans lesquelles se fait le développement de l'embryon. Chez l'ornithorhynque, placé sur la limite entre les mammifères et les vertébrés ovipares, l'œuf ovarien a le volume d'un gros pois. Du reste, en observant le vitellus de l'œuf de poule, avant qu'il ait acquis un grand développement, on le trouve, à l'origine, identique avec celui des mammifères. Sous ce rapport il faut établir, avec M. Coste, deux catégories distinctes. Dans la première, comprenant l'homme, les mammifères, les batraciens, les poissons osseux et tous les invertébrés, le vitellus n'éprouve dans l'ovaire d'autre modification que celle qui résulte d'une multiplication plus ou moins grande des granules dont se compose ce vitellus. Dans la seconde catégorie, comprenant les oiseaux, les reptiles écailleux, les poissons cartilagineux, les céphalopodes, le vitellus, d'abord semblable à celui des animaux de la première catégorie, subit ensuite des modifications caractéristiques qui ne permettent plus de poursuivre la comparaison, celle-ci devant se borner au rapprochement de l'œuf mûr des animaux de la première catégorie avec l'œuf primitif de ceux de la seconde.

La vésicule germinative, sphérique à l'origine, subit un aplatissement chez un grand nombre d'espèces, à mesure qu'elle approche de la maturité; le liquide ordinairement homogène qui la remplit, contient un corpuscule unique chez les mammifères, les mollusques gastéropodes, les oursins, les ascidies composées; ces corpuscules sont multiples chez les lézards, les tortues, les squales, les crustacés décapodes, etc. La paroi de la vésicule est très élastique chez les squales; c'est chez les poissons cartilagineux que la vésicule atteint ses plus grandes dimensions. Tels sont les documents spéciaux que je me contenterai de donner ici. Je vais actuellement, au même point de vue, faire l'étude du spermatozoïde.

Spermatozoïde.

L'élément caractéristique du liquide séminal peut être considéré, chez un grand nombre d'animaux, comme un globule muni d'un cil vibratile, et rentre par conséquent dans l'étude des éléments cellulaires en suspension dans un liquide, comme l'ovule, comme le globule sanguin. Je décrirai d'abord spécialement celui de l'homme.

Chez les vertébrés, sauf les poissons cartilagineux, chez les mollusques, à part quelques gastéropodes, et chez un grand nombre d'invertébrés, les spermatozoïdes se composent d'une partie globuleuse et d'un prolongement filiforme. La longueur totale de ce corpuscule chez l'homme est de 0,050 de millimètre, tandis que le disque n'a que de 0,003 à 0,005 de millimètre, dans son plus grand diamètre. Pris directement dans le liquide des vésicules séminales, et placé sur le porte-objet du microscope, ce corpuscule reste doué, pendant vingt-quatre heures environ, d'un mouvement vibratoire de même nature que celui qu'on observe dans les cils vibratiles des épithéliums. L'eau et les dissolutions salines et sucrées sont sans action sur cet élément ; l'acide acétique ne fait que paralyser le mouvement vibratoire, sans altérer les formes du corpuscule ; l'ammoniaque le dissout rapidement. Le sang et le lait n'ont aucune action sur les spermatozoïdes ; la salive les paralyse et détermine l'entortillement de l'appendice, en forme d'œillet ; ils cessent de se mouvoir dans l'urine sans s'y contourner ; le pus et les divers mucus n'ont aucune action sur eux , à moins que, par une cause quelconque, ceux-ci ne présentent un excès d'acidité ou d'alcalinité.

Les spermatozoïdes sont un produit du testicule comme l'œuf est un produit de l'ovaire. Avant de nous apparaître avec les caractères que je viens de décrire, ils n'ont été que de simples granules moléculaires renfermés dans des vésicules oviformes, comme les granules du vitellus le sont dans une membrane vitelline. De telle sorte qu'on peut dire que la génération résulte du mélange de matériaux appartenant à deux ovules, dont l'un est fourni par l'ovaire, l'autre par le testicule. Chez les animaux hermaphrodites, qui ont à la fois des ovaires et des testicules, et qui produisent par conséquent des ovules mâles et des ovules femelles, on a pu voir que la fécondation coïncide, d'une part, avec la maturité de l'ovule femelle, et d'autre part, avec la transformation de l'ovule mâle en spermatozoïde.

Je ne m'étendrai pas davantage sur l'étude de ces éléments, pour éviter ici une accumulation de détails qui nuirait aux notions fondamentales sur la structure. J'éviterai également de décrire des éléments tels que les cellules transparentes de l'humeur de Morgagni, dont le caractère est trop spécial. Pour compléter ces études particulières sur les éléments cellulaires, je vais décrire rapidement les éléments hétéromorphes se rattachant à des formes cellulaires déterminées. J'établirai, du reste, à la fin de ce chapitre, que les éléments anormaux, spéciaux et de forme déterminée, ne se rattachent jamais qu'au type cellule.

Eléments spéciaux du cancer.

D'après les analyses pathologiques de M. Lebert, confirmées depuis par tous les bons observateurs, la diathèse cancéreuse se lie à des éléments caractéristiques qui permettent toujours d'établir qu'un tissu est ou non de nature cancéreuse.

La cellule cancéreuse type est une sphère plus ou moins régulière, dont le diamètre moyen est de 0,020 à 0,025 de millimètre. Le minimum de 0,015 est aussi rare que le maximum de 0,040 à 0,060. Cette cellule renferme un et quelquefois deux noyaux, de forme généralement ovoïde, dont le diamètre moyen est de 0,010 à 0,015 de millimètre. Ils peuvent fréquemment atteindre 0,020. Ils ont rarement moins de 0,010. Ces noyaux contiennent un, deux, trois nucléoles dont la dimension varie entre 0,002 et 0,005 de millimètre.

Un caractère important, tiré de la forme, résulte de l'extrême variété dans les contours de la cellule. L'enveloppe cellulaire peut être ovoïde, allongée, triangulaire, fusiforme, pointue aux deux extrémités et large au milieu. D'autres fois elle présente un seul appendice long et pointu, partant d'une cellule ronde, ou trois ou quatre appendices partant d'une cellule ovoïde ou irrégulière. Cette variété de la masse, par rapport au noyau qui est fixe, constitue, outre les dimensions du noyau, un caractère distinctif des cellules cancéreuses. Quand on examine avec attention les cellules épidermiques, on voit que les variétés de forme y dépendent uniquement des divers modes de plissement de la vésicule. Voici d'ailleurs d'autres caractères tirés des propriétés chimiques et de la constitution anatomique. L'acide acétique dissout le noyau et la masse de la cellule cancéreuse. Les contours de la cellule, généralement pâles, contrastent avec les contours bien accusés du noyau. Le contenu cellulaire se compose de granulations fines et ternes, semblables aux granulations fibro-albumineuses de la plupart des produits morbides. La cellule du cancer mélanique renferme des granules de pigment de 0,002 à 0,005 de millimètre. Quand ces granules remplissent entièrement la cellule, ils masquent le noyau. L'infiltration pigmentaire peut être bornée au noyau. Les granulations de la masse peuvent aussi être graisseuses et assez abondantes pour masquer le noyau. En résumé, les dimensions moyennes de la cellule, la multiformité de la paroi cellulaire, le volume du noyau pourvu d'un nucléole terne, permettent toujours de distinguer des cellules cancéreuses.

Dans beaucoup de tumeurs on voit un très petit nombre de cellules et une grande proportion de noyaux libres. Enfin, les mêmes noyaux caractéristiques peuvent se rencontrer sous forme de plaques multinucléées, dans lesquelles deux à dix noyaux sont réunis par un blastème finement granulé, à contours irréguliers et comme déchirés.

Jusqu'à présent il n'a pas été possible d'établir une filiation directe entre les cellules cancéreuses et des cellules contribuant normalement à la formation des tissus; il faut donc les considérer comme une espèce particulière. Ce qui contribue en outre à leur caractère spécifique, c'est que leur production se lie à un état diathésique, contre lequel nos modificateurs habituels sont jusqu'à présent restés impuissants. Mais nous pouvons considérer la substance organique dont elles dérivent comme une modification accidentelle d'une substance se modelant habituellement en une autre espèce de cellules normales. La même réflexion est applicable aux éléments cellulaires suivants.

Éléments du tubercule.

L'élément constant et caractéristique du tubercule, malgré son irrégularité, doit être rapproché de la forme cellulaire. Il est irrégulièrement polyédrique, à surface lisse, et varie entre 0,008 et 0,009 de millimètre. L'eau et l'acide acétique le gonflent sans le dissoudre. La masse de ce corpuscule, quoique granuleuse, est assez transparente. On distingue quelquefois dans la masse une lacune plus claire que le reste. M. Lebert a trouvé, exceptionnellement, dans un cas de tubercules vertébraux, cet élément pourvu d'un noyau et d'un nucléole, ce qui le porte à penser que ce sont là des cellules dont l'évolution est gênée par la forte consistance du blastème qui les entoure.

Le globule tuberculeux, spécial, comme la cellule cancéreuse, est ordinairement accompagné de granulations moléculaires de 0,0012 à 0,0025 de millimètre, grisâtres ou jaunâtres, compactes ou transparentes au centre ; il s'accompagne en outre, d'une substance amorphe interglobulaire, solide dans le tubercule cru, et liquide dans le tubercule ramolli.

Les éléments tuberculeux et cancéreux peuvent apparaître partout autour des vaisseaux capillaires, et particulièrement là où les tissus environnants offrent peu de densité et de résistance.

L'élément du tubercule, comme celui du cancer, est un produit diathésique se rattachant à un état constitutionnel qui, une fois acquis à l'organisme, ne semble plus pouvoir se modifier que dans son intensité. On admet néanmoins à côté de l'*évolution destructive* du tubercule, qui comprend le ramollissement et la fonte, une *évolution curative* dans laquelle on observe la transformation crétacée du tubercule cru et la cicatrisation de l'ulcère tuberculeux.

Eléments du pus.

Parmi les éléments du pus, nous avons à signaler trois formes cellulaires dont la connaissance est indispensable pour l'analyse des liquides normaux et pathologiques. Ces trois formes sont : le *globule de pus*, le *globule pyoïde* et le *globule granuleux de l'inflammation.*

Le *globule de pus* est sphérique et d'aspect granuleux; sa dimension, peu variable comme sa forme, est de 0,010 à 0,012 de millimètre. Les granulations intérieures lui donnent une coloration grisâtre. Sa surface est lisse. L'eau le gonfle et le rend plus transparent; l'acide acétique le dissout et respecte le noyau. Ce globule porte jusqu'à trois noyaux qui ont de 0,002 à 0,003 de millimètre.

Le *globule pyoïde* se distingue du précédent par l'absence du noyau; il présente, pour le reste, les mêmes propriétés. Dans les cas de doute, l'acide acétique permet toujours de vérifier l'existence du noyau.

Le *globule granuleux de l'inflammation* a de 0,012 à 0,0018 de millimètre; il est sphérique ou ovoïde, foncé en couleur, ne se dissout pas dans l'eau et ne se désagrége qu'à la longue dans l'acide acétique. Ses contours sont foncés et noirâtres, et son centre brillant et un peu jaune. Il est constitué intérieurement par un amas graisseux, dont la cohérence tient à la présence d'une matière amorphe attaquable par l'acide acétique.

Les globules de pus se produisent avec une très grande facilité à la surface des membranes muqueuses, sous l'influence d'une très légère inflammation. Les globules pyoïdes se rencontrent plus particulièrement dans le pus des séreuses et des synoviales.

Quant aux globules granuleux, on les rencontre dans le pus phlegmoneux, dans le tissu induré de la pneumonie chronique, dans les végétations molles des tumeurs blanches, dans beaucoup de fausses membranes, dans le tissu de la base des ulcères, et surtout dans les ganglions lymphatiques abcédés.

La théorie de M. Gluge sur la formation des globules du pus ne saurait être acceptée. Cet observateur a eu du reste le mérite d'attirer le premier l'attention sur les caractères de ces éléments, mieux étudiés ensuite par M. Lebert. Ce dernier pense que ces globules se forment par l'agglomération d'un certain nombre de granules, de nature plutôt graisseuse que fibro-albumineuse, qui s'entourent d'une membrane d'enveloppe par condensation périphérique; mode de développement analogue à celui des globules du jaune de l'œuf et de beaucoup d'autres espèces de globules granuleux. Ce n'est qu'ultérieurement que les noyaux se présentent, en particulier, dans les globules de pus.

Je pourrais, actuellement, relier ensemble les documents

précédents sur les éléments cellulaires par plusieurs considérations systématiques, mais je crois devoir réserver ces remarques pour la fin du présent chapitre, où j'essaierai, par le rapprochement des trois types d'éléments, d'établir quelques principes généraux sur leurs caractères anatomiques et physiologiques. Je vais donc, pour la fibre et le tube, donner préalablement, comme pour la cellule, des notions spéciales indispensables.

DE LA FIBRE.

La *fibre* a, historiquement, une bien plus grande importance que la cellule, et de très bonne heure on a conçu toutes les parties des êtres organisés comme pouvant finalement se réduire à un élément sous forme de fibre. L'aspect seul de la plupart des tissus animaux facilitait une telle généralisation, et les recherches modernes sont venues confirmer, sur un grand nombre de points, la réalité de cette analyse anatomique.

Jusqu'ici on a surtout étudié les différents éléments sous forme de fibre, à propos des tissus qu'ils servent à former. En subordonnant ainsi leur considération directe, on s'est privé de toute libre spéculation sur ces éléments. A cet égard on peut dire que la théorie cellulaire, malgré ses excès, a toujours eu une certaine portée philosophique, résultant surtout de l'étude abstraite de la cellule. Aujourd'hui que le développement de la fibre et du tube est définitivement considéré comme distinct de la cellule, il faut profiter d'un tel exemple et faire la théorie de la fibre et du tube, comme on a fait la théorie de la cellule, tout en y évitant des dispositions arbitraires. La très grande importance de la fibre et du tube, dans l'animalité, nécessite d'ailleurs une telle abstraction.

La fibre, envisagée dans toute sa généralité, est un élément anatomique de l'animalité, se présentant sous la forme d'un cylindre plein, dont la longueur est indéterminée et dont le diamètre varie entre 0,001 et 0,005 de millimètre; son aspect est souvent hyalin. Chez les animaux supérieurs on trouve des fibres colorées en jaune et en rouge; leur substance est plus ou moins transparente, les bords nets et plus ou moins foncés; enfin, suivant les cas, le corps de la fibre est homogène ou granuleux, lisse ou strié.

La fibre, dans son développement, ne saurait être conçue comme dérivée d'une cellule; comme celle-ci, elle se développe directement dans divers états d'une substance organique animale, que j'ai essayé de caractériser dans le chapitre précédent.

On ne trouve pas seulement dans la fibre les propriétés essentielles de végétalité; elle offre en outre, à des degrés différents, suivant la structure, la propriété de se contracter, et par conséquent d'être l'élément du mouvement animal. Autant que cela est possible, il faut soigneusement distinguer le phénomène de la contractilité, du simple mouvement vibratoire. Dans la contractilité il y a changement de volume, dans le mouvement vibratoire il n'y a qu'agitation.

La fibre végétale ne saurait être ici l'objet d'aucun rapprochement immédiat. Lorsqu'une cellule végétale s'est assez altérée dans sa forme pour donner lieu à une fibre pleine et solide, elle a souvent perdu ses propriétés végétatives essentielles, sans en acquérir de nouvelles; tandis que, dans l'animalité, la fibre est l'élément d'une propriété d'ordre nouveau. La contractilité, comme la végétalité, peut bien appartenir à une matière amorphe; mais cette propriété ne se précise que dans les éléments sous forme de fibre.

En considérant dans cet élément la structure lisse ou

striée et les divers modes de coloration, on peut étudier toutes les fibres d'après le cadre suivant :

Fibre	lisse	hyaline.
		jaune.
		rouge.
	striée	hyaline.
		jaune.
		rouge.

L'application de ce plan au type humain, accompagnée de quelques documents comparatifs, permet de considérer nettement l'ensemble des recherches concrètes entreprises sur ce sujet.

Fibre lisse hyaline.

Chez les animaux vertébrés la fibre lisse hyaline ne concourt pas à la formation des tissus destinés à constituer des organes locomoteurs. Elle se rencontre surtout dans des tissus d'une grande généralité et dont l'attribution est surtout statique ; au contraire chez un grand nombre d'invertébrés la fibre lisse hyaline est l'élément fondamental de la contractilité et par suite de la locomotion. Cette réflexion préliminaire est surtout destinée à préserver de l'influence spéciale qui va résulter des descriptions suivantes.

Obligé de prendre, comme sujet de description, la fibre lisse d'un tissu déterminé, je veux de cette manière, éviter au lecteur de penser que la fibre du tissu aponévrotique, par exemple, est une fibre spéciale à ce tissu. Il faut reconnaître que Henle, relativement à cette fibre, a introduit un certain degré de généralité de vue, en décrivant les tissus tendineux aponévrotiques et autres, comme des formes spéciales du tissu lamineux ; mais c'est encore là un point de vue trop étroit relativement à l'ensemble des animaux. Il faut donc bien être prévenu en lisant les descriptions que je vais donner de la fibre du tissu lamineux, par exemple, que ce n'est là qu'un exemple spécial d'une fibre qui, par rapport à l'ensemble des animaux, peut être considérée comme élément d'un grand nombre de tissus dans les organismes compliqués, et comme le seul élément des tissus de la fibre chez des êtres plus simples. Sous ce rapport, en effet, la fibre lisse hyaline est celle qui présente le plus haut degré de généralité, et nous verrons même en la décrivant dans un grand nombre de tissus des animaux supérieurs, sa généralité se révéler par plusieurs phénomènes caractéristiques.

La fibre lisse hyaline du tissu lamineux (tissu cellulaire de Bichat) est cylindrique ; son diamètre est de 0,001 à 0,002 de millimètre ; ses bords pâles sont nettement dessinés. L'acide acétique agissant sur un ensemble de fibres, les gonfle et les convertit en une masse gélatiniforme, dans laquelle on ne distingue plus la division par fibres. Quand on suit la fibre sur une assez grande étendue, on ne la voit pas se bifurquer : elle est partout homogène.

Chez l'embryon on voit les fibrilles apparaître de toutes pièces ; d'abord très minces, elles deviennent ensuite nettement isolables ; c'est surtout dans les cicatrices qu'on peut observer le développement direct de cet élément. Dans l'exsudation de lymphe plastique qui se fait sur une surface dénudée, on voit la substance d'abord amorphe, prendre un aspect fibroïde à striations fines, puis ces stries deviennent plus nettes et enfin, après quelques jours, la fibre se présente dans les bourgeons charnus, avec tous ses caractères.

Le grand nombre de tissus que la fibre hyaline sert à former, lui a valu le nom de fibre *génératrice*. Elle est la base du tissu lamineux, tendineux, aponévrotique, etc. Dans les tendons et les aponévroses, ses bords sont plus marqués que dans le tissu lamineux. Dans les nerfs du grand sympathique, elle présente quelques caractères spéciaux : au lieu d'être cylindrique elle est aplatie et présente une largeur de 0,003 à 0,004 de millimètre. On rencontre en outre, posés à plat sur leur trajet, des noyaux de cellules que la théorie cellulaire n'a pas manqué de mettre à profit.

Dans des conditions anormales, bien que les tissus de la fibre lisse hyaline présentent une grande résistance aux altérations, on voit néanmoins la substance de la fibre devenir granuleuse. Dans celles qui se développent autour des tubercules du cerveau ; dans les parois des kystes qui se forment à la suite de l'hémorrhagie cérébrale ; dans les différentes tumeurs fibreuses, il n'est pas rare de rencontrer ce mode d'altération.

La fibre lisse hyaline, observée même dans le tissu lamineux, présente ordinairement des ondulations qui se reproduisent quand on vient à tirailler la fibre par des tractions légères ; les plus larges sont en général les plus onduleuses. Cet état de la fibre révèle un certain degré d'élasticité et de contractilité qu'on ne saurait contester à cet élément, envisagé dans toute sa généralité. Quand j'étudierai les tissus de cette fibre je montrerai plus nettement, par les destinations diverses de cette fibre, qu'on ne saurait rigoureusement conclure à la non-contractilité de cette fibre, en se basant sur le peu de contractilité des tissus qu'elle sert à former. Je me contenterai pour le moment d'établir que les principaux organes locomoteurs d'un grand nombre d'invertébrés, n'ont d'autre élément qu'une fibre lisse hyaline qui a la plus grande ressemblance avec la fibre du tissu lamineux. Je vais du reste envisager une autre espèce de fibre lisse dans laquelle c'est particulièrement l'élasticité qui se manifestera à nous comme propriété fondamentale, de telle sorte qu'en rattachant d'une manière générale la contractilité à la forme fibrillaire, les bons esprits reconnaîtront le degré de relativité que comporte un tel sujet.

Je regrette de ne pouvoir ici déterminer rigoureusement quel est le principe immédiat de la fibre lisse hyaline. Ce principe diffère-t-il suivant que la fibre concourt simplement à former des tissus fibreux protecteurs et suivant qu'elle sert à former des tissus nettement contractiles? c'est ce qu'il est impossible de déterminer pour le moment. Chez les animaux supérieurs, nous savons néanmoins que les tissus de cette fibre fournissent de la gélatine par l'ébullition. Il y aurait donc, d'après cela, une certaine relation entre le principe de la fibre lisse hyaline et la substance organique de l'os, l'ostéine. J'ai déjà établi qu'au point de vue morphologique il y en avait une incontestable, mais cette relation indirecte s'établit ordinairement par l'intermédiaire de la cartilagéine qui elle-même diffère de l'ostéine. Néanmoins, à propos des tissus, je reviendrai sur cette filiation étroite entre le tissu fibreux, le cartilage et l'os, qui établit entre les principes immédiats du tissu fibreux, la cartilagéine et l'ostéine, une parenté plus étroite que certains auteurs ne sembleraient disposés à le reconnaître.

Fibre lisse jaune.

L'étude de la fibre lisse jaune est principalement résultée de l'analyse anatomique des tissus jaunes élastiques et des tissus dartoïques. Envisagée d'une manière générale, elle présente une largeur variable entre 0,001 à 0,006 de millimètre ; elle est flexueuse et ramifiée ; elle diffère en outre de la fibre lisse hyaline par sa coloration légèrement jaunâtre, par ses contours foncés et son insolubilité dans l'acide acétique. Elle est lentement soluble dans la potasse et la soude. Quand on la brise par des tractions, sa cassure est nette et les extrémités rompues se recourbent sur elles-mêmes.

D'après les analyses de Henle, on peut d'après le nombre des ramifications distinguer trois variétés dans cette fibre. La première ressemble au premier abord à la fibre lisse hyaline, mais un examen attentif permet bientôt de la distinguer par le seul aspect des bords de la fibre. Sa largeur est de 0,002 à 0,003 de millimètre. Elle est onduleuse et présente un petit nombre de ramifications. On en rencontre accessoirement dans le tissu lamineux ; elle est abondamment mélangée à la fibre hyaline, dans la tunique adventice des artères et des veines, dans le chorion des membranes tégumentaires ; mais elle est particulièrement abondante dans le dartos, la peau de la verge et du mamelon ; enfin elle constitue essentiellement le bord libre des cordes vocales.

Dans la seconde variété, la fibre atteint sa plus grande largeur. Elle peut néanmoins varier entre 0,002 et 0,006 de millimètre. Les fibres de la seconde variété sont courbées en S et présentent assez fréquemment des bifurcations. En suivant des branches isolées, du point de bifurcation vers leur extrémité libre, on peut voir le diamètre de la fibre diminuer. Dans les parties les plus larges de ces fibres il n'est pas rare de voir quelques striations dont j'essaierai tout à l'heure de donner la signification. Cette seconde variété se rencontre principalement dans le ligament cervical postérieur des grands mammifères, dans les ligaments des arcs postérieurs des vertèbres, dans le ligament rétracteur de l'aile des oiseaux, et des griffes chez les grands carnassiers, dans la couche externe de la tunique moyenne des artères.

La troisième variété forme la plus grande partie des

fibres de la tunique moyenne des artères. Si l'on veut appeler la première *dartoïque*, la seconde pourrait s'appeler *ligamenteuse* et la troisième *artérielle*. Mais si ces noms offrent quelques avantages pour la description des tissus, il faut prendre garde aux notions trop spéciales qu'ils peuvent déterminer. Les fibres de la dernière variété n'ont jamais plus de 0,002 à 0,003 de millimètre. Dans les artères du bœuf elles peuvent néanmoins atteindre 0,004. Lorsqu'on cherche à isoler cette fibre dans la tunique moyenne des artères, on éprouve quelque difficulté par suite de la très grande quantité de ramifications que ces fibres poussent de l'une à l'autre, de telle sorte qu'en étalant le tissu qu'elles forment, on croirait plutôt avoir sous les yeux une tunique réticulée qu'un tissu de fibres. Cette forme se présente quelquefois dans les ligaments, conjointement avec la seconde variété.

Pour compléter cette description de la fibre lisse jaune, et surtout pour établir un lien intime entre les trois variétés que je viens d'envisager, je ferai ici un rapprochement dont on va bientôt saisir l'utilité. On trouve dans la tunique moyenne des artères, outre une matière complétement amorphe mêlée aux fibres, une substance considérée depuis Henle d'une manière spéciale, sous le nom de *couche fenêtrée*. Cette substance, vers la partie interne de la tunique, se détache par lambeaux membraneux dont la cassure est nette et les bords souvent recourbés. Avec l'acide acétique et la potasse, cette substance se comporte comme la fibre lisse jaune. Si l'on observe attentivement les lambeaux de cette couche, on les voit perforés d'ouvertures. Or, si maintenant l'on veut envisager successivement :

La substance fenêtrée,

La fibre jaune artérielle,

La fibre jaune ligamenteuse,

La fibre dartoïque,

Peut-on se refuser à voir là autre chose que des degrés de plus en plus précis de la distinction en fibre d'une même substance organique, l'*élasticine*, qui, dans des états morphologiques de plus en plus spéciaux, se présente d'abord sous forme de tunique fenêtrée, puis sous forme d'une couche réticulée, enfin sous forme de fibres encore très ramifiées dans le tissu ligamenteux et presque complétement isolées dans le tissu dartoïque. En envisageant ainsi les éléments du tissu élastique, on sent que la fibre dartoïque est la plus spéciale. Il est, du reste, intéressant de noter que, sous le rapport de la propriété animale de contractilité, c'est la fibre dartoïque qui en est le mieux douée. Pour appuyer anatomiquement cette vue, disons, en outre, que dans la tunique moyenne des artères on peut suivre tous les degrés de cette distinction de plus en plus parfaite. En effet, vers la paroi interne du vaisseau, l'élasticine est en couche fenêtrée; dans le centre de la tunique, elle est en réseau; vers la couche externe, elle prend la forme ligamenteuse; enfin, dans la tunique adventice, elle se distingue en fibres dartoïques.

Si je ne craignais de compliquer un tel sujet, je pourrais faire rentrer ici, à titre d'élément de démonstration, le *perimisium* des faisceaux primitifs des muscles, périmisium qui a toutes les propriétés de l'élasticine et qui se présente sous forme de tunique continue, ce qui constituerait un degré morphologique plus rudimentaire que dans le cas où la tunique est déjà fenêtrée.

Fibre lisse rouge.

Pour suivre rigoureusement le plan naturel que je me suis imposé dans l'étude des éléments, je vais ici étudier un nouvel état de la fibre lisse qui, par plusieurs caractères, se distingue des précédents. Nous verrons, au contraire, qu'il se rapproche physiologiquement de celui de la *fibre striée rouge.*

Quand on fait, chez l'homme, l'analyse anatomique de la tunique contractile de l'intestin, de la vessie, des uretères, du vagin, de l'utérus, etc., on arrive à distinguer, comme base du tissu, une fibre fusiforme sur laquelle Kölliker, après Henle, a fortement attiré l'attention des micrographes. Cette fibre, de longueur variable, présente, en largeur, de 0,006 à 0,009 de millimètre. Lorsqu'elle est assez courte pour qu'on puisse la suivre jusqu'à sa terminaison, on la voit s'effiler en pointe à ses extrémités. Chez l'homme et les vertébrés supérieurs, elle est colorée en rose. Sa substance se dissout dans l'acide acétique. Le corps de la fibre est d'une structure homogène; les bords sont nettement dessinés quoique pâles. Vers leur milieu, on rencontre souvent de fines granulations, et, çà et là, sur leur longueur, des noyaux allongés, insolubles dans l'acide acétique, quelquefois pourvus d'un à deux noyaux. On rencontre quelquefois sur certains points, des séries de granulations graisseuses. Dans la couche musculeuse de l'utérus, à l'état de vacuité, ces fibres, fusiformes dans leur milieu, n'ont que 0,002 de millimètre en largeur, tandis que pendant l'état de gestation elles peuvent atteindre 0,010.

La propriété contractile est bien mieux caractérisée dans ces fibres que dans les précédentes; il doit suffire à cet égard de citer, comme je l'ai fait, les principaux tissus dans lesquels on peut les isoler.

Bien que l'étude des principes immédiats du muscle ait souvent été faite sur les tissus de la fibre striée rouge, on ne saurait s'empêcher de considérer la fibre lisse rouge comme ayant, sous le rapport de sa constitution immédiate, une grande analogie avec celle de la fibre rouge striée.

Nous n'avons pas sur le développement de cette fibre de notion bien précise, et je repousse ici, comme inutiles et nuisibles, les efforts entrepris pour faire rentrer le développement de cette fibre dans la théorie cellulaire. Si, d'après la relation que j'ai instituée entre la forme élémentaire et les principes immédiats, on cherche à suivre, dans le cas actuel, les divers traits morphologiques de la substance musculaire, on ne trouve pas ici une série aussi parfaite qu'elle se présente pour le cas de l'élasticine, par exemple. Je ferai seulement observer que la difficulté qu'on éprouve dans beaucoup de cas à isoler les fibres fusiformes, tient probablement à ce que, dans tous les tissus où on l'étudie, la substance rouge contractile n'est pas partout nettement divisée en éléments fibrillaires. La distinction déjà établie par Henle en fibres musculaires granulées et fibrilles plus minces, est en rapport avec cette manière de concevoir les différents degrés de formation au moyen de la substance musculaire; degrés qu'il faut du reste accepter pour toutes les substances capables de se modeler en fibres, et dont l'*élasticine* nous a fourni les exemples les plus nets. Il faut, en effet, concevoir que, par rapport à la substance musculaire amorphe, la fibre est le degré morphologique ultime de cette substance, qui, avant de se séparer ainsi en un élément irréductible, passe, nécessairement, par des états moins parfaits de division fibrillaire.

Fibre striée.

Dans tous les tissus où la propriété de contractilité se manifeste avec le plus de précision, la substance contractile animale se présente sous forme de fibres striées. Quelle que soit la spécialité des caractères que je vais indiquer, ce nouvel état de la fibre doit être simplement envisagé comme une forme particulière, se rattachant à un état correspondant de la substance organique contractile elle-même.

Ce que je dirai de la fibre striée rouge pouvant s'appliquer, sauf la couleur, à l'ensemble des fibres présentant des striations transversales, je vais ici naturellement commencer par elles, à cause de l'intérêt qu'elles présentent pour l'analyse des muscles des mammifères, chez lesquels elles ont été, d'ailleurs, plus particulièrement étudiées. A vrai dire, la fibre striée hyaline est plus généralement répandue dans la série que la rouge; mais cette inversion ne présente aucun grave inconvénient.

La fibre striée rouge est homogène; ses bords sont nets; sa largeur est de 0,001 de millimètre; sa longueur dépend de la longueur des muscles et de la distance entre les tendons d'origine et les tendons de terminaison d'un même muscle. L'acide acétique la gonfle et finit même par la dissoudre. Ce qui frappe immédiatement dans l'observation des faisceaux de fibres, c'est une striation transversale et régulière due à ce que la fibre, vue par transparence, présente des points alternativement clairs et obscurs; et comme les fibres sont juxtaposées de manière à se correspondre par les points clairs et les points obscurs, on a l'aspect d'un faisceau régulièrement strié. Il est entièrement inutile de reproduire ici toutes les explications données de ce phénomène : la précédente, donnée par M. Ch. Robin, est à la fois la plus simple et la plus réelle.

Ce qu'on a longtemps décrit comme des fibres primitives, ne sont que des faisceaux primitifs, composés d'un certain nombre de fibrilles élémentaires disposées parallèlement et pressées les unes contre les autres, de manière à ce que chacune peut prendre une forme prismatique. Ces groupes de fibres sont isolés au moyen d'une tunique amorphe qui présente les propriétés de l'élasticine et qui a reçu le nom de *sarcolemme* ou de *perimisium*. Un certain nombre de fibrilles élémentaires ainsi isolées par un périmisium, constituent un *faisceau primitif*. Ceux-ci ont ordinairement de 0,050 à 0,080 d'épaisseur. Ils sont quelquefois plus volumineux, mais rarement plus petits. Leur forme, originairement cylindrique, peut, en vertu de la mollesse de leur substance, devenir prismatique. Sur les faisceaux primitifs, bien mieux que sur la fibrille isolée, on voit la teinte rosée qui, néanmoins, dans certains états organiques, et, par exemple, dans les muscles provenant d'individus anémiques, peut ne pas être aussi prononcée. Outre les stries transversales que j'ai signalées plus haut, le faisceau primitif présente des striations longitudinales correspondant aux fibrilles élémentaires. Quant aux striations transversales, on remarque souvent que les stries foncées sont moins larges que les stries claires. Dans les faisceaux primitifs provenant d'un même muscle, on peut alternativement observer des portions de faisceaux nettement striées et des portions d'aspect simplement grenu. Ce dernier aspect tient à ce qu'il n'y a pas correspondance parfaite, entre les clairs et les obscurs de chaque fibrille. C'est ce qu'on rencontre ordinairement dans les muscles orbiculaires et constricteurs qui participent physiologiquement des propriétés des deux espèces de muscles. Dans tous les muscles qui doublent le tégument externe et dans le cœur, ses striations sont toujours nettement dessinées.

Pour les faisceaux primitifs du cœur, il faut remarquer, en particulier, que leur diamètre ne dépasse pas 0,040 de millimètre, et qu'ils peuvent présenter des embranchements entre eux, ce que Kölliker a également rencontré dans plusieurs faisceaux musculaires de la langue. Peut-être, en y regardant de plus près, trouverait-on que ces embranchements des faisceaux primitifs se présentent dans tous les faisceaux striés doublant des téguments intérieurs et se rattachant à la vie végétative.

Chez beaucoup d'animaux, tels que les lamproies et les myxinés, chez les crustacés également, les fibres élémentaires ne sont pas réunies en faisceaux primitifs, aussi les fibrilles y sont-elles plus facilement isolables; leur plus grand diamètre constitue en outre une condition favorable à leur isolement.

Dans les cas où le faisceau primitif est déterminé par un sarcolemme, celui-ci se démontre au moyen de l'acide acétique, qui dissout les fibrilles et respecte le sarcolemme. Il peut être aussi rendu directement visible par des accidents de préparation dans lesquels, en dissociant les éléments du muscle au moyen des aiguilles, on déchire les fibres élémentaires sans rompre au même niveau le sarcolemme dont on voit alors les lambeaux. Le sarcolemme ou périmisium présente, çà et là, des noyaux ovoïdes, homogènes, enfermant un ou deux nucléoles à contours foncés et centre jaunâtre. On y rencontre aussi des granulations moléculaires accumulées dans certains points sous forme de noyaux allongés.

Les principales altérations que peuvent subir les faisceaux primitifs sont : la transformation graisseuse ou la destruction par des abcès. La transformation graisseuse présente trois phases : dans la première, le faisceau se gonfle et commence à devenir grenu ; dans la seconde, le faisceau perd sa coloration rosée et prend uniformément l'aspect granuleux; dans la troisième, le faisceau est constitué par des séries longitudinales de vésicules adipeuses qui se substituent à la substance musculaire. Dans les cas d'abcès, les faisceaux, qui baignent dans le pus, sont inégalement déchiquetés, et dans les parties voisines les striations sont d'autant moins distinctes qu'on se rapproche davantage du foyer. A propos des tissus, je noterai quelques faits relativement à la transformation fibreuse du muscle.

Le développement de la fibre striée a été étudié par un certain nombre d'auteurs modernes. Ceux qui expliquent tout au moyen de la cellule, ont fait rentrer cette fibre, comme tous les autres éléments, dans la théorie cellulaire. Mais la relation que j'ai établie entre les substances organiques et les formes élémentaires, à défaut de la considération des trois modes d'existence, ne permet plus aujourd'hui de conserver une théorie dont le principal défaut était celui qu'adresse Bichat aux esprits qui veulent *trop généraliser* dans les sciences complexes. Pour nous, la fibre striée dérive directement de la substance animale contractile, de même que les autres fibres; seulement elle répond à l'état le plus parfait de cette substance. D'aprés l'apparition des *corps miogéniques*, observés par MM. Prévost et Lebert, on peut concevoir que la substance contractile qui, dans sa forme la plus simple et la plus distincte, se présente avec les caractères élémentaires de la fibrille striée, commence d'abord par se séparer en masses qui nous représentent la miniature d'un muscle. Pour le cas des muscles longs, ce sont des corps ovoïdes, fusiformes, simplement granuleux; puis dans cette masse se dessinent successivement des faisceaux de plus en plus petits, et finalement des faisceaux primitifs, puis des fibrilles, celles-ci exprimant l'état de division le plus parfait que peut atteindre la substance musculaire.

Cette nouvelle manière d'envisager le développement des formes élémentaires, résulte surtout de l'exemple frappant de la série de forme que nous offre l'élasticine; je ne la propose d'ailleurs ici que pour la division en fibre. Mais, d'une manière générale, on peut concevoir que toute forme élémentaire irréductible est précédée, dans un blastème, par des états successifs, dans lesquels la substance organique manifeste, à des degrés différents, la propriété anatomique de se modeler en cellule, ou en fibre, ou en tube, et l'élément doit toujours être ainsi considéré comme l'expression la plus parfaite et la plus spéciale de cette propriété.

Je n'ai plus actuellement à envisager d'autre forme fibrillaire de la substance animale contractile; mais le point de vue comparatif pourrait aisément ici permettre d'étendre ces sortes de descriptions. Je crois, néanmoins, que pour l'institution des nouvelles méthodes que je propose, il est plus avantageux de restreindre autant que possible, pour le moment, les descriptions spéciales, dont j'ai donné les plus essentielles. Je passe donc au dernier type de la forme élémentaire, au tube, que je vais considérer comme se rattachant à une substance organique animale d'ordre nouveau.

DU TUBE.

Le tube est la dernière forme élémentaire précise qu'il me reste à envisager. Plus spécial encore que la fibre, il forme l'élément caractéristique des organes de relation intérieure et extérieure, composant le système nerveux. Pour éviter tout vague, il faut ici concevoir la forme tubulaire comme aussi caractéristique que la substance même du tube; ce qui empêche de confondre dans cette théorie, d'autres parties de l'organisme, dont la forme analogue n'est que secondaire. En effet, la substance amorphe qui sert à la formation des plus petits vaisseaux capillaires sanguins peut, dans les *lacunes*, prendre d'autres formes. Il est également impossible de mettre sur la même ligne les tubes du rein, du foie, des testicules, qui, d'ailleurs, ont une structure trop complexe pour être considérés comme des éléments. Il faut, en outre, remarquer que le contenu de ces diverses parties en forme de tube est essentiellement variable, tandis que, dans l'élément tubulaire proprement dit, le contenu, quoique distinct des parois du tube, est fixe et sert aussi à caractériser l'élément. Je dirai donc, d'une manière générale, que le tube est un élément antomique, se présentant sous la forme d'un cylindre dans lequel on distingue une paroi homogène enfermant un contenu demi-fluide fixe. La longueur du tube est indéterminée; son diamètre varie entre 0,005 et 0,015 de millimètre. Il doit être considéré comme continu entre les points qu'il sert à relier. Cet élément, par sa structure, par les principes immédiats qui concourent à sa formation, manifeste, outre les propriétés végétatives et animales dont j'ai déjà parlé, une propriété caractéristique d'ordre nouveau, la *transmissibilité*, en vertu de laquelle les nerfs sont les conducteurs spéciaux des impressions extérieures ou intérieures. En subordonnant ainsi cette propriété spéciale à un élément de forme et de structure déterminée, on met un terme à toute divagation métaphysique sur les fluides nerveux et autres. Le tube a la propriété de transmettre, comme la fibre a la propriété de se contracter, et, au lieu de s'évertuer à trouver l'essence de ce phénomène, il faut s'efforcer d'en déterminer les lois.

Le développement du tube est spontané comme celui de la fibre. Alors, que dans le développement de l'embryon, les tissus se dessinent dans le blastème, on voit les tubes nerveux, comme les fibres, apparaître, tandis que les cellules résultant de la segmentation du vitellus, sont entièrement dissoutes; et de même que les éléments cellulaires et fibrillaires se rapportent à des substances organiques particulières, de même le tube doit être considéré comme formule anatomique d'une substance organique plus ou moins complexe, répondant au mode le plus parfait de l'existence animale.

Les tubes nerveux, décrits par Fontana et Erhenberg, bien analysés dans ces dernières années par M. Ch. Robin, peuvent, dans l'étude des organismes les plus complexes, être envisagés d'après le cadre suivant :

Tubes de transmission	instantanée	centripète.
		centrifuge.
	lente	centripète.
		centrifuge.

Pour rester néanmoins au point de vue statique, sans rien préjuger sur les propriétés qui ont besoin d'être éclairées par de nouvelles recherches, il est préférable de s'en tenir au plan anatomique suivant :

Tube	des nerfs.	Tube large	sans corpuscule ganglionnaire.
			avec corpuscule ganglionnaire.
		Tube mince	sans corpuscule ganglionnaire.
			avec corpuscule ganglionnaire.
	des centres de réflexion.		
	des organes cérébraux.		

Tube des nerfs.

Des vues générales sur le système nerveux seraient ici prématurées et nous éloigneraient de la théorie des éléments. Je me contenterai, pour préciser la nature des descriptions suivantes, d'indiquer que l'élément tubulaire que je vais étudier est pris, suivant les cas, dans le tissu des différentes espèces de nerfs, ou dans la moelle et les organes cérébraux. Pour me placer dans les conditions les plus simples, je prendrai d'abord le tube dans les nerfs de la vie animale et les nerfs de la vie organique.

Les *tubes larges* se rencontrent dans les nerfs de la vie animale : ceux, par exemple, qui résultent de la conjugaison des paires rachidiennes. Ils sont cylindriques, d'un diamètre de 0,010 à 0,015 de millimètre. Il faut considérer, dans ce tube large, le petit cylindre creux et le contenu demi-fluide fixe. Celui-ci réfracte fortement la lumière, ce qui permet de bien distinguer les parois du tube contenant; il se dissout dans la potasse et la soude; son aspect le rapproche des corps gras, mais il faut le concevoir comme dérivant d'une substance organique propre aux appareils nerveux. Le petit cylindre contenant se dessine, au microscope, de chaque côté du contenu, par un double contour; l'épaisseur de sa paroi est à peu près égale au dixième du diamètre total du tube. La substance du cylindre, homogène, quelquefois granuleuse, résiste à l'action de l'acide acétique, de la potasse, de la soude. Quand on comprime le tube de manière à chasser le contenu, les doubles contours de la paroi disparaissent. L'aspect variqueux que présentent souvent les tubes est purement accidentel. Remarquons, en outre, que le contenu demi-fluide est continu dans le tube qu'il remplit exactement, sans qu'on observe alternativement des parties pleines et des parties vides. Tels sont les tubes larges sans corpuscule ganglionnaire.

Lorsqu'un corpuscule s'observe sur le trajet des tubes larges, il se présente sous la forme d'un renflement globuleux, dont les parois sont continues avec celles du tube, bien que leur épaisseur, surtout vers le milieu du corpuscule, soit cinq ou six fois plus épaisse que dans le tube, et d'aspect fibroïde. Le diamètre total du corpuscule est dix à quinze fois plus grand que celui du tube. Le contenu du corpuscule diffère de celui du tube. La différence d'aspect est bien notable lorsque le contenu du tube fait hernie dans le corpuscule, ce qui se présente assez fréquemment dans les préparations. Il faut attribuer à ce petit accident le rétrécissement que présente souvent le tube au niveau de sa jonction avec le corpuscule, rétrécissement tenant à l'épanchement d'une partie de son contenu.

Dans la substance qui remplit le corpuscule se dessine une cellule particulière, pourvue d'un noyau dont j'ai précédemment donné les caractères spéciaux.

Deux corpuscules peuvent se rencontrer à peu de distance sur le trajet d'un même tube ; on peut aussi observer deux tubes aboutissant au même corpuscule. C'est particulièrement au niveau des ganglions des nerfs rachidiens ou crâniens qu'on rencontre ces corpuscules. Leur présence sur les tubes nerveux des racines postérieures au niveau des ganglions a fait donner aux tubes qui en sont pourvus, la dénomination de tubes sensitifs, et à ceux qui n'en présentent pas, celle de tubes moteurs ; je reviendrai plus tard sur ces expressions. On voit, d'après ce qui précède, que les renflements ganglionnaires des racines postérieures sont dus à ce que les tubes se correspondent dans le point où ils présentent un corpuscule.

Les *tubes minces* sont d'un tiers et quelquefois de moitié plus petits que les tubes larges. Leur contenu réfracte un peu moins la lumière, quoique étant de même nature. Sur le trajet de ces tubes, comme sur les précédents, on peut observer des renflements globuleux constituant un corpuscule ganglionnaire. Le diamètre de ces renflements, comparé à celui des tubes larges, est dans le même rapport que le diamètre des tubes. Les tubes minces s'observent particulièrement dans les nerfs qui relient les phénomènes de la vie végétative. Les tubes pourvus d'un corpuscule se rencontrent surtout au niveau des ganglions de ces nerfs.

D'après les notions que nous possédons sur la loi générale de reliement des organes au moyen des nerfs, et surtout d'après les expériences les plus précises sur les racines antérieures et postérieures des nerfs rachidiens, on a pu dire que les tubes larges, avec corpuscule ganglionnaire, se rattachent aux transmissions centripètes, tandis que les tubes sans corpuscules sont affectés à la transmission centrifuge, et, par analogie, on a étendu la même interprétation aux tubes minces. Les expressions *centripète* et *centrifuge* doivent s'entendre d'après la moelle épinière et la moelle allongée considérées comme centre réflexe; tandis que les organes, soit extérieurs, soit intérieurs, de la vie animale et de la vie organique, sont placés à l'extrémité des rayons représentés par les nerfs.

Tubes des centres de réflexion.

Le mode d'action des centres nerveux est, physiologiquement, si distinct de celui des nerfs, que nous avons dû considérer à part les tubes qu'on y rencontre; nous allons voir, d'ailleurs, qu'ils se distinguent des précédents par plusieurs caractères.

Dans les tubes de la moelle épinière et allongée, on trouve, dans l'axe du tube, un filament particulier, le *cylinder axis*, facilement démontrable quand on coagule préalablement la substance avec l'alcool. Ce filament, malgré plusieurs coagulations successives, persiste avec les mêmes apparences. Une autre particularité se rattache à la relation des corpuscules avec les tubes, c'est que l'on observe souvent, dans ces parties du système nerveux, des corpuscules en connexion avec quatre ou cinq tubes nerveux.

Je n'ai point l'intention de faire aucune hypothèse sur cette particularité, mais il est intéressant de noter anatomiquement une différence, quelle qu'elle soit, entre des organes dont la fonction est évidemment distincte.

Tubes des organes cérébraux.

Les organes cérébraux, appelés aussi ganglions cérébraux, reliés entre eux et aux centres nerveux au moyen des commissures et des pédoncules, sont aussi distincts de la moelle allongée que les nerfs sont distincts de la moelle. Alors même que l'anatomie ne montrerait pas de différence, nous en admettrions une incontestable, d'après le point de vue physiologique. Si donc, pour les tubes qui se rencontrent dans les organes cérébraux, je n'ai rien de particulier à noter, la discussion que j'institue suscitera des démonstrations anatomiques qui la justifieront certainement. Je me contenterai de dire, pour ne pas laisser ici une complète lacune, que les tubes nerveux de la substance cérébrale ont des parois plus minces, un contenu plus fluide, et prennent facilement l'aspect variqueux.

En résumé, nous voyons que les différents tubes nerveux doivent être distingués suivant qu'on les considère dans les nerfs, dans les centres de réflexion et dans les organes cérébraux ou organes intérieurs de la vie animale : distinction parallèle à celle que j'ai établie pour les différents modes de la substance nerveuse; de telle sorte que pour la notion de leur développement, sur lequel les observations concrètes n'ont fait autre chose que de nous montrer l'apparition spontanée des tubes, nous devons concevoir que chaque forme spéciale de tube dérive des différents états d'une même substance, se rattachant spécialement aux phénomènes de relation intérieure, de même que la substance des différentes fibres se rattache aux phénomènes de contractilité animale.

Arrivé au terme de cette série de descriptions spéciales, je vais essayer de relier ces diverses catégories d'éléments, pour chacun des points de vue sous lesquels je les ai successivement examinés. Leur forme, ai-je dit, se rattache à trois types; dans chacun de ces types, on distingue des variétés et des espèces, et l'observation concrète ne montre pas qu'une espèce puisse directement dériver d'une autre. Déjà, à propos des substances organiques, je me suis expliqué sur le fait de cette distinction inévitable. En effet, la filiation ne saurait être cherchée entre les différentes traductions morphologiques d'une même substance; car chaque forme spéciale répond à un état particulier de cette substance. C'est donc entre les différents états de la substance, et non dans les formes accomplies de ces états, qu'il faut rechercher le lien intime qui unit toutes les substances capables de se modeler en cellule ou en fibre, ou en tube. Faute d'avoir distingué le vrai point d'une telle étude, on a déduit de la spécialité des éléments anatomiques la notion d'un très grand nombre de substances organiques distinctes. Pour les fibres, par exemple, il n'a pas été possible, jusqu'à présent, de démontrer concrètement la transformation directe d'une fibre lisse, en une fibre striée; mais cela ne veut pas dire qu'entre la substance de la fibre lisse et celle de la fibre striée, il n'y ait une parenté si grande, que je n'hésite pas à les considérer comme des états divers d'une même substance qui, par l'adjonction ou l'élimination de tel ou tel principe immédiat accessoire, est, dans un cas, apte à se modeler en fibre lisse, et dans un autre, se modèle en fibre striée.

En rattachant, à titre de véritable propriété anatomique, la forme élémentaire à telle substance organique, j'ai déterminé quelle est la vraie nature de toute recherche sur le développement des éléments, et en considérant les trois formes types comme dérivant chacune d'un ordre particulier de substance, j'ai définitivement éloigné toute théorie absolue au moyen d'un seul élément.

Au point de vue physiologique, appliquant aux éléments

les principes ébauchés pour l'étude des substances organiques, j'ai nettement rattaché chaque forme élémentaire précise à un mode particulier d'existence. Je dois seulement ajouter ici, pour complément d'une telle notion, que tout en distinguant trois modes de vitalité, il faut néanmoins reconnaître que les propriétés contractiles d'ordre animal s'exercent par le concours des propriétés végétatives et en dépendent, de même que les propriétés de l'ordre nerveux ne sauraient être comprises que dans leur adjonction aux deux degrés précédents.

La conséquence d'une telle théorie des éléments est, comme on le voit, l'établissement d'un véritable règne intermédiaire aux végétaux et aux animaux pourvus de nerfs ; règne dans lequel la vie s'exerce au moyen des tissus de la cellule et au moyen des tissus de la fibre, et dans lequel des phénomènes de contractilité animale s'ajoutent aux phénomènes fondamentaux de la vie végétative. Cette nouvelle institution, à la fois logique et en même temps susceptible de démonstration concrète, doit être soigneusement distinguée des tentatives faites pour réunir dans un règne intermédiaire tous les êtres qui présentent à la fois les caractères des végétaux et des animaux, c'est-à-dire tous les êtres qu'on ne sait où mettre, faute de les comprendre.

Une dernière considération systématique ressort de la théorie des éléments et recevra d'ailleurs une plus complète démonstration par l'étude des tissus : c'est que les formations anormales, qui ont pour base des éléments anatomiques, sont en général des produits à élément cellulaire, tandis que parmi les fibres on ne retrouve cette propriété que dans la fibre lisse hyaline, et jamais dans les tubes.

Enfin, relativement à la notion d'organisme, tandis que la substance organique amorphe n'avait pu fournir à cet égard qu'une notion vague de végétalité, au contraire, dans chaque élément anatomique, nous avons pu concevoir, en principe, l'organisme le plus simple précisé dans la cellule, et des modes plus complexes dans la fibre et le tube. Pour la cellule, je dois ici, en terminant, revenir sur la considération particulière de deux éléments qu'on me reprochera peut-être d'avoir placé simplement dans la catégorie des cellules ; je veux parler de l'ovule et du spermatozoïde. Je répondrai qu'en cela j'étais surtout guidé par des considérations de forme, car il faut bien reconnaître que du seul contact de l'ovule et du produit de l'œuf mâle, le spermatozoïde, résulte le plus parfait des organismes rudimentaires ; puisque, pour le cas des animaux complexes, nous devons concevoir l'ovule fécondé comme pouvant se développer de manière à présenter finalement des substances capables de se modeler les unes en cellules, d'autres en fibres, d'autres en tubes. Mais on comprend qu'à partir de la fécondation, tous les phénomènes qui apparaissent rentrent dans le domaine physiologique, et doivent recevoir, ailleurs que dans la théorie des éléments, de nouvelles lumières.

CHAPITRE III.

TISSUS.

La notion de *tissu* n'a pu devenir précise que du moment où l'analyse antomique a porté sur les vrais éléments anatomiques. Aujourd'hui que cette condition préalable est remplie, on peut, dans beaucoup de cas, en biologie, prendre le mot *tissu* avec son acception vulgaire, et l'appliquer nettement à un assemblage déterminé d'éléments. Bichat, privé d'un tel préambule, dut spéculer sur les *parties similaires* plutôt que sur les tissus, et je mettrai à profit ses vues philosophiques dans le cinquième chapitre, consacré à l'examen des degrés analytiques les plus complexes de la structure. Depuis Bichat, les descriptions spéciales d'éléments ont trop souvent absorbé la majorité des observateurs, et si la notion de tissu est devenue plus précise, au contraire leur conception systématique a fait peu de progrès. La tentative prématurée de Blainville, basée sur des considérations de position, ne saurait être conservée, bien qu'on doive y puiser des enseignements utiles. Quant aux systèmes plus modernes, leur caractère absolu, déjà éloigné dans les deux chapitres précédents, a conduit aux mêmes confusions que pour les éléments anatomiques; et chez ceux qui ont échappé à la théorie cellulaire, les recherches ont conservé un caractère spécial qui me paraît tenir à ce que les auteurs, voulant, à propos de chaque tissu, étudier ce que Bichat appelle le *parenchyme de nutrition* (tissu cellulaire, vaisseaux, nerfs), n'ont pu saisir les liens généraux d'une telle étude.

La coordination des tissus est si bien préparée par les deux chapitres précédents, qu'il me sera facile d'en exposer ici les principales bases. Au lieu d'admettre, comme Turpin, qu'une seule substance organique, le *mucus*, avec des propriétés vitales différentes, peut donner lieu à tous les éléments biologiques, nous avons conçu trois substances, parallèlement à trois modes de vitalité; n'imaginant pas que les propriétés d'une substance végétale puissent, dans aucun cas, devenir des propriétés de l'ordre animal. Étudiant ensuite la propriété vraiment anatomique de ces trois substances, j'ai démontré que l'une peut se modeler en cellules, l'autre en fibres, la troisième en tubes. Or, il est maintenant facile de voir que la vraie théorie des tissus est là.

En considérant les tissus dans l'ordre de généralité et d'indépendance réciproque, ils se trouvent classés de la manière suivante :

1° Les tissus *celluleux*, dont le tissu végétal est le type;

2° Les tissus *fibreux*, dont le lamineux (cellulaire de Bichat) est le type;

3° Les tissus *tubuleux*.

Si l'on met en relation ces différents degrés avec la notion d'organisme, on voit que l'être organisé peut résulter d'un assemblage de cellules, ou du concours des tissus de la cellule et de ceux de la fibre, ou bien enfin des deux précédents s'adjoignant les tissus du tube.

Quelques considérations secondaires vont maintenant me permettre de déterminer sans obscurité les subdivisions d'un tel plan.

Dans les trois types d'éléments, nous avons reconnu, pour la forme et les propriétés chimiques, plusieurs espèces, et dans certaines espèces, des variétés. Si, devant cette complexité, qui ne sera désormais qu'apparente, on se demande quels doivent être les assemblages les plus simples pour la formation des tissus, on voit tout d'abord que les tissus simples résulteront de l'agrégation déterminée d'éléments de même espèce et de même variété ; à un degré plus complexe, on aura des variétés différentes d'une même espèce; enfin le tissu sera dit complexe, si des espèces différentes d'un même type s'assemblent pour la formation du tissu. On peut donc concevoir, *à priori*, la plupart des assemblages d'éléments classés d'après le plan suivant, en donnant aux mots *simple* et *composé* la signification qui résulte des remarques précédentes :

Tissus	simples et composés	de la cellule. de la fibre. du tube.

Mais ce n'est pas tout, car nous pouvons imaginer des formations plus complexes, résultant du rapprochement d'éléments appartenant à des types différents. Ce sera la cellule et la fibre; la cellule et le tube; la fibre et le tube; la cellule, la fibre et le tube. En appelant ces nouveaux tissus, *hétéromères*, c'est-à-dire dérivant d'éléments de formes différentes, et *homœomères*, les tissus simples et composés de la cellule, de la fibre et du tube, on aura ainsi le cadre complet de cette nouvelle étude. Des remarques ultérieures, faites à propos de chaque catégorie, compléteront les aperçus nécessaires à la conception générale des tissus et à l'application du plan dont l'ensemble frappera mieux à la fin du présent chapitre.

TISSUS CELLULEUX.

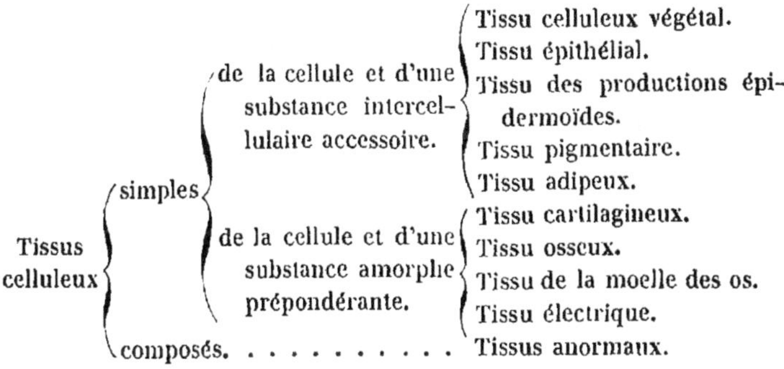

TISSUS CELLULEUX SIMPLES.

Tissu celluleux végétal.

Pour saisir nettement le mode d'assemblage des éléments sous forme de cellule, j'envisagerai d'abord le tissu celluleux chez les végétaux, et, à cet égard, je profiterai de l'exemple lumineux fourni par Turpin au moyen de la *Bichatia vesiculinosa*.

A la surface interne des vitres des serres chaudes et humides se propage une substance végétale de forme irrégulière, et dont le volume varie depuis celui d'un grain de millet jusqu'à celui d'une noix. Cette substance est molle, aqueuse et de la couleur d'un grain de raisin blanc bien mûr; quand on en fait l'analyse microscopique, on la trouve constituée par des vésicules sphériques, transparentes, renfermant de une à six granulations vertes. Suivant les points de la substance qu'on examine, les vésicules sont, ou isolées au milieu de la substance amorphe, ou réunies par une certaine quantité de cette matière amorphe interposée, ou directement accolées les unes aux autres, de telle sorte qu'on peut avoir là, sous les yeux, les principaux types des tissus de la cellule. C'est en effet par suite de cette propriété théorique que Turpin donna spontanément à cette substance le nom du fondateur de l'anatomie moderne. Dans la *Bichatia vesiculinosa*, qui commence à se modeler en cellules, celles-ci représentent, au milieu de la substance amorphe, de véritables individus vésiculaires, sphériques, ayant chacun leur centre vital de végétation. Dans un état anatomique plus caractérisé, les vésicules sont contiguës et laissent entre elles des méats intercellulaires, comme dans le tissu des *cactus*.

Enfin, dans les points où toute la substance est modelée en cellules, les espaces intercellulaires ont disparu, et les vésicules, jusque-là sphériques, sont devenues polyédriques par pression réciproque. Dès lors on a le type des tissus celluleux les mieux caractérisés.

Le tissu du bois et du liber, dit *fibreux*, n'est qu'un tissu celluleux dont les éléments ont subi des modifications spéciales ; il en est de même du tissu vasculaire. Ces modifications peuvent être nettement suivies dans toutes leurs phases. On voit dès lors qu'il n'y aura plus ultérieurement de rapprochement réel à faire entre les tissus végétaux et les tissus fibreux et tubuleux de l'animal.

Je regrette de ne pas trouver, dans les études sur la structure des végétaux, les lois de distribution et de connexion des différentes formes du tissu celluleux dans les individualités composées les plus complexes. Elles formeraient ici une transition intéressante aux études spéciales que je vais faire sur les animaux. Je me bornerai donc, pour le tissu végétal, à ces indications sommaires, à cause de la grande facilité qu'il y a de se procurer des matériaux sur les autres points de cette étude. Je passe ainsi à l'analyse directe des tissus celluleux des animaux, d'après l'ordre indiqué dans le tableau précédent.

Tissu épithélial.

On peut dire, d'une manière générale, que toutes les surfaces extérieures et intérieures des animaux sont tapissées par une couche de tissu celluleux.

Dans le chapitre précédent, j'ai décrit d'une manière abstraite les différentes formes des cellules qui composent les épithéliums ; précisant actuellement le sujet relativement aux combinaisons mêmes des cellules, je vais étudier les différents modes d'assemblage de ces éléments dans des cas déterminés. J'examinerai successivement le tissu de l'épiderme, de l'épithélium des muqueuses, des séreuses, des surfaces glandulaires des vaisseaux.

L'*épiderme*, d'après la notion la plus simple de la peau, est la couche extérieure qu'on soulève, pendant la vie, au moyen d'une substance vésicante, ou qu'on détache après la mort, par la macération dans l'eau.

L'épiderme, chez l'homme, se présente sous la forme d'une tunique variant en épaisseur entre 0,05 de millimètre à 2 millimètres, suivant les régions de la peau où on l'examine. Vu par transparence, il est criblé de pores destinés au passage des poils ou des produits de sécrétion liquide. Partout adhérent au derme, il en reproduit les formes superficielles. Dans les points de sa plus grande épaisseur, à la peau du talon, il est opaque et blanchâtre. Lorsque, pendant la vie, on plonge dans l'eau une partie du corps, l'épiderme blanchit et se ride. Il reprend bientôt son aspect ordinaire quand on a cessé l'immersion. L'épiderme des cadavres blanchit dans l'eau mais ne se ride pas. L'alcool est sans action sur ce tissu. L'acide acétique le jaunit, le nitrate d'argent le colore en blanc laiteux ; puis, sous l'influence de la lumière, la teinte devient d'un bleu grisâtre. Un grand nombre de couleurs végétales peuvent d'ailleurs se fixer dans ce tissu. L'acide sulfurique augmente sa transparence, puis le dissout. L'épiderme brûle facilement en répandant l'odeur caractéristique de corne brûlée, odeur commune à toutes les productions épithéliales. Dans le charbon qui résulte de la combustion, on trouve du phosphate et du sulfate de potasse, du phosphate et du sulfate de chaux, des traces de manganèse et de fer, un sel ammoniacal, de l'acide lactique et des lactates. Sa plus grande transparence après dessiccation indique aussi pendant la vie la présence d'une proportion notable d'eau.

D'après John, l'épiderme contient pour 100 parties :

Matière cornée	93,0
Substance gélatiniforme	5,0
Graisse	0,5
Sels, acides et oxydes	1,0

Relativement à l'action des acides, il faut observer que les jeunes cellules d'épithélium sont solubles dans l'acide acétique ; puis, à mesure que l'épiderme prend les caractères de la matière cornée, la membrane des cellules devient insoluble et l'acide n'agit plus que sur la matière intercellulaire. Ces diverses propriétés de l'épiderme vont mieux se préciser par l'analyse anatomique du tissu.

Le tissu de l'épiderme est plus ou moins parfait, suivant que l'on considère les différentes couches celluleuses qui le composent. Dans la lame qui tapisse immédiatement le derme, une assez grande quantité de matière amorphe est interposée aux cellules, qui ont, dans ce point, la forme sphérique ; à mesure qu'on examine des lames de plus en plus superficielles, c'est-à-dire plus anciennes, les cellules, pressées les unes contre les autres, prennent la forme pavimenteuse, et dans la couche la plus externe elles se disposent, les unes à côté des autres, sous forme de petites plaques dures, irrégulières et cassantes. On voit, d'après cela, que l'on peut, dans les points où l'épiderme présente une notable épaisseur, lui considérer facilement trois couches : la première, tapissant le derme, est du tissu en voie de formation ; dans la couche moyenne, le tissu celluleux est parfait ; dans la troisième, la plus superficielle, il est en voie de destruction. Mais ces distinctions ne sont que secondaires par rapport à la notion de la peau, et l'on doit simplement les considérer comme des états différents d'un même tissu.

D'après les chapitres précédents, nous concevons sans confusion le développement d'un tel tissu. Sans discuter ici le mode suivant lequel la substance épithéliale se dépose à la surface du derme, nous concevons que cette substance, en vertu de propriétés de l'ordre biologique dont il est parfaitement oiseux de rechercher l'essence, se modèle en cellules dont l'agglomération plus ou moins parfaite détermine les états divers de ce tissu celluleux. On peut donc mieux saisir, dès à présent, la relation étroite que j'établis, au point de vue du développement, entre la substance organique et les tissus eux-mêmes ; car un tissu, quelque spécial qu'il soit, est ici conçu comme un état anatomique d'une substance amorphe correspondante : c'est-à-dire que, pour le cas particulier de l'épiderme, nous pouvons le concevoir aussi bien à l'état amorphe que sous forme de tissu celluleux, et j'en dirai autant pour les autres tissus.

Pendant toute la durée de la vie, l'épiderme est le siége d'un mouvement très actif de reproduction. Ce sont des débris d'épiderme qui forment le *smegma* épais qui recouvre la surface du corps au moment de la naissance. Détruit sur une partie de la peau, il se régénère facilement avec les apparences qu'il présentait d'abord. A l'état normal, il est évident que la production et le développement des différentes couches du tissu celluleux épithélial sont subordonnés aux conditions anatomiques et physiologiques du parenchyme du derme ; la seule considération qui permettait d'envisager comme indépendant le mode de développement de l'épiderme, c'est que sa forme par couches est une forme très générale, vers laquelle tendent les tissus.

Beaucoup de circonstances extérieures peuvent modifier l'aspect général de l'épiderme, et surtout son épaisseur : une vive irritation entrave son développement, tandis qu'une pression légère et continue le favorise. L'épaisseur anormale de l'épiderme peut dépendre d'une disposition individuelle particulière : Bichat en cite un exemple caractéristique, dans lequel l'épiderme avait partout une épaisseur triple de l'état normal. Une altération fréquente de ce tissu tient encore à la propriété qu'ont certains acarus de s'y creuser des habitations. Chez un grand nombre d'animaux, la reproduction de l'épiderme affecte périodiquement une marche plus rapide, par suite probablement des relations spéciales de ces êtres avec les milieux, au moment de la *mue*. Il y a des hypertrophies de la peau dans lesquelles l'épiderme n'augmente pas, parce que l'exfoliation est proportionnelle à la production. Dans les différents épaississements, il devient plus ferme et fibroïde.

L'épiderme, comme toutes les substances cornées, est un très mauvais conducteur du calorique ; il contribue, par conséquent, au maintien de la température propre du corps. Son usage protecteur s'exerce directement à l'égard du derme, en modifiant l'impression des différents corps ; la perméabilité aux liquides et aux gaz lui donne une part importante dans les phénomènes d'absorption et d'exhalation ; enfin, relativement à la fonction du toucher, il faut reconnaître que l'épiderme lui-même, en modérant l'impression des corps, rend les sensations plus nettes.

Pour l'épiderme, comme pour les autres tissus, j'éviterai de donner de grands développements à certaines parties de son histoire, dont la complète exposition se rattache à des problèmes plus compliqués de structure, ou même aux parties de l'anatomie générale relatives à la théorie de la forme.

L'*épithélium des muqueuses*, comme tous les autres épithéliums, présente les mêmes propriétés physiques et chimiques que l'épiderme, ce qui du reste ressort de l'étude générale des éléments de ces tissus; je n'ai donc plus à insister ici que sur des caractères de texture.

L'épithélium de l'intestin, plus ou moins épais suivant les points, répète les dispositions de la muqueuse. Il est en général plus mince que l'épiderme extérieur. Il est surtout moins transparent, par suite de l'humidité habituelle de la muqueuse qui, en le pénétrant, le rend blanchâtre et pulpeux. De la bouche au cardia, le tissu est formé par des cellules pavimenteuses, et du cardia à l'anus par des cellules cylindriques. Dans la partie pavimenteuse, le mode de stratification des cellules est analogue à celui de l'épiderme; seulement, la proportion de substance intercellulaire amorphe y est plus notable. Dans la partie cylindrique, les éléments épithéliaux sont rangés parallèlement les uns à côté des autres, comme des pieux dont on forme un pavage; de telle sorte que la grosse extrémité des petits cylindres regarde le côté libre de la muqueuse, tandis que l'autre extrémité s'implante obliquement sur le tégument. De la substance épithéliale amorphe remplit les espaces compris entre les petites extrémités des cylindres, et les dépasse même du côté de la grosse extrémité; aussi les cylindres apparaissent comme logés dans des cavités de la substance intercellulaire. Cette disposition anatomique est d'ailleurs commune à tous les épithéliums à cylindre. Dans la bouche, sur la langue et une grande partie du pharynx, à l'œsophage, l'épithélium est très épais et se détache aisément par la macération, comme l'épiderme. Partout où il résulte des cellules pavimenteuses stratifiées, on remarque que la résistance des cellules est d'autant plus grande, qu'elles sont plus extérieures, c'est-à-dire plus anciennes. Au cardia, on ne voit pas l'épithélium à cylindre succéder brusquement à l'épithélium pavimenteux ; celui-ci diminue peu à peu d'épaisseur, de manière que la couche superficielle est composée de cellules sphériques, qui, progressivement, s'allongent jusqu'à ce qu'elles aient atteint la forme des cellules cylindriques. Il y a donc là un véritable épithélium de transition, qui nous permet de reconnaître que les différentes formes des cellules d'épithélium dérivent de la cellule sphérique et dépendent de conditions différentes de développement. A l'anus, l'épithélium à cylindre se termine par un rebord dentelé du côté de l'épiderme.

L'épithélium des voies respiratoires est surtout composé de cellules cylindriques à cils vibratiles ; ceux-ci, implantés sur la grosse extrémité des cylindres, flottent librement au-dessus de la couche épithéliale, constituée comme je viens de l'indiquer pour l'épithélium à cylindre de l'intestin. Au nez, cet épithélium commence, sur la cloison et les parois latérales, au niveau d'une ligne tirée du bord antérieur libre des os nasaux à l'épine nasale antérieure de l'os maxillaire supérieur. L'épithélium compris entre cette ligne et l'orifice extérieur est composé de cellules pavimenteuses stratifiées. En arrière, l'épithélium vibratile s'étend sur la cloison, les cornets, le plancher de la cavité nasale, les sinus frontaux, sphénoïdaux, ethmoïdaux et maxillaires. Il se prolonge aussi dans le canal nasal et le sac lacrymal. Les conduits lacrymaux sont tapissés d'un épithélium pavimenteux. L'épithélium cylindrique vibratile tapisse le cul-de-sac supérieur du pharynx et descend en arrière jusqu'au niveau du bord inférieur de l'atlas; il tapisse, en avant la face postérieure de la base du voile du palais, et latéralement les trompes d'Eustache, jusque vers leur orifice tympanique. Au larynx, l'épithélium vibratile recommence un peu au-dessus des cordes vocales supérieures, et se continue dans les voies aériennes, jusqu'aux ramifications bronchiques d'un demi-millimètre; au delà, on rencontre de l'épithélium pavimenteux. Dans les différentes couches de cellules de l'épithélium trachéal, on peut faire des rapprochements analogues à ceux que j'indiquais plus haut dans l'épithélium de transition du cardia. On y trouve, en effet, en procédant des couches profondes aux superficielles, les modifications successives par lesquelles la cellule sphérique se transforme en cellule cylindrique. Henle, auquel j'emprunte une grande partie de ces documents spéciaux sur les épithéliums, a vu que chez le fœtus à terme, la face de l'épiglotte est tapissée d'épithélium vibratile, tandis que chez l'adulte, cette forme ne commence qu'à la base de cet opercule.

A la muqueuse des organes génitaux et urinaires, on rencontre différentes formes épithéliales. Du col de la vessie au bassinet des reins, l'épithélium est formé de plusieurs couches de cellules, dont les formes sont assez variées; on en voit de sphériques, de coniques, de fusiformes. Dans l'urètre, dans le vagin, l'épithélium est nettement pavimenteux. Du col utérin à la face externe de la portion frangée des trompes, on rencontre de l'épithélium vibratile, dans lequel les cylindres, surtout vers les trompes, s'amincissent brusquement au-dessous du noyau et s'étirent en de longs pédicules.

L'épithélium de la conjonctive est vibratile sur la conjonctive palpébrale, les cils y sont extraordinairement fins; il est pavimenteux sur la conjonctive oculaire. Ce dernier est très favorable à l'observation des phases successives des cellules épithéliales, de la couche profonde à la couche superficielle.

L'épithélium des muqueuses, comme celui de la peau, se reproduit avec une très grande rapidité ; sa production, comme sur le derme, peut être favorisée par une pression habituelle. On sait le grand développement qu'il acquiert dans le gésier des oiseaux, où son exfoliation totale détermine quelquefois la mort, en mettant obstacle au cours des aliments. L'épithélium de l'urètre peut devenir calleux, par suite de frottements habituels exercés au moyen de corps étrangers. Du reste, dans le prolapsus du rectum ou du vagin, on voit l'épithélium prendre les caractères de l'épiderme. A la surface des muqueuses à épithélium stratifié, on trouve toujours une couche superficielle de cellules, formant un enduit qu'entraînent les sécrétions. Pendant les premiers jours qui suivent la naissance, l'intestin se dépouille en totalité. L'épithélium vibratile de l'utérus s'exfolie particulièrement à chaque période menstruelle. Certains états pathologiques des muqueuses favorisent spécialement l'exfoliation de l'épithélium. Dans beaucoup de circonstances on a observé ce phénomène à la muqueuse de l'estomac, de l'œsophage, de l'intestin grêle, du gros intestin, de la vessie. Haller en a rassemblé un grand nombre de cas. Bichat, d'après Montaigu, cite le cas d'un épithélium de l'estomac rendu en totalité. Dessault a observé des cas analogues pour l'épithélium de la vessie.

L'*épithélium des séreuses* est ordinairement pavimenteux et d'une texture très simple. Les cellules y sont régulièrement rapprochées en forme de mosaïque, et forment une couche grenue, claire. A la plèvre et au péricarde, les cellules sont de moyenne grandeur ; les plus volumineuses se rencontrent sur le péritoine et la tunique vaginale du testicule. Mais c'est de l'épithélium vibratile, formant une simple couche, qu'on rencontre dans les ventricules cérébraux. Les cellules peu allongées portent des cils très courts et semblent s'appliquer directement sur la substance cérébrale. Des épithéliums vibratiles peuvent aussi se rencontrer chez beaucoup de reptiles, sur le péricarde et le péritoine.

L'*épithélium des vaisseaux* n'a qu'une existence transitoire. On l'observe très nettement à la surface des artères et des veines, chez le fœtus. A partir de la naissance, il s'exfolie et se détruit. On le trouve, néanmoins, chez l'adulte par petits groupes de cellules pavimenteuses et ne formant plus, par conséquent, une tunique continue. Le véritable épithélium des vaisseaux est la tunique commune de Bichat, constituée par de la substance fibroïde présentant un assez haut degré de résistance aux réactifs chimiques, et en particulier à l'acide acétique, qui ne peut la dissoudre. Pour simplifier la notion de cette tunique commune de Bichat, on peut la considérer comme la formation en couche fibroïde d'une substance organique comparable à celle des tissus épithéliaux, et ne se modelant en cellules que par points isolés, tandis que la majorité de la couche affecte un état anatomique plus rudimentaire, simplement traduit par son apparence fibroïde.

Épithélium des glandes. — Dans les follicules simples de l'intestin, du cardia à l'anus, le cul-de-sac est tapissé par de l'épithélium sphérique, tandis que le tube excréteur est tapissé d'épithélium cylindrique. Aux follicules du col de l'utérus, c'est de l'épithélium nucléaire dans le cul-de-sac, et de l'épithélium vibratile vers l'orifice. L'épithélium des follicules de l'utérus, qui s'exfolie souvent en totalité, et qu'on rencontre dans le mucus utérin, est nucléaire. Il est pavimenteux dans les follicules glomérulés du creux de l'aisselle ; dans les glandes sudorifères hypertrophiées, il présente cette dernière forme. Dans les glandes sébacées de la peau, c'est de l'épithélium pavimenteux stratifié qui tapisse les conduits; les cellules y présentent des granulations graisseuses. Dans les glandes en grappe simple de la muqueuse nasale, l'épithélium est sphérique dans les culs-de-sac, et cylindrique, à cils vibratiles, vers les orifices. Les glandes du même type qu'on rencontre à l'œsophage, à l'épiglotte, au larynx, aux bronches, ont les culs-de-sac tapissés par de l'épithélium nucléaire, à noyaux sphériques, séparés par de la matière amorphe intercellulaire.

En passant actuellement aux glandes en grappe composée, nous voyons, dans les *acini* de la mamelle, de l'épithélium nucléaire qui s'exfolie pendant la lactation et qui devient pavimenteux dans les cas d'hypertrophie. Dans les glandes salivaires, c'est de l'épithélium à noyaux sphériques, séparés par de la matière amorphe internucléaire. L'épithélium est pavimenteux dans les culs-de-sac du pancréas, dont l'observation est rendue difficile par les fines granulations graisseuses qui masquent les noyaux. Dans les glandes de Brunner, les contenus pâles des cellules et les noyaux se distinguent nettement dans une masse transparente. C'est de l'épithélium nucléaire à noyaux ovoïdes, dans les glandes lacrymales. A la prostate, les *acini* sont tapissés par de l'épithélium nucléaire à noyaux volumineux, tandis que les conduits excréteurs sont tapissés par de l'épithélium vibratile. Dans les tubes urinifères, on rencontre une variété particulière d'épithélium pavimenteux.

Dans les tubes flexueux du testicule, c'est l'épithélium sphérique stratifié. Enfin, dans les vésicules closes des glandes telles que la thyroïde, le thymus, les capsules surrénales, la rate, les ganglions lymphatiques, on trouve en général de l'épithélium nucléaire tapissant la surface intérieure des vésicules. Les noyaux sont sphériques et uniformes dans les ganglions lymphatiques; ils ont 0,005 de millimètre et renferment des granulations noirâtres vers le centre. Les noyaux sont ovoïdes et pressés les uns contre les autres à la rate; ils sont sphériques dans les capsules surrénales. On rencontre, en outre, des cellules sphériques dans l'épithélium des vésicules de la thyroïde.

A côté des tissus normaux résultés de la simple réunion des éléments épithéliaux, il faut, comme complément, indiquer les nombreuses productions morbides dérivant du même tissu. On voit se développer à la lèvre, à l'anus, à la vulve, aux ailes du nez, au cou et même au talon, des tumeurs qui guérissent par l'extirpation. Ces tumeurs, souvent confondues avec des produits cancéreux, sont essentiellement formées de cellules d'épithélium et de matière épithéliale amorphe intercellulaire. Lorsque ces tumeurs se développent du côté des téguments, elles peuvent atteindre les os et déterminer la résorption de leur tissu. Dans les tumeurs épithéliales du col de l'utérus, on trouve des cellules cylindriques mélangées aux épithéliums des follicules de la muqueuse utérine. Une catégorie particulière de tumeurs épithéliales résulte de l'hypertrophie des épithéliums des glandes sébacées. La production anormale de la peau du scrotum, dite *cancer des ramoneurs*, en est un exemple caractéristique. On observe au cuir chevelu des tumeurs du même genre, formées de cellules d'épithélium tassées et présentant à la section l'aspect homogène du cancer cru. Quand l'extirpation de ces tumeurs est incomplète, elles se reproduisent sur place. Dans leur voisinage, les ganglions lymphatiques présentent une hypertrophie de leurs éléments épithéliaux. Ces mêmes éléments peuvent encore se présenter accidentellement, sous forme de globes épidermiques constitués par des masses de cellules groupées en couches concentriques. Ces globes se rencontrent dans le tissu des rhagades, des condylomes syphilitiques un peu volumineux, et surtout dans les plis des choux-fleurs; ils sont d'ailleurs d'autant plus abondants que ces tumeurs elles-mêmes sont plus volumineuses. Ces indications sur les tissus épithéliaux accidentels donnent ici un utile complément anatomique et physiologique à la notion de ce tissu, dont la disposition générale sur toutes les surfaces extérieures et intérieures des êtres organisés marque toute l'importance.

Tissu des différentes productions épidermoïdes.

L'étude des ongles et des poils doit être faite à propos de la peau considérée au point de vue morphologique. Je me contenterai ici de quelques indications sur leur texture.

Le tissu des ongles, plus dur et plus cassant que celui de l'épiderme, est formé de cellules plates et sèches, dont le noyau a disparu et qui sont disposées par couches superposées. La coupe transversale de l'ongle permet de reconnaître facilement la disposition lamellaire : vers la partie postérieure de la racine, chez l'enfant, on peut observer de jeunes cellules pourvues d'un noyau.

L'ongle croît comme l'épiderme; mais, d'après son mode de développement, on peut facilement établir que la régénération est plus active du côté de la racine.

La texture des griffes ne diffère pas essentiellement de celle des ongles.

Le tissu pileux est flexible, élastique; il varie en couleur du blanc au noir, en passant par le jaune, le rouge et le brun. Desséché, il s'électrise par frottement; il attire l'humidité de l'air. Dans le poil, comme dans l'ongle, la substance organique prépondérante est la kératine. Dans le poil, cette substance est unie à des matières grasses.

On distingue dans le poil la couche corticale et la moelle. La première est fibroïde, et présente des stries transversales dues à un revêtement de petites squammules semblables à celles de l'épiderme. La moelle est formée de globules brillants formant, dans l'axe du poil, une masse grenue, de couleur plus ou moins foncée, continue ou en conglomérats distincts séparés par des intervalles plus clairs. Ces deux parties peuvent être conçues comme résultant de la transformation des cellules épithéliales qui tapissent la pulpe du poil et le sillon qui la sépare du follicule pileux.

Ce tissu est le même pour tous les mammifères ; il se représente chez l'oiseau dans les plumes, et chez les poissons dans les écailles.

Tissu pigmentaire.

Dans son état le plus parfait, ce tissu se présente, comme l'épiderme, sous forme de tunique. Mais souvent ces éléments sont épars et ne jouent dans la texture qu'un rôle secondaire. Je l'étudierai d'abord chez l'homme. Dans les races blanches, on le rencontre sur la face interne de la choroïde, à la face postérieure de l'iris et des procès ciliaires. On le trouve, en outre, sur le pourtour du mamelon, surtout chez les femmes grosses ; sur la peau de la verge, du scrotum, des grandes lèvres, de l'anus. Chez les races colorées, il forme une couche continue, entre le derme et l'épiderme. Il en existe une mince couche dans les ampoules du labyrinthe membraneux de l'homme et des mammifères. La couche qui tapisse la choroïde se présente au microscope sous forme d'une mosaïque à plaques noires, hexagones. Tantôt les cellules se touchent, tantôt elles sont séparées par des lignes claires, étroites, dues à un peu de substance intercellulaire : du côté de la choroïde, les cellules sont aplaties, tandis que de l'autre elles sont bombées, et les corpuscules pigmentaires occupent surtout le segment postérieur. Cette couche de pigment est formée d'une simple couche de cellules. Sur les procès ciliaires et la face postérieure de l'iris, les cellules sont, en général, plus petites, moins régulières et souvent entièrement remplies de corpuscules qui masquent les noyaux. A la peau, le tissu pigmentaire se rencontre surtout dans les sillons interpapillaires. Dans la *lamina fusca* on trouve en particulier les plaques irrégulières parsemées de granulations, que j'ai décrites à propos des éléments ; elles y acquièrent les formes les plus variées. C'est aussi cette dernière variété que Valentin a signalée dans la portion cervicale de la pie-mère, qui présente dans ce point, à la simple vue, des reflets noirâtres.

Le pigment de l'œil se montre de bonne heure pendant la vie embryonnaire. Il augmente néanmoins après la naissance, et au déclin de la vie tend à disparaître. Il se développe plus tard dans les téguments extérieurs des races colorées. Les négrillons en naissant ne sont que bruns, et ne portent qu'un petit nombre de points colorés pendant les huit ou dix premiers jours. A l'époque de la puberté, et surtout pendant la grossesse, du pigment se développe assez rapidement sur plusieurs parties de la peau. Sans empiéter ici sur une question qui appartient à la théorie des milieux, je puis dire, par avance, que les conditions extérieures de lumière et de température ne peuvent, en aucune façon, rendre compte des variations de couleur entre les races humaines. D'ailleurs, la distinction des races est basée sur des caractères plus fondamentaux, empruntés à la considération de la forme générale, dépendante elle-même du degré de perfection de l'appareil nerveux, et de l'encéphale en particulier. Le tissu pigmentaire se régénère sur le derme, à la condition que celui-ci n'est pas lésé trop profondément. Chez le nègre, après l'application du vésicatoire, le derme dénudé, d'abord rouge, se couvre bientôt de pigment.

Les éléments pigmentaires se présentent accidentellement sous forme de masses compactes et forment des tumeurs variées; néanmoins ces tumeurs sont rares chez l'homme, tandis qu'il est très fréquent d'en rencontrer chez certains animaux. Les chevaux à robe blanche ou grise y sont particulièrement sujets. Ces productions mélaniques occupent souvent les parois du rectum, sous le péritoine. Elles peuvent être formées ou de cellules pigmentaires, ou simplement de granulations libres. Dans le cancer mélanique, la coloration noire tient à ce que des granulations pigmentaires se déposent dans les cellules cancéreuses. C'est également du pigment qui colore quelquefois les ganglions hypertrophiés, mais il s'y rencontre le plus habituellement sous forme de granulations libres.

Chez les animaux affectés d'albinisme, le pigment noir manque. Le pigment noir de la choroïde peut aussi être remplacé, dans certains cas, par des éléments d'une autre espèce. Chez les différents animaux, les cellules pigmentaires peuvent offrir des formes particulières, comme dans l'œil des oiseaux et des poissons. On rencontre des pigments très brillants, à la face des papions, au bec et aux pattes d'un grand nombre d'oiseaux. Le pigment argentin de l'iris et du péritoine des poissons se compose de petits corpuscules en forme de bâtonnets. Chez les ruminants, les cellules pigmentaires n'existent pas sur les parties externes de la choroïde; vers le milieu de cette membrane on trouve des cellules polyédriques analogues, mais sans granulations de pigment.

Un grand nombre d'animaux ont des couches de pigment

sous l'épiderme de leurs membranes muqueuses et séreuses; les ruminants dans la pie-mère, les grenouilles dans le péritoine.

Beaucoup d'obscurité règne sur la fonction du tissu pigmentaire sous-épidermique. Il n'en est pas de même pour celui de l'œil, dont l'étude doit être plus particulièrement faite à propos de la vision.

Tissu adipeux.

En rattachant les vésicules adipeuses aux éléments cellulaires, nous devons également les faire figurer ici comme pouvant fournir la base simple d'un tissu celluleux. On les trouve souvent mêlées aux éléments du tissu lamineux, que nous examinerons plus loin; mais il est utile d'en faire ici une étude spéciale. Ce que j'ai dit à propos des éléments me dispense de tout développement sur la composition anatomique; car en considérant les vésicules adipeuses, abstraction faite de la fibre du tissu lamineux, on peut considérer le tissu comme résultant d'une agglomération de vésicules plus ou moins pressées les unes contre les autres, et pouvant, par conséquent, prendre les différents aspects du tissu celluleux végétal. Le tissu adipeux est mou, friable, et présente d'ailleurs un grand nombre de variétés tenant aux divers états de la graisse. Celle-ci est très fluide dans les épiploons et plus consistante sous la peau ou aux environs des reins. Dans les jeunes animaux, après la mort, elle est blanchâtre et consistante, et donne à la peau du fœtus beaucoup de fermeté. Le tissu graisseux forme chez eux des petits lobules plus ou moins arrondis; il s'en fait des amas particuliers aux joues, entre la peau et les muscles. Avec l'âge, le tissu adipeux jaunit et prend une odeur et une saveur particulières.

Sous la peau, le tissu graisseux se présente surtout à la face, au cou, autour des mamelles et au voisinage des grandes articulations; intérieurement, on le rencontre aux environs du cœur, au voisinage des reins, dans l'épiploon, le mésentère, et dans le bassin, autour de la vessie et du rectum.

Chez l'enfant, la proportion du tissu graisseux est plus considérable à la peau que partout ailleurs; à cet âge, l'épiploon en contient pas et l'on n'en trouve très peu autour des reins. Chez l'adulte, c'est plutôt la graisse abdominale qui domine. Enfin, chez le vieillard, elle tend généralement à disparaître; néanmoins, ces phénomènes généraux comportent beaucoup d'exceptions particulières. On sait que certaines races humaines offrent à cet égard des dispositions caractéristiques, et que chez beaucoup d'animaux supérieurs on trouve des accumulations de graisse sous forme d'énormes loupes.

L'étude du tissu graisseux peut comporter des développements physiologiques et pathologiques qui seraient ici prématurés. Je me contenterai d'ajouter, par rapport à la notion du tissu, que c'est le tissu adipeux qui forme la base des lipomes, qu'on peut considérer comme des hypertrophies locales de ce tissu; l'aspect brillant que présentent quelquefois ces tumeurs tient à des cristaux de cholestérine déposés entre les vésicules. La graisse se développe quelquefois dans l'ovaire, à la face interne de la muqueuse intestinale et même dans l'intérieur du crâne. Après l'extirpation du scrotum et de l'œil, elle se développe à la place de ces organes; enfin, certains tissus, le tissu musculaire en particulier, peuvent se transformer en tissus adipeux.

La graisse diffère moins chez les différents animaux, par la forme des cellules, que par la nature chimique de leur contenu; cette substance est plus ou moins molle, suifeuse, onctueuse et oléagineuse, suivant que la stéarine ou l'oléine y prédomine. La graisse des mammifères carnassiers, des pachydermes et des oiseaux, est celle qui ressemble le plus à celle de l'homme; elle est plus ferme chez les ruminants et les rongeurs; huileuse, chez les cétacés et les poissons. On trouve des graisses colorées chez beaucoup d'oiseaux, au-dessous de la peau du bec; et chez les crustacés inférieurs. La coloration de l'iris, chez les oiseaux, dépend d'une graisse accumulée en gouttelettes ou peut-être dans des cellules.

Tissu cartilagineux.

L'étude des tissus précédents nous a fourni des cas précis de tissus celluleux simples, dans lesquels la considération d'une substance amorphe intercellulaire était toujours accessoire. Les cas suivants vont nous montrer, au contraire, une texture celluleuse moins parfaite, résultant de ce qu'une substance amorphe prend, avec les cellules, une part fondamentale à la constitution du tissu.

Le tissu du cartilage se forme au moyen d'une substance homogène, quelquefois fibroïde, finement granulée, et creusée de cavités qui varient entre 0,01 et 0,06 de millimètre, et renferment une ou plusieurs cellules de l'espèce décrite, à propos des éléments, sous le nom de *cellules du cartilage.* Au lieu de cellules, on peut trouver dans ces petites cavités un ou plusieurs corpuscules. Dans le cartilage proprement dit, la substance amorphe fondamentale est homogène; dans le fibro-cartilage, elle est fibroïde. On appelle *cartilages temporaires* tous ceux qui, après un certain temps, cèdent la place à des os; les *cartilages permanents* ne s'ossifient qu'accidentellement, dans une période plus ou moins avancée de la vie. Les fibro-cartilages sont les plus permanents de tous.

Le tissu cartilagineux est dur, élastique; il varie en couleur du bleu laiteux au jaune. Le fibro-cartilage présente particulièrement un très haut degré de flexibilité et d'élasticité. Le cartilage vrai se laisse facilement couper en morceaux avec l'instrument tranchant; desséché, il devient jaunâtre, et prend une demi-transparence analogue à celle des tendons et des ligaments desséchés; par l'ébullition, on en extrait la chondrine, qui se distingue nettement de la gélatine. Le tissu cartilagineux est un de ceux qui résistent le mieux à l'altération; on le trouve avec ces caractères normaux au sein des cadavres en putréfaction.

Les os sont partout précédés par des cartilages; toutes les surfaces articulaires sont encroûtées d'une couche de cartilage permanent; le tissu cartilagineux est également vrai et permanent dans la cloison cartilagineuse du nez, dans les anneaux des voies respiratoires, dans la charpente du larynx, les cartilages costaux, l'appendice xiphoïde du sternum. Le tissu est fibro-cartilagineux à l'oreille externe, aux ailes du nez, à l'épiglotte, dans les cartilages de Wrisberg et de Santorini, dans les revêtements cartilagineux de l'articulation temporo-maxillaire, au centre des ménisques de l'articulation sterno-claviculaire, à la périphérie des ménisques fibreux du genou, au centre des disques intervertébraux, à la symphyse des os pubis.

Les cartilages d'ossification sont constitués par de la matière homogène dont les cavités, souvent disposées en séries, renferment, dans les premières périodes du développement, des corpuscules formés de granulations jaunâtres. Vers les cinquième et sixième mois du développement de l'embryon humain, ces corpuscules ont fait place à de véritables cellules. Ce sont également des cellules qu'on trouve dans les cavités de la matière homogène des cartilages permanents. Dans les cartilages d'encroûtement, les cellules sont plus petites et plus transparentes et rarement huileuses. Dans ces mêmes cartilages les couches les plus extérieures ont des cavités plus longues et des cellules incluses plus transparentes. Dans les cavités de la substance fibroïde des fibro-cartilages, ce sont encore des cellules qui, là, sont plus fréquemment remplies de gouttelettes huileuses. Il faut observer pour l'épiglotte que, tandis qu'elle est entièrement fibro-cartilagineuse chez l'adulte, au contraire chez le fœtus, la substance homogène fondamentale n'est fibroïde que vers la base.

Enfin, ce n'est que dans certains cas qu'on trouve le cartilage uniquement formé par de la matière amorphe dont les cavités ne renferment ni cellules ni corpuscules : c'est ce qui s'observe aux cartilages temporaires de la voûte du crâne, et de plus dans les couches superficielles qui précèdent l'ossification des os, entre le périoste et la substance ossifiée, couches qui n'ont que de 0,02 à 0,03 de millimètre d'épaisseur. On observe aussi cette forme dans les couches cartilagineuses qui recouvrent les stalactites osseuses ou d'autres productions anormales. On peut dire qu'en général, ce cas particulier de texture se présente dans toutes les conditions où les cartilages d'ossification sont disposés en minces couches.

Chez les embryons de mammifères, la substance intercellulaire est molle. Les cavités, d'ailleurs très serrées, augmentent de volume et s'élargissent en même temps que la substance homogène s'accroît.

Nous avons vu, à propos des cellules du cartilage, quel est le mode de développement et de multiplication de cet élément. Je reviendrai sur ce mode de formation en expliquant la formation du tissu osseux, pour ne pas séparer des faits appartenant à une même série de phénomènes. Je me contenterai de faire ici quelques remarques particulières aux cartilages.

Les ménisques interarticulaires, les fibro-cartilages de l'oreille, des paupières, du nez, sont très prononcés chez le fœtus, mais ils sont alors moins souples, peu résistants et ressemblent aux vrais cartilages. Quelques cartilages se montrent avant les muscles volontaires. Les cartilages de la trachée et du larynx sont plus tardifs. C'est chez l'adulte que les cartilages atteignent le plus haut degré d'élasticité ; à mesure qu'on avance en âge, les cartilages sont plus durs, plus forts, moins élastiques. Les fibro-cartilages deviennent également plus durs. Enfin, dans l'extrême vieillesse, l'ossification peut s'emparer de tous les vrais cartilages, tandis que les fibro-cartilages résistent à cette transformation. Sur des larynx dont le thyroïde, le cricoïde, les aryténoïdes et les *corpuscula triticea* étaient entièrement osseux, j'ai vu les cartilages de Wrisberg et de Santorini conserver leur texture fibro-cartilagineuse. Il faut observer, en outre, que ce n'est pas seulement dans l'extrême vieillesse que commence l'ossification de cartilages permanents. J'ai observé une ossification très avancée des parties latérales du cricoïde sur le larynx d'une femme qui n'avait que quarante-cinq ans.

Certains cartilages vrais, tels que les cartilages costaux et le cartilage thyroïde, prennent, avec l'âge, un aspect fibreux. Il est à remarquer, dans ce cas, que les cellules cartilagineuses se convertissent, en grande partie, en graisse, pendant que l'aspect fibroïde se développe. Il faut dire aussi que les cartilages, dont la substance fondamentale prend cet aspect, sont ceux qui s'ossifient le plus ordinairement dans un âge avancé.

Le tissu cartilagineux, détruit sur un point, ne se régénère pas au même degré. Dans les fractures des cartilages costaux, la réunion s'opère par du cartilage d'ossification, et finalement par une virole osseuse.

L'accroissement du tissu cartilagineux se fait par le développement de la masse homogène et par la multiplication des cellules. Il se nourrit par imbibition.

L'altération la plus fréquente des cartilages est l'usure par frottement. On voit alors, à certaines articulations, les os éburnés, ou simplement tapissés par un vernis cartilagineux. Les cartilages articulaires prennent souvent l'aspect velouté, chez les vieillards; dans ce cas leur surface est divisée en fibrilles, et les cavités de la matière homogène laissent échapper les cellules incluses.

La formation de substance cartilagineuse accidentelle est un fait très commun. Il s'en développe fréquemment dans les tumeurs fibreuses. Des petites masses cartilagineuses peuvent se produire à la face externe des membranes synoviales, pénétrer dans les articulations sous la forme de tumeurs pétiolées, et finalement y devenir libres de toute adhérence. L'*enchondrome* décrit par Müller ressemble microscopiquement et chimiquement au cartilage.

En dehors des animaux vertébrés, on ne possède pas un grand nombre de documents sur le tissu des parties squelettiques des animaux sans vertèbres. J'ai eu l'occasion de faire l'examen microscopique du cartilage céphalique des calmars; il m'a présenté tous les caractères du cartilage, à cela près que les cavités de la substance fondamentale ne contenaient ni granulations ni cellules, et étaient parfaitement vides. Je serais donc porté à penser que dans ce cas le tissu cartilagineux se présente, d'une manière permanente, avec le caractère embryonnal que j'ai signalé pour les premières périodes du développement des cartilages des vertébrés supérieurs.

Tissu osseux.

La subordination de toute production osseuse à un état cartilagineux préalable permet de considérer le cartilage et l'os comme deux époques de l'histoire d'un même tissu : l'une initiale et plus ou moins temporaire, l'autre terminale. C'est par suite de la filiation étroite entre ces deux états que je suis amené à placer, dans la catégorie des tissus résultés de la cellule et d'une substance amorphe, un tissu dans lequel les éléments cellulaires ont disparu, tandis qu'il ne reste plus que la substance amorphe fondamentale. Le tissu osseux forme la base du squelette des animaux vertébrés. Il est dur, solide, d'un blanc jaunâtre, opaque, très peu élastique, peu flexible, inextensible. Desséché à l'air, il conserve son aspect et ne s'altère point. On le trouve conservé dans les momies d'Égypte et dans certains os fossiles. Sa pesanteur spécifique, d'après Schuebler et Kapff, est de 1,91 à 1,97 pour les os secs, et suivant Krause elle est de 1,87 pour les os frais. Chimiquement, le tissu osseux peut facilement être séparé en une base organique et en un sel calcaire mixte. La partie minérale étant soluble dans l'acide chlorhydrique étendu, il suffit d'y faire macérer le tissu osseux, pour le réduire à sa trame gélatineuse qui, tout en conservant la forme de l'os, reste molle, flexible et élastique. Cette trame devient translucide et brunâtre, par l'immersion dans l'eau, et se resserre et devient fragile par dessiccation. De même qu'on réduit le tissu à sa base organique, par l'acide chlorhydrique, de même on peut le réduire à sa partie minérale en le brûlant ou en le faisant macérer dans une dissolution chaude de potasse.

La partie terreuse se compose principalement de phosphate et de carbonate de chaux, avec des petites proportions de carbonate et de phosphate de magnésie et de fluorure de chaux.

Un grand nombre d'analyses du tissu osseux ont été faites, sans qu'il ait été possible d'éliminer préalablement les vaisseaux et la moelle. Elles ne doivent être indiquées qu'à propos des os considérés comme organes.

La base du tissu osseux est une substance fondamentale présentant des cavités caractéristiques, désignées, suivant les théories, sous les noms de *corpuscules osseux*, *corpuscules calcaires*, *ostéoplastes*. La substance fondamentale amorphe est d'apparence grenue, quand on l'observe par transparence, après qu'elle a été divisée en minces lames. Les cavités sur l'os frais sont transparentes ; un liquide les remplit ; sur l'os sec, elles paraissent noires ; leur périphérie se prolonge en un grand nombre de ramifications en communication avec la cavité et qu'on a désignées sous le nom de *canalicules calcaires*. Les cavités ont 0,001 de largeur sur 0,01 de longueur, dans la partie compacte de l'os.

Le tissu ainsi composé est disposé en couches autour de l'axe de l'os et forme en outre des couches concentriques, particulièrement autour des vaisseaux qui pénètrent la substance de l'os, de telle sorte que dans la mince couche provenant d'une couche perpendiculaire à l'axe d'un os long, on a, dans la partie compacte, des lignes concentriques à l'axe de l'os, dans lesquelles sont inscrites des courbes plus petites, concentriques à chaque canalicule vasculaire. Cette disposition par couches est surtout traduite par l'arrangement circulaire des ostéoplastes.

Si c'est la coupe longitudinale d'un os cylindrique qu'on observe, on voit des stries longitudinales parallèles aux canalicules, et ceux-ci se présentent dans le sens de leur parcours avec des anastomoses transversales.

L'aspect fibroïde extérieur de la partie compacte des os dépend uniquement du mode d'envahissement du cartilage et ne répond intérieurement à aucun élément fibrillaire. Dans le tissu osseux spongieux, ce sont des lamelles ou trabécules osseuses, disposées entre les couches du tissu compacte, et qui se rencontrent et s'entrecroisent de manière à circonscrire des cavités polyédriques que remplit la substance médullaire. Quand les lamelles n'ont que 0,1 à 0,2, elles représentent les éléments du tissu, sans la disposition particulière relative aux vaisseaux ; mais du moment qu'elles sont assez épaisses pour qu'un vaisseau y circule, on y trouve la même disposition que dans le tissu compacte général, par rapport aux canalicules des os. Tels sont les caractères essentiels de ce tissu.

En dehors du squelette, on le retrouve dans le mince vernis osseux qui entoure la racine des dents et qui constitue le *cément* dentaire. Cette couche prend plus d'importance dans les lames repliées des dents de ruminants et de pachydermes. On le rencontre accidentellement à la surface des os sous forme d'exostoses ou de stalactites osseuses ; il peut se développer dans la dure-mère, dans les tendons, dans la sclérotique et en général partout où il y a du tissu fibreux.

Le tissu osseux, chez tous les vertébrés, s'offre avec les caractères fondamentaux que je viens de décrire. Néanmoins, J. Muller et C. Mayer, dans le tissu osseux de beaucoup de poissons, n'ont pas rencontré des ostéoplastes. D'un autre côté, on les a trouvés même dans la mince couche osseuse qui revêt les cartilages des plagiostomes.

Chez l'embryon des animaux à squelette osseux, après la dissolution des cellules embryonnaires, on voit apparaître, dans tous les points qui correspondent au squelette, une matière homogène qui prend, par exemple, la forme cylindrique dans les membres ; cette matière est creusée de cavités qui bientôt renferment un ou deux corpuscules. Dans les cartilages destinés à l'ossification, on voit la substance homogène devenir granuleuse, du phosphate s'y déposer, avant toute formation de vaisseaux. Ceux-ci n'apparaissent que sept ou huit jours après que les dépôts de phosphate ont commencé à se produire dans la masse. En même temps les cavités s'atrophient, leur contenu disparaît, et elles finissent par former les ostéoplastes que nous avons décrits comme caractérisant le tissu osseux. Enfin toute la substance fondamentale du cartilage s'encroûte de phosphate ; les cavités vont en se rétrécissant de plus en plus, leurs bords se froncent et forment le commencement des canalicules calcaires qui entourent l'ostéoplaste. Ces fissures se développent en raison directe du rétrécissement de la cavité de l'ostéoplaste. Cette cavité peut se cloisonner et donner lieu à deux ostéoplastes. Ces divers degrés de l'ossification se faisant successivement dans les différentes parties d'un os, on peut les avoir simultanément sous les yeux en observant, par exemple, un fémur de fœtus dans toute sa longueur. Ce mode de formation est le même pour tous les os dérivés d'un cartilage nettement limité.

Sur d'autres os, tels que ceux de la voûte du crâne, à l'apophyse zygomatique, à la branche ascendante de la mâchoire, aux pariétaux, à la portion squammeuse du temporal, du frontal et de l'occipital, à l'anneau tympanique, aux petites ailes du sphénoïde, à la partie mince des grandes ailes, à l'ethmoïde, aux cornets du nez, même aux maxillaires supérieurs et inférieurs, moins le condyle et la portion de la branche verticale qui le supporte; dans tous ces points, au lieu d'une substitution de l'os au cartilage, on observe l'ossification par envahissement.

En prenant un des os que je viens de nommer, on voit les pariétaux, par exemple, précédés par une paroi fibreuse;

vers leur centre se forme une plaque cartilagineuse creusée de cavités, et en même temps commence dans le centre de cette plaque un dépôt de phosphate. Puis, au fur et à mesure que la plaque cartilagineuse prend la place de la paroi fibreuse, le tissu osseux envahit successivement le cartilage. Dans ce second mode, la formation des ostéoplastes dérive également des cavités du cartilage, sans qu'il soit nécessaire de concevoir ici la résorption d'un contenu.

E.-H. Weber a bien vu que l'enveloppe fibreuse du crâne ne devient point cartilagineuse tout à coup, mais partiellement et successivement, à mesure qu'elle acquiert les conditions nécessaires pour l'ossification.

Miescher a vu également que la portion ossifiée est toujours garnie d'un rebord cartilagineux. Les recherches particulières de M. Ch. Robin ont surtout jeté beaucoup de clarté sur ces divers modes de développement.

Le dernier mode se fait en général par irradiation, ce qui explique l'étroit enchaînement dont les sutures crâniennes nous offrent l'exemple, et qui tient à ce que les rayons osseux marchent à la rencontre les uns des autres. Il ne faut donc pas considérer la suture comme un genre particulier d'articulation, mais bien comme le résultat du mode de développement des os. Sur le nouveau-né, le bord des os ainsi formés ne porte qu'une couche microscopique de tissu cartilagineux, tandis que les espaces interosseux sont encore remplis par du tissu essentiellement fibreux. A huit ou dix ans on peut encore suivre ces phénomènes.

Tandis que ce mode de formation est limité, dans le développement primordial du squelette, aux os dont nous avons parlé, au contraire on le retrouve pendant la vie à la surface des os longs. Quand l'ossification développée au centre a atteint la surface périostique et que l'os s'accroît en volume, on voit de minces couches de cartilage se développer à la face de l'os et s'ossifier par envahissement. C'est encore ce mode de formation qui s'observe dans diverses productions osseuses anormales. La formation des vaisseaux qui circulent dans les canalicules se fait du périchondre vers le cartilage, dont certaines parties se résorbent de manière que la masse soit pénétrée par des courants de liquides. Ces vaisseaux, qui n'apparaissent que six à huit jours après les premiers dépôts de phosphates, marchent en quelque sorte au-devant de la complète ossification.

Après avoir considéré le mode de formation des os à l'état normal, nous pouvons le poursuivre dans la formation du cal. A la suite des fractures, il se fait un épanchement de sang en rapport avec le degré de déplacement des fragments. Cet épanchement peut infiltrer les parties molles jusqu'à la peau; deux ou trois jours après la production de la fracture, il commence à se résorber, à moins que la fracture ne soit compliquée d'abcès profonds. Dans une seconde phase, de la lymphe plastique s'épanche autour de l'os, entre les fragments, et même dans les parties voisines; cette lymphe augmente peu à peu de densité, et déjà, après quatre jours, elle a une coloration bleuâtre. Vers le cinquième ou sixième jour, les globules sanguins ont disparu, et dans cette matière homogène se développent alors des cellules de cartilage. Puis, la substance homogène devient plus dense, et vers le huitième jour le tissu a tous les caractères du cartilage; les cellules y sont placées dans des cavités. Quand l'infiltration des parties molles est suffisamment dissipée, on sent autour des fragments cette virole cartilagineuse que les chirurgiens ont appelée *cal provisoire*. Huit à dix jours après, cette masse cartilagineuse s'ossifie de la même manière que cela se passe chez le fœtus, pour les cartilages d'ossification. Le travail de substitution commence au centre du cartilage, entre les deux fragments, et il se fait une véritable cicatrisation de l'os.

D'après ces détails, l'étroite filiation qui existe entre le tissu cartilagineux et le tissu osseux est trop évidente; il en est de même de la subordination du second au premier. En effet, tout os dérive d'un tissu cartilagineux et semble n'être qu'un degré de développement de ce tissu; tandis que l'état cartilagineux est indépendant de l'état osseux. En considérant les vertébrés inférieurs, nous avons des exemples très nets de squelettes qui ne parcourent pas toutes les phases du tissu cartilagineux, puisque celui-ci ne passe pas à l'état osseux. Enfin, nous avons remarqué que le tissu cartilagineux qu'on rencontre chez certains mollusques conserve, dans l'animal adulte, les caractères les plus rudimentaires de ce tissu chez les vertébrés. On peut donc concevoir, relativement à la substance organique du cartilage et de l'os, une succession d'états dont l'ostéogénie fournit les principaux traits, mais que l'anatomie comparée nous offre, avec une existence permanente, suivant qu'on observe les pièces cartilagineuses des céphalopodes, le squelette cartilagineux des vertébrés inférieurs, et le squelette osseux des vertébrés supérieurs. Je dois maintenant signaler l'étroite relation qu'il y a entre le tissu cartilagineux et les tissus de la fibre hyaline lisse. Pour le développement des os du crâne, j'ai indiqué la nature fibreuse de l'enveloppe protectrice dans laquelle se développe du cartilage. L'anatomie pathologique nous montre, en outre, que partout où il y a du tissu fibreux on peut voir se déposer du cartilage qui s'ossifie. A propos des tissus de la fibre, je reviendrai sur cette filiation indubitable; néanmoins la propriété de la cartilagéine à se modeler en cellules m'a déterminé à embrasser ici l'étude des tissus cartilagineux et osseux.

Tissu de la moelle des os.

Le plan que j'ai institué me permet de rapprocher de l'étude du tissu osseux un tissu qui affecte avec lui d'étroites connexions anatomiques.

Le tissu médullaire remplit les petites cavités du tissu spongieux des os courts et des os longs et le canal médullaire de ceux-ci. Comme ce tissu est abondamment pourvu de vaisseaux et de graisse, il est difficile de donner les propriétés physiques et chimiques qui lui appartiennent. Sa composition anatomique peut néanmoins nous éclairer à cet égard.

J'ai décrit, à propos des éléments, les cellules médullaires et les plaques à noyaux multiples. Pour concevoir maintenant le tissu médullaire, il faut tenir compte d'une substance amorphe fondamentale dans laquelle ces éléments cellulaires sont comme en suspension. Il faut, en outre, remarquer que les cellules sont vers le centre, et les plaques à la périphérie des cavités. Quand des vésicules adipeuses se mêlent à ce tissu, on les trouve ordinairement, dans la partie spongieuse des os longs, soit pressées les unes contre les autres, soit simplement contiguës et avec leur forme sphérique. En tenant compte de ces divers éléments, il est facile de caractériser les différences d'aspect du tissu médullaire.

Chez le fœtus, et pendant les huit à dix premières années de la vie, sa rougeur dépend de la richesse des vaisseaux; mais ce qui le distingue anatomiquement, c'est que les cellules et les plaques à noyaux multiples prédominent sur la matière amorphe. Si ce rapport est inverse, la moelle a un aspect gélatiniforme. C'est ainsi qu'elle s'observe dans les os de certains animaux, le lapin, le lièvre, ou dans certains états de l'organisme chez l'homme. Enfin, si les vésicules adipeuses, qui sont accessoires dans ce tissu, viennent à augmenter notablement, la moelle devient plus ferme et plus jaune ou plus blanche, suivant la nature des corps gras qui remplissent les vésicules.

Tissu électrique.

Ce nouveau tissu, malgré sa spécialité, doit être examiné ici comme un cas tranché de combinaison simple de granules et d'une substance fondamentale amorphe; il a été d'abord étudié chez la torpille, le gymnote et le silure. Je vais me servir ici particulièrement de la description de cet appareil faite par M. Ch. Robin, chez la *raie*.

L'appareil électrique, chez les raies, est constitué par un assemblage de disques prismatiques généralement à six faces. Quand on examine la substance qui remplit les disques, on voit qu'elle a l'aspect de la gélatine, mais elle est plus résistante, difficile à écraser entre deux lames de verre, et ne se laisse pas déchirer facilement. Demi-transparente, légèrement teinte en gris perlé, cette substance devient d'un blanc jaunâtre dans l'alcool et s'y contracte en durcissant et diminuant de volume. L'acide nitrique la coagule et lui donne une teinte opaque blanchâtre; s'il est très concentré, la substance y devient très friable. Anatomiquement, elle se compose d'une substance fondamentale homogène, hyaline, parsemée de fines granulations grisâtres. Çà et là se voient des petites sphères régulières, composées d'un amas de granules moléculaires de 0,007 de millimètre, placées au centre d'une zone transparente, entourée elle-même d'un amas circulaire de granules qui lui forment une sorte d'auréole granuleuse dont le diamètre est trois ou quatre fois celui de la petite sphère centrale.

Cette auréole granuleuse se confond avec le reste de la substance fondamentale.

Les portions de disques examinées à de forts grossissements présentent de grandes aréoles de formes variables, limitées par une circonférence bien tranchée. Elles sont elles-mêmes partagées en aréoles plus petites et de formes diverses ; ces aréoles ne sont autre chose que les bords des excavations de la face postérieure des disques, affaissés sous la pression des lames de verre. Entre le gymnote, le silure et la raie, la forme des disques varie, mais le tissu qui remplit les disques est le même.

Je pourrais ici multiplier ces analyses de tissus, mais je crois devoir les restreindre, dans l'intérêt de la notion systématique de la texture. Je n'aurais pas, d'ailleurs, de nouvel exemple capital à citer, soit pour le cas du tissu celluleux parfait, soit pour le cas où une substance amorphe fondamentale est interposée aux cellules. Je n'ai donc plus à examiner que les cas où un tissu celluleux résulte de l'assemblage de différentes espèces de cellules.

TISSUS CELLULEUX COMPOSÉS.

L'histoire des tissus celluleux normaux est entièrement comprise dans la catégorie des tissus celluleux simples. La seule exception qu'on puisse invoquer est celle de la variété adipeuse du tissu médullaire, dans laquelle, en effet, les cellules médullaires et les vésicules adipeuses concourent à la formation du tissu, et encore ces derniers éléments n'interviennent dans la texture que d'une manière irrégulière. Si nous envisageons les tissus celluleux anormaux, nous pouvons en citer qui rentrent nettement dans la catégorie des tissus composés. En effet, dans les cartilages articulaires des vieillards, les cellules fibro-plastiques se mêlent aux cellules du cartilage. Dans certaines altérations des os, ces mêmes cellules fibro-plastiques se mêlent aux cellules médullaires et aux plaques à noyaux. Mais dans ces exemples et ceux du même ordre, on conçoit que l'arrangement des éléments n'offre plus rien de fixe qui puisse servir de base aux lois de la texture; nous devons donc nous contenter ici de ces simples indications, tout en reconnaissant ce fait général, que tous les tissus celluleux normaux ne présentent d'autre complexité que celle qui résulte des différentes proportions entre les éléments cellulaires et la substance intercellulaire.

Les lois de la texture, relativement aux tissus celluleux, sont donc bien faciles à saisir, même entre le grand nombre de tissus celluleux des animaux, car la texture résulte ordinairement d'un assemblage de cellules de même espèce, dont le mode de réunion varie suivant l'abondance de la substance intercellulaire correspondante. Quant à ces principaux modes, l'exemple initial de la ***Bichatia vesiculinosa*** peut servir de type.

Le développement de ces tissus se déduit naturellement de la relation établie, dans les chapitres précédents, entre les substances organiques et les éléments; tout tissu celluleux devant être considéré comme le produit d'une substance amorphe correspondante qui a la propriété anatomique de se modeler en cellules.

Quant au rôle physiologique de ces tissus, on voit que le tissu végétal, en particulier, manifeste l'ensemble des phénomènes de la vie végétative. Chez les animaux, les tissus que je viens d'examiner, bien qu'accessoires par rapport à ceux de la fibre, jouent encore un rôle très général, se rattachant toujours à des phénomènes de composition et de décomposition : il faut en excepter le tissu électrique, dont la place est peut-être mal déterminée, mais que j'ai dû classer, pour le moment, d'après des considérations purement statiques.

Un dernier trait ressort de la grande facilité de production qu'on observe pour tous ces tissus, et qui explique les nombreuses formations anormales dont ils forment la base. Je reviendrai plus loin sur cette propriété, en la rapprochant des tissus de la fibre et du tube.

TISSUS FIBREUX.

La notion de tissu acquiert son plus haut degré de précision par l'étude des assemblages de fibres, dans lesquels la forme même des éléments justifie pleinement la dénomination appliquée à ce degré d'analyse anatomique. Nous devons néanmoins imaginer que la texture la plus simple, au moyen des fibres, résultera de leur simple accolement parallèle, tandis que dans des cas complexes, il y aura véritable intrication ou entrecroisement des éléments.

Le petit nombre d'espèces étudiées dans le chapitre précédent permet de concevoir sans confusion les principaux degrés que nous aurons à envisager, et si l'on se rappelle en outre l'intime relation établie entre tous les éléments fibrillaires, il faut s'attendre à les rencontrer dans des combinaisons variées. D'après les bases générales du plan que j'ai adopté, et d'après les développements spéciaux donnés sur les différentes fibres, j'étudierai successivement les tissus fibreux simples de la fibre hyaline, de la fibre jaune, de la fibre rouge ; puis, dans un degré plus complexe, j'étudierai leurs diverses combinaisons. Le tableau suivant, tracé d'après ces règles, donne le conspectus de cette seconde catégorie de tissus.

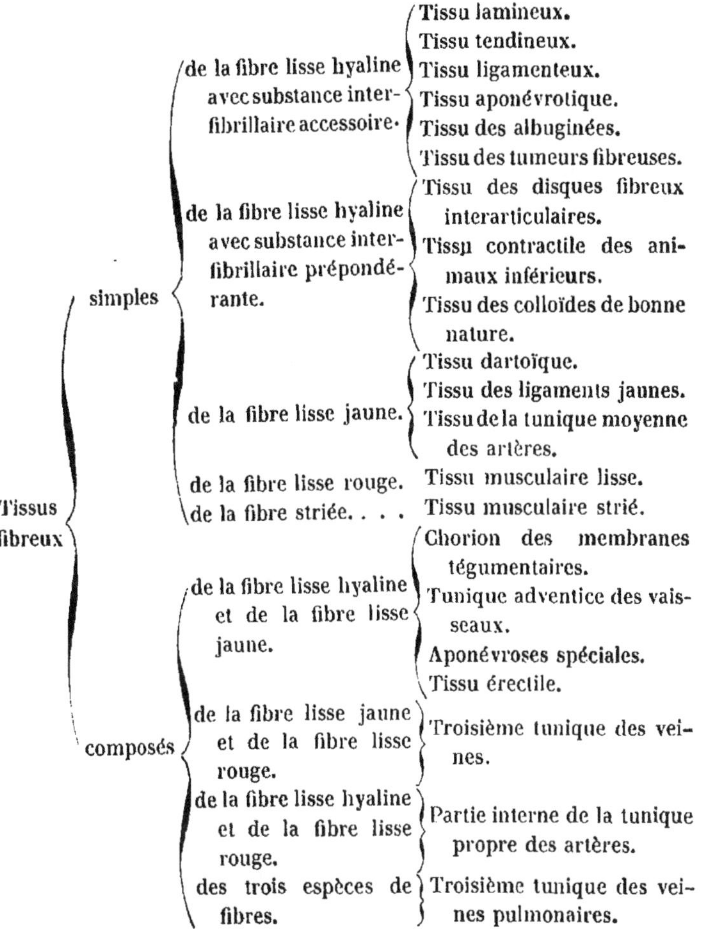

TISSUS FIBREUX SIMPLES.

Le tissu fibreux hyalin, par sa très grande généralité, se prête aux mêmes considérations que le tissu celluleux; comme ce dernier, nous pouvons le considérer avec des degrés de perfection plus ou moins grand, suivant la prépondérance de la substance amorphe, concourant avec les fibres à la constitution du tissu. Sans rester ici dans une appréciation générale, qui résulte suffisamment de l'étude des éléments fibrillaires, je vais caractériser cette étude par l'examen direct des tissus normaux qui s'offrent le plus utilement à notre observation.

Lorsque chez un animal supérieur on envisage l'ensemble des tissus de la fibre hyaline et leur disposition par rapport aux tissus plus spéciaux, on comprend la dénomination de tissu *générateur* employée par Blainville. Les développements donnés à cet égard, à propos des éléments, établissent la vraie nature de la filiation qu'on peut établir entre les différents tissus fibreux ; je puis donc aborder les différentes formes qu'il nous importe le plus de connaître. En procédant par généralité décroissante, je commencerai comme Bichat, par le tissu de la fibre hyaline répandu dans l'organisme sans forme déterminée, et j'examinerai ensuite les états plus spéciaux des tissus de cette fibre.

Tissu lamineux (*cellulaire* de Bichat, *cribleux*, *muqueux*, *conjonctif*, *tela elastica*).

Chez les animaux supérieurs, où ce tissu est bien caractérisé, on le trouve au-dessous des membranes tégumentaires, peau, muqueuses, séreuses ; autour des vaisseaux ; autour des conduits excréteurs ; il forme aux organes intérieurs, suivant l'expression de Bordeu, une atmosphère particulière. Il est très abondant à la face, dans l'orbite, à l'excavation des joues, aux environs de la langue, à la partie antérieure de la colonne vertébrale ; on le trouve au cou, sur les parties latérales, entre les muscles sterno-mastoïdiens et trapèzes ; au thorax, dans l'intervalle des deux médiastins ; aux environs du péricarde, autour des gros vaisseaux ; à l'abdomen, aux environs des reins ; dans le bassin, autour de la vessie, du rectum, de l'utérus ; aux membres, dans le voisinage des articulations, creux de l'aisselle, pli de l'aine, coude, creux du jarret.

Ce tissu se présente sous l'aspect de filaments et de lames blanchâtres, qui s'entrelacent et s'anastomosent de manière à former des espaces celluleux, communiquant ensemble par de larges ouvertures. Ces lames se laissent facilement étaler en fines membranes transparentes et homogènes; elles jouissent d'une grande extensibilité, variable d'ailleurs suivant les points; elles ont aussi un certain degré d'élasticité et de contractilité, qui se manifeste facilement par l'action directe d'un agent stimulant.

Cette contractilité, comme l'a très bien senti Blainville, doit être considérée comme la manifestation rudimentaire de celle que nous trouverons à son summum, dans le tissu de la fibre rouge striée.

Exposé à l'air, le tissu lamineux se dessèche avec promptitude et reste blanc; plongé ensuite dans l'eau, il ne reprend pas entièrement ses caractères; soumis à l'action de l'eau bouillante, il commence par se crisper et devient plus ferme et plus élastique; mais, si l'ébullition est prolongée, il s'y ramollit et se résout en colle qui se solidifie par le refroidissement.

L'acide acétique agit sur ce tissu comme sur sa fibre élémentaire, il le gonfle et le rend homogène. Les acides et les alcalis le transforment en colle à la température ordinaire. Il se combine et forme un tissu dense et serré avec le chlorure de mercure et le tannin.

La fibre hyaline lisse forme l'élément essentiel du tissu lamineux; il s'y joint, comme accessoire, quelques fibres jaunes. Les fibrilles, rapprochées en forme de nattes ou isolées, s'entrecroisent en tous sens, et paraissent unies par simple contact.

Les fibres jaunes dartoïques qu'on rencontre çà et là dans

ce tissu sont accolées aux fibres hyalines et ne jouent aucun rôle important dans la texture.

A propos de la fibre hyaline, j'ai indiqué comment il faut comprendre le développement des éléments du tissu lamineux ; j'ajouterai seulement ici quelques détails sur leur mode de régénération.

Après l'épiderme il n'est aucun tissu qui se régénère avec plus de facilité ; toute perte de substance dans ce tissu se répare d'une manière complète. La cicatrice se compose ordinairement de faisceaux solidement unis et entrecroisés. Ce tissu fait plus que de se régénérer, il prend la place des tissus détruits qui ne se reproduisent pas. C'est lui qui apparaît à la place des vaisseaux oblitérés ; il forme en outre la base d'un grand nombre de produits accidentels sur lesquels je reviendrai plus loin. Il constitue les pseudo-membranes des séreuses et des muqueuses ; et dans les indurations et les hypertrophies, c'est souvent le tissu lamineux interstitiel qui s'est développé de manière à gêner, dans beaucoup de cas, les fonctions de l'organe : c'est ce qu'on remarque en particulier dans la cirrhose du foie et du poumon.

Telles sont les principales notions qui résultent de l'étude générale du tissu lamineux. Pour compléter actuellement ce qui a trait aux tissus de la fibre lisse hyaline, je vais examiner des cas plus spéciaux dans lesquels je n'aurai qu'à signaler des dispositions élémentaires particulières.

Tissu tendineux. — Dans les tendons, les fibrilles sont parallèles, de telle sorte que le tendon peut être considéré comme un faisceau de fibres hyalines. C'est là que les fibrilles ont leurs bords très nets et qu'elles ont les plus petits diamètres.

Dans un tendon, on trouve ordinairement plusieurs faisceaux très serrés et séparés par de minces couches de tissu lamineux dans lesquelles les fibres hyalines sont plus lâchement unies. Le tissu tendineux résiste plus longtemps aux agents chimiques que le tissu lamineux, et fournit plus tard de la colle.

Tissu ligamenteux et aponévrotique. — Dans les *ligaments* comme dans les *aponévroses*, on peut dire que c'est le tissu du tendon étalé en membrane. On reconnaît aussi dans les ligaments des fibres jaunes dartoïques accessoires. Dans certaines aponévroses, les fibres jaunes dartoïques prennent plus d'importance ; on en trouve une assez grande proportion dans celle du deltoïde. On sait d'ailleurs que chez beaucoup de mammifères l'aponévrose abdominale antérieure est presque complétement élastique.

Dans les fortes aponévroses d'insertion, c'est la fibre hyaline du tendon formant des faisceaux aplatis, entre lesquels il peut s'opérer des entrecroisements. Chaque grand faisceau aplati se trouve en outre séparé des faisceaux voisins par du tissu lamineux dans lequel on rencontre quelques fibres jaunes dartoïques.

Tissu des albuginées. — Dans les coques fibreuses, la fibre hyaline se présente avec ses plus grandes dimensions et les fibres intimement réunies forment des faisceaux condensés par un peu de matière amorphe unissante, interposée aux faisceaux ; ici les fibres jaunes sont encore plus accessoires que dans le tissu lamineux : c'est ce que l'on remarque nettement dans la dure-mère, le périoste et les capsules articulaires, les gaînes tendineuses, la sclérotique, l'enveloppe fibreuse du foie, de la rate, du testicule, du rein.

Tissu des tumeurs fibreuses. — Rien n'établit mieux la très haute généralité des tissus de la fibre lisse hyaline, par rapport aux autres tissus fibreux et tubuleux, que le grand nombre de formations accidentelles dont ils constituent la base. Nous avons vu que tous les tissus celluleux pouvaient se présenter d'une manière anormale ; or, parmi les tissus fibreux, on ne peut le dire que du tissu que j'étudie en ce moment.

Dans la grande catégorie des tumeurs fibreuses qu'on rencontre si fréquemment, la base du tissu est la fibre lisse hyaline entrecroisée et souvent disposée circulairement par rapport au centre de la tumeur. Ces tumeurs contiennent accessoirement des fibres dartoïques et des éléments fibro-plastiques.

Les fibres sont ordinairement réunies par de la matière amorphe interfibrillaire, d'un aspect plus ou moins granuleux suivant les tumeurs. D'après les dispositions des faisceaux fibreux et l'association variable du tissu colloïde, on a distingué ces productions anormales par les dénominations de tumeurs *fibro-aréolaires*, *rayonnées*, *en nappe*, *cystiformes*, etc.

Selon que le tissu de ces tumeurs a beaucoup de fermeté ou qu'il ressemble au cartilage, ou qu'il a l'aspect nacré des aponévroses, on le distingue en tissu *fibreux*, *fibro-chondroïde*, *fibro-tendineux*.

Tissus de la fibre lisse hyaline avec substance interfibrillaire prépondérante.

Les degrés de texture que je vais actuellement envisager peuvent être considérés, par rapport aux précédents, comme des états fibreux imparfaits. Nous verrons en effet qu'on ne peut y faire rentrer que des tissus accessoires des animaux supérieurs, le tissu contractile des animaux les plus inférieurs et des produits fibreux accidentels.

Tissu des disques fibreux interarticulaires. — Dans les

disques intervertébraux, interarticulaires du genou, des articulations sterno-claviculaires, temporo-maxillaires, les fibres sont mêlées à une assez grande proportion de matière amorphe unissante très dense, qui donne au tissu une demi-transparence et beaucoup d'élasticité. Ce n'est qu'à la surface de ces disques qu'on rencontre un mince vernis cartilagineux d'un demi-millimètre d'épaisseur.

Tissu contractile des animaux inférieurs. — Sans entreprendre ici une série de descriptions spéciales sur ce sujet, je me contenterai d'indiquer que dans le tissu contractile des mollusques inférieurs et de beaucoup de zoophytes, on voit les fibres hyalines jetées au milieu d'une substance amorphe qui forme en grande partie la masse de l'animal. Jusqu'à présent la considération trop exclusive des éléments anatomiques a fait négliger de tels modes d'assemblages. On sentira mieux leur importance d'après la seule position logique que je fais ici à ces tissus.

Tissu des colloïdes de bonne nature. — Les colloïdes de bonne nature, c'est-à-dire ceux qui ne renferment pas d'éléments cancéreux, sont constitués par des fibres hyalines et de la substance amorphe interfibrillaire prédominante. Les éléments fibro-plastiques qu'on rencontre dans la matière amorphe peuvent être considérés comme accessoires. Cette forme de tissu peut se présenter au milieu d'une tumeur essentiellement fibreuse. Ces tumeurs colloïdes se rencontrent dans le tissu lamineux sous-cutané, autour des capsules articulaires, sous le péritoine ; elles offrent un exemple très net de tissu fibreux avec prédominance de la substance interfibrillaire.

Ces quelques exemples suffisent pour préciser ce mode d'assemblage des éléments fibrillaires, qu'on peut regarder comme l'équivalent des cas analogues pour les tissus de la cellule avec prédominance de la matière amorphe. Je passe donc à l'examen des tissus simples de la fibre jaune et de la fibre rouge.

Tissus simples de la fibre lisse jaune (tissu jaune élastique).

Dans le précédent chapitre j'ai établi d'après Henle, trois variétés de fibres jaunes, et je les ai distinguées par les dénominations de *dartoïque*, *ligamenteuse* et *artérielle;* je considérerai d'abord les propriétés générales des tissus qu'elles constituent.

Le tissu jaune élastique, tel qu'il s'offre à nous, par exemple, dans les ligaments jaunes de la colonne vertébrale, est moins cohérent et plus élastique que le tissu fibreux. Les ligaments jaunes, chauffés, se boursouflent et laissent après la combustion une petite quantité de cendre, consistant principalement en phosphate de chaux. Berzelius a constaté qu'après douze à seize heures d'ébullition avec l'eau, les ligaments ne changent point, et la petite proportion de colle qu'on trouve dans l'eau provient du tissu lamineux interposé. Néanmoins Eulemberg, après plusieurs jours d'ébullition, a formé une grande quantité de colle avec le ligament de la nuque du bœuf. Le tissu jaune ne se dissout pas dans l'acide acétique concentré, même après plusieurs semaines de digestion. Il se dissout lentement et sans décomposition, suivant Berzelius, dans les acides sulfurique, nitrique et chlorhydrique, même à froid. Si les acides sont étendus et qu'on chauffe légèrement, la dissolution s'effectue plus rapidement. Il en est de même avec la potasse caustique.

En passant actuellement aux caractères tirés de la composition anatomique, je vais en faire l'examen dans les principaux tissus jaunes.

Dans la couche élastique du larynx et de la trachée', si bien décrite par Lauth, on trouve des cas très nets du tissu de la fibre jaune dartoïque, et c'est particulièrement dans le ligament vocal inférieur que ce tissu s'offre dans sa plus grande pureté; aussi la fibre jaune dartoïque pourrait très bien prendre le nom de *fibre des cordes vocales;* tandis que l'épithète *dartoïque* serait réservée aux tissus composés de fibre hyaline et de fibre jaune, distingués sous ce nom par M. Cruveilhier. Dans les ligaments vocaux inférieurs, les fibres jaunes, parallèlement placées et serrées les unes contre les autres, s'étalent en une membrane élastique dont les vibrations constituent une des conditions fondamentales des phénomènes vocaux.

Dans les ligaments jaunes de la colonne vertébrale, les éléments fibrillaires jaunes sont allongés, serrés les uns contre les autres, et une très petite quantité de tissu lamineux est interposée aux faisceaux. On peut, au microscope, observer de grandes étendues de tissu, sans rencontrer des fibres hyalines, de telle sorte que ce tissu peut être pris pour type du tissu de la fibre jaune ligamenteuse. Dans les ligaments, par exemple, le ligament cervical postérieur des grands mammifères, les fibres jaunes, rangées les unes contre les autres, confondent leurs ramifications de manière à former entre elles des mailles très serrées. On peut rapporter encore à ce tissu le ligament rétracteur des griffes des carnassiers, le tendon du muscle qui, chez les oiseaux, tient les ailes tendues; chez quelques espèces de struthinoïdes, le ligament arrondi qui tire le pénis en arrière.

La tunique propre des artères, envisagée surtout dans sa partie moyenne, peut être considérée comme le type des tissus de la troisième variété des fibres lisses jaunes. Celles-ci, fréquemment anastomosées, se présentent à la manière d'un réseau continu. Bien que les découpures de fibres soient faites transversalement, cependant la déchirure de ce tissu peut se faire dans tous les sens et n'indique rien pour la direction des fibres. Entre les différentes couches de fibres, on trouve de la substance élastique en forme de tunique et présentant un petit nombre d'éraillures : c'est la tunique fenêtrée de Henle, qu'il faut plutôt considérer comme de la substance amorphe interfibrillaire, qui n'est pas modelée en fibres. Cette substance fenêtrée, transparente, homogène, élastique, cassante, insoluble dans l'acide acétique, d'une altération difficile et se détachant par lambeaux roulés en cornet, à bords nettement découpés, doit être évidemment considérée comme de l'élasticine imparfaitement modelée en fibres, et présentant, sous le rapport morphologique, un état préliminaire relativement à la tunique propre des artères.

Pour compléter ici la notion de cette tunique moyenne, j'observerai que vers le quart interne, on rencontre une notable proportion de fibres lisses rouges, au moyen desquelles les propriétés contractiles des parois artérielles acquièrent encore plus de précision.

Les propriétés physiologiques des différents tissus jaunes sont trop bien établies pour que je doive ici les rappeler. Je ferai remarquer seulement que leur élasticité ne saurait être admise à l'exclusion complète de toute contractilité, cette dernière propriété devant être acceptée, en principe, comme caractère physiologique de toute fibre. Seulement l'élasticité prédomine dans la fibre jaune, de la même manière que la contractilité dans les fibres rouges, en vertu de conditions anatomiques correspondantes.

Tissu de la fibre lisse rouge.

En étudiant plus loin le tissu musculaire strié, je donnerai plusieurs caractères physiques et chimiques qui s'appliquent également aux tissus de la fibre lisse rouge, je me bornerai donc ici à l'examen particulier des questions de texture.

D'une manière générale, on peut dire avec Bichat, que toutes les parties musculaires des organes intérieurs de la vie végétative dérivent de la fibre lisse rouge, à part les exceptions capitales offertes par le cœur et l'œsophage, sur lesquelles j'ai insisté à propos des éléments. Ces tissus se présentent ordinairement sous forme de couches, dans lesquelles les fibres forment un plus ou moins grand nombre de plans constitués par des fibres rangées parallèlement les unes à côté des autres. Des petites couches de tissu lamineux subdivisent les principaux faisceaux en faisceaux primitifs, sans que ceux-ci soient isolés par un sarcolemme, comme les fibres striées. Des fibres dartoïques se mêlent accessoirement à ce tissu. Dans la couche contractile des conduits excréteurs de la bile, de la salive, du liquide pancréatique, autour de la partie membraneuse de l'urètre, les fibres sont plus serrées que dans les couches contractiles de l'intestin, et très peu de tissu lamineux est interposé aux plus petits faisceaux. Une assez forte proportion de matière amorphe interfibrillaire vient en outre rendre la dissociation des fibres très difficile.

On a trouvé des fibres lisses rouges dans la peau, dans la tunique dartoïque, dans les parties sous-jacentes aux téguments du pénis et du périnée, mais leur rôle anatomique y est accessoire ; tandis que dans les couches contractiles de l'intestin et de la vessie nous trouvons des types bien caractérisés du tissu de ces fibres. Quant à l'histoire du développement spécial des couches contractiles de l'utérus, elle se rattache à un ordre de phénomènes plus complexes. Je me suis contenté, à propos des éléments, d'indiquer la modification essentielle qui survient dans les éléments mêmes de ce tissu.

Tissus de la fibre striée.

Pour offrir ici un cadre complet, je devrais examiner les tissus des différentes fibres striées; mais, sous beaucoup de rapports, le tissu musculaire des animaux supérieurs peut suffire à cette appréciation.

La couleur, la mollesse, le degré de résistance des tissus de la fibre striée rouge, bien que variables suivant les sujets et suivant les conditions de l'organisme, sont néanmoins des caractères assez nets pour qu'on distingue facilement ces tissus de ceux de la fibre hyaline ou jaune. Le tissu musculaire strié rouge résiste mieux à la distension que le tissu musculaire lisse; mais celui-ci est plus extensible. Dans les analyses chimiques du tissu musculaire, on obtient des substances provenant du tissu lamineux interposé aux faisceaux, des vaisseaux et des nerfs. Ces analyses se rapportent donc au muscle plutôt qu'au tissu simple de la fibre rouge. Je rappellerai néanmoins, d'après les recherches de Liebig, que ce qui appartient en propre aux tissus, c'est la musculine et l'albumine, avec une matière colorante d'un rouge plus ou moins intense, suivant les cas, et enfin des principes immédiats de différents ordres, tels que : la créatine, la créatinine, l'inosate de potasse et différents sels. Le tissu musculaire se putréfie avec une grande facilité; l'action prolongée de l'eau et de l'alcool le sépare en ses éléments; dans l'eau bouillante, il devient d'abord plus ferme, puis se ramollit ; l'acide acétique le dissout ; le carbonate de chaux donne de la fermeté aux fibres ; dans le suc gastrique, il se divise et se fragmente ; dans le suc intestinal, il se dissout entièrement.

La fibrille rouge réunie par le sarcolemme forme des faisceaux primitifs striés, qui, en se réunissant parallèlement, constituent des faisceaux secondaires : les faisceaux secondaires sont unis entre eux par du tissu lamineux interposé ; c'est donc dans le faisceau secondaire que nous trouvons la forme type de la combinaison simple des fibres rouges. Le faisceau secondaire résulte ordinairement de la réunion de quinze à vingt faisceaux primitifs. D'une aponévrose d'insertion à une autre, les faisceaux primitifs ont la longueur du faisceau secondaire.

La forme générale de ce tissu peut être ramenée au même type que les couches contractiles de la fibre lisse ; mais, dans les muscles les plus spéciaux, ceux des appendices, par exemple, on voit les faisceaux se rassembler en muscles fusiformes.

Dans le chapitre précédent, j'ai donné plusieurs documents relatifs aux principaux modes d'altération des fibres rouges striées ; j'ai dit également ce qui se rapporte aux premières époques de leur développement ; j'ajouterai ici que suivant Leeuwenhoek, Muys et Prochaska, les faisceaux primitifs des jeunes animaux sont plus grêles que ceux des adultes. Les muscles des vertébrés ressemblent à ceux de l'homme, seulement il peut y avoir des différences dans la répartition des diverses variétés de fibres. On rencontre des faisceaux striés dans l'iris des oiseaux et des reptiles ; Reichert en a trouvé chez quelques poissons, dans la tunique musculeuse de l'intestin. Chez les insectes, les crustacés, les cirrhipèdes, les arachnides, on trouve, suivant Valentin, des faisceaux striés. Chez les céphalopodes, les gastéropodes, les acéphales testacés, les ascidies, les échinodermes, et dans beaucoup d'anthelminthes, ce ne sont plus que des tissus de la fibre lisse hyaline qui servent au mouvement.

La vive irritabilité dont jouissent les tissus de la fibre rouge lisse et striée ne saurait plus être aujourd'hui l'objet d'une discussion sérieuse, et je croirais faire injure au lecteur en cherchant à lui prouver ce que Haller a si bien démontré, quoique d'une manière spéciale. Au point de vue logique, l'irritabilité du tissu musculaire fournira toujours l'exemple le plus net d'une propriété animale inhérente à la constitution d'un tissu, et excluant toute intervention d'un influx nerveux ou de tout autre agent métaphysique. Le nerf relie la propriété du muscle comme il relie telle ou telle sécrétion ; mais le muscle se contracte, parce que la contractilité est la propriété du tissu musculaire, de même que la sécrétion de la bile dépend de la structure du foie. Il faut seulement, d'après les chapitres précédents, ne voir dans cette propriété caractéristique, que la manifestation la plus parfaite d'une propriété générale appartenant, à des degrés divers, à tous les éléments sous forme de fibres, propriété dont les degrés varient suivant la nature de la fibre et son mode de texture.

TISSUS FIBREUX COMPOSÉS.

Après l'étude des agrégations simples, soit de la fibre hyaline, soit de la fibre jaune, soit de la fibre rouge, nous arrivons à considérer des mélanges plus complexes, dans lesquels deux ou même trois espèces de fibres entrent à des titres importants dans la constitution d'un tissu. L'examen des cas précis que je viens de parcourir a préparé le sujet sur un grand nombre de points ; aussi cette histoire des tissus composés, quoique très essentielle, pourra être faite sans de trop grands développements. Les types dans lesquels je vais étudier ces combinaisons de fibres nous sont principalement fournis par le chorion des membranes tégumentaires et par certaines tuniques des vaisseaux. J'examinerai d'abord les cas où la fibre hyaline se lie à une forte proportion de fibres jaunes, puis ceux où elle se lie directement à la fibre rouge ; j'étudierai ensuite les combinaisons de la fibre jaune et de la fibre rouge ; enfin, je terminerai par les cas où les trois catégories de fibres concourent à la formation d'un tissu : j'aurai ainsi épuisé ce qui se rapporte aux tissus fibreux simples et composés.

Combinaisons de la fibre lisse hyaline et de la fibre lisse jaune.

Chorion des membranes tégumentaires. — Je ferai rentrer ici, dans une même démonstration, le chorion de la peau, des muqueuses et des séreuses.

A une époque où je ne connaissais pas le précieux *Traité d'anatomie générale* de Henle, j'ai conçu spontanément, à la suite de recherches spéciales sur le péritoine, que les séreuses devaient être considérées comme des membranes tégumentaires ; dans cette notion alors toute théorique, je m'étais donné, pour toute démonstration, les cas si frappants de certains animaux, les céphalopodes, par exemple, chez lesquels la peau se continue, avec de légères modifications, de la surface extérieure du manteau à la surface viscérale de cet organe ; je m'étais du reste représenté comme mode général de complication d'un animal, son reploiement intérieur favorisé par des surfaces intérieures autres que des muqueuses. Je dois ici reconnaître que la démonstration anatomique d'une telle notion est tout entière dans le traité d'anatomie de Henle, où, malgré les abus de la théorie cellulaire, on remarque, sur un grand nombre de points, une vraie tendance à la coordination. Le tissu fondamental du derme, abstraction faite des éléments accessoires qu'on y rencontre, est constitué par des faisceaux résistants entrecroisés en tous sens, et formés de fibres hyalines accompagnées d'une notable proportion de fibres jaunes dartoïques et quelquefois de fibres jaunes artérielles. On remarque de plus, entre les faisceaux, une matière amorphe granuleuse, dense, d'autant plus abondante, qu'on examine des couches plus superficielles du derme : c'est cette matière amorphe qui compose en grande partie la charpente des papilles. On trouve une très grande proportion de fibres jaunes dartoïques au scrotum, à la peau de la verge et aux grandes lèvres de la vulve. Les fibres jaunes irrégulièrement entrelacées, mais dirigées surtout longitudinalement, donnent au tissu l'aspect des membranes fibreuses. Les divers phénomènes du resserrement du scrotum, du mamelon, de la peau de la verge et de celle des grandes lèvres, tiennent principalement à la forte proportion des fibres jaunes; tandis que dans le derme, le phénomène de *chair de poule* ne doit pas être considéré comme tenant uniquement aux fibres jaunes, mais bien, pour une part importante, aux fibres hyalines elles-mêmes.

Dans la tunique propre du canal intestinal, de la vésicule biliaire, de la vessie urinaire, du bassinet des reins, des uretères et des conduits excréteurs de quelques autres glandes, appelée par Willis *tunique nerveuse*, et que je considère comme la couche profonde du chorion des muqueuses, les fibres hyalines, unies à une forte proportion de fibres jaunes dartoïques, forment des faisceaux lâches entre lesquels est interposée une matière amorphe plus molle que celle du derme. La proportion des fibres jaunes est particulièrement notable autour de l'œsophage, entre la paroi antérieure et la paroi postérieure des organes respiratoires ; on en trouve également une forte proportion vers la partie inférieure du rectum.

Dans les séreuses, les fibres hyalines, unies aux fibres jaunes dartoïques, s'entrecroisent à angle aigu, soit isolées, soit réunies en faisceaux. Entre les mailles, on observe également une matière amorphe très facile à démontrer dans l'arachnoïde, où elle est mate et finement granulée ; il en est de même dans l'épiploon, le péritoine pariétal et viscéral, les plèvres, les bourses muqueuses des muscles des tendons et de la peau ; il est en outre des points où la proportion des fibres jaunes augmente : par exemple, au péritoine qui tapisse la paroi antérieure du bas-ventre et la paroi inférieure du diaphragme, dans les replis des anneaux que le péritoine forme au foie, et aussi dans la partie vésicale de cette séreuse. La plèvre pulmonaire en contient infiniment moins que la plèvre thoracique. Telles sont les notions actuellement suffisantes pour le tissu de la partie fondamentale des membranes tégumentaires.

Tunique adventice des vaisseaux. — La tunique adventice des artères, comme la quatrième tunique des veines, rentre nettement dans les tissus composés de la fibre hyaline et de la fibre jaune dartoïque. Dans la tunique adventice des artères, à mesure que l'on prend des couches de plus en plus voisines de la tunique moyenne, on voit le tissu revêtir les caractères du tissu jaune, par la prédominance croissante des fibres jaunes. Dans la quatrième tunique des veines, c'est à la fois la fibre jaune dartoïque et la fibre jaune ligamenteuse qui s'unissent à la fibre hyaline. On sait que dans les sinus du crâne cette tunique est remplacée par la dure-mère, et qu'elle manque d'ailleurs dans les os ; cette quatrième tunique prend une part essentielle aux dilatations variqueuses des veines.

Il faut également ranger ici la *deuxième tunique des*

veines, essentiellement formée de fibres hyalines et de fibres jaunes dartoïques, et constituant la plus mince des couches, après la tunique interne.

Aponévroses. — Dans quelques aponévroses, la proportion des fibres jaunes est tellement considérable par rapport aux fibres hyalines, qu'on peut les ranger parmi les tissus composés; la partie interne du *fascia lata*, qui naît de la branche descendante du pubis, contient une forte proportion de fibres jaunes. Il en est de même pour l'aponévrose superficielle et le ligament suspenseur de la verge; le bord inférieur de l'aponévrose du muscle pectoral est également dans ce cas. On trouve aussi, soit la variété dartoïque, soit plusieurs variétés de fibres jaunes, unies à la fibre hyaline, dans l'aponévrose du bras, du dos de la main, du cou-de-pied, etc. Je puis indiquer, en passant, le cordon tendineux qu'on rencontre sur la moelle épinière des poissons.

Tissu érectile. — Je terminerai la catégorie des composés de la fibre hyaline et de la fibre jaune par l'indication essentielle de la trame fondamentale du tissu érectile, sur lequel je reviendrai à propos de la structure, et qui contient, outre la fibre hyaline, une très forte proportion de fibres jaunes dartoïques et artérielles.

Combinaisons de la fibre lisse hyaline et de la fibre lisse rouge.

Troisième tunique des veines. — Cette troisième tunique se compose de fibres hyalines et de fibres rouges rubanées, disposées circulairement. C'est particulièrement dans les systèmes veineux-porte qu'il faut étudier cette combinaison; la proportion des fibres rouges y est très considérable. Cette tunique forme une épaisse couche dans tout le système porte intestinal, dans la veine cave inférieure et les veines rénales. Elle manque au contraire presque complétement, comme nous le verrons, aux veines radiales et sous-cutanées des membres antérieurs; elle est très peu développée aussi dans les saphènes, dans les veines qui accompagnent les artères profondes; elle disparaît, comme la quatrième tunique, dans les sinus du crâne et les canalicules des os.

Combinaison de la fibre jaune et de la fibre rouge.

Le cas le plus précis de combinaison de la fibre jaune et de la fibre rouge nous est offert par la partie interne de la tunique moyenne de certaines artères; déjà cela s'observe très bien dans les artères de l'intestin; mais c'est particulièrement dans les artères du cerveau, à partir de la scissure antérieure; du moment où les artères ont le volume des cérébelleuses, on voit leur tunique moyenne formée à peu près partie égale de fibres jaunes et de fibres rouges. Dans les ombilicales la proportion des fibres rouges est au moins des deux tiers; on en trouve également une assez notable proportion dans la tunique moyenne de l'artère hépatique.

Union des trois espèces de fibres.

Dans la troisième tunique des veines pulmonaires, la fibre hyaline, deux variétés de fibres jaunes et la fibre rouge, sont unies pour la formation d'un tissu.

On voit que pour la théorie des tissus il s'agissait ici de donner, dans les principaux cas, des exemples assez nets pour saisir les lois d'affinité entre les fibres. Relativement à la substance organique, dont tous ces tissus dérivent, on peut remarquer qu'il doit y avoir bien peu de différence au fond entre les états de la substance qui répondent aux différentes espèces de fibres lisses, car nous voyons ces éléments se produire dans le même point, côte à côte; aussi, rien ne saurait mieux établir l'unité de la substance organique contractile, que les tissus où toutes les espèces de fibres lisses se montrent intimement unies et entrecroisées pour la constitution d'un même tissu. A cet égard, il faut observer que le même mélange ne s'observe pas entre les fibres lisses et les fibres striées; celles-ci peuvent bien, dans le muscle, par exemple, alterner avec des couches de tissu lamineux; mais il n'y a pas là de véritable tissu des deux espèces de fibres. Le seul cas à invoquer, comme exemple d'une telle intrication, est celui du mélange de la fibre lisse rouge et de la fibre striée, dans les points où le tissu des unes succède au tissu des autres, comme cela s'observe entre l'œsophage et l'estomac : c'est là encore une circonstance qui appuie la conception générale des tissus de la fibre comme dérivant d'une même substance organique animale qui, suivant ces états, se modèle en telle ou telle espèce de fibre; et ces états sont si voisins que, dans le même point, sur des espaces répondant à des fractions de millimètres, différentes espèces de fibres se produisent et forment un tissu par leur étroite intrication. Sous ce rapport, on ne saurait m'objecter le tissu des nerfs où dans aucun cas la trame, entre les fibres lisses et les tubes, n'est comparable à celle dont je viens de décrire plusieurs exemples.

Relativement aux lois d'affinité entre les fibres, on a pu reconnaître, malgré la variété des mélanges, que le cas le plus général est, comme pour les cellules, le rapprochement des éléments identiques.

TISSU TUBULEUX.

J'ai pu faire rentrer l'histoire des tissus fibreux dans le

cadre des tissus homœomères, même à l'égard de l'élément contractile le plus spécial, la fibre rouge striée; j'ai pu instituer l'étude du tissu simple de cette fibre, par suite de la nature homogène du sarcolemme. Mais en arrivant à l'histoire du tissu tubuleux, cette distinction entre l'agrégation des éléments tubuleux et celle des fibres hyalines devient difficile; car ici l'élément tubuleux se mêle plus intimement à l'élément fibrillaire.

L'histoire du tissu des nerfs appartient plus nettement au cadre spécial des tissus hétéromères et offre un exemple des tissus *fibro-tubuleux*. Cependant je vais remplir le cadre de coordination que j'ai tracé en indiquant ici en quelques mots ce qu'il y a de réel dans la notion du tissu tubuleux simple et composé.

D'après la forme des éléments tubulaires on peut facilement prévoir leur mode d'agrégation. Dans la texture la plus simple, ils peuvent être conçus comme accolés parallèlement les uns aux autres et formant des faisceaux à la manière des fibres musculaires. C'est en effet ce qui a lieu pour les tubes formant un faisceau primitif. On les trouve ainsi disposés au nombre de dix à vingt et réunis par un fin névrilème fibreux. Plusieurs faisceaux ainsi accolés forment un faisceau secondaire et ceux-ci constituent ensuite un cordon nerveux.

Dans un tel tissu, les propriétés physiques et chimiques sont nécessairement complexes, et chaque élément y prend son influence particulière. Si l'on veut un instant ne considérer que la partie tubuleuse d'un faisceau primitif, abstraction faite du névrilème, on pourra facilement prévoir les propriétés d'un tel tissu, d'après les données fournies par l'étude de l'élément. Si ce faisceau n'est composé que de tubes larges ou de tubes minces, on aura des types du tissu tubuleux simple, et si les deux ordres de tubes sont réunis dans un même faisceau, on aura un degré plus complexe dans lequel, physiquement, le mélange donnera une variété particulière d'aspect; et physiologiquement, une complexité d'action résidant dans la propriété d'une double transmission, l'une centripète, l'autre centrifuge.

On voit donc qu'à la rigueur le tissu nerveux pourrait être absorbé dans la catégorie des tissus simples. Mais à ce point de vue, ce que je viens de dire suffit pour la notion des cas les plus simples. Je passe donc à la seconde classe des tissus, dans laquelle les types normaux vont être principalement fournis par les tissus des différentes parties du système nerveux.

TISSUS HÉTÉROMÈRES.

Jusqu'ici les lois de la texture se sont révélées avec un très haut degré de simplicité, et tous les tissus de la végétalité et de l'animalité réduite au mouvement se sont présentés dans la catégorie des tissus homœomères, où presque toujours un élément de même espèce ou des éléments du même type formaient la base de la texture. En recherchant actuellement des mélanges plus complexes, nous ne pouvons qu'imaginer des tissus hétéromères, c'est-à-dire des combinaisons entre éléments de type différent.

On peut s'apercevoir tout d'abord que les tissus des organes de l'appareil nerveux n'ont pas encore reçu d'appréciation systématique. Or, on doit s'attendre à les rencontrer ici comme se rattachant, en vertu de leur complexité, aux cas les plus spéciaux de la texture. Ce sont, en effet, ces tissus qui vont principalement occuper la seconde partie du présent chapitre. Le point de vue théorique auquel me place ce traité m'oblige néanmoins à concevoir ici la texture hétéromère dans toute sa généralité. Cette position plus indépendante du problème permet ainsi d'embrasser tous les cas du même ordre qu'on pourra rencontrer dans la texture comparée et dans les productions pathologiques.

Au premier degré, nous pouvons concevoir des tissus composés d'éléments sous forme de cellule et d'éléments sous forme de fibre. Pour distinguer les cas où tel de ces types prédomine, on pourrait convenir d'appeler le tissu *cellulo-fibreux*, ou *fibro-celluleux*, suivant que la cellule ou la fibre ont une part plus grande dans la composition du tissu.

Au même degré, on peut considérer des tissus formés de cellules et de tubes, ou bien encore de fibres et de tubes. Ici les expressions tissu *cellulo-tubuleux*, *fibro-tubuleux* seraient appliquées d'après le même principe que pour les combinaisons de cellules et de fibres.

Dans un degré immédiatement plus complexe se présente le mélange des trois types d'éléments, d'où résulterait le tissu *cellulo-fibro-tubuleux*, expression également modifiable, suivant la proportion relative des éléments pour chaque texture.

Ces points de vue généraux, principalement suscités par la chimie, ont l'avantage de présenter sans confusion tous les cas spéciaux de texture hétéromère qui pourraient être observés. Le tableau suivant, appliqué à quelques exemples, résume cette conception systématique.

Tissus hétéromères	cellulo-fibreux ou fibro-celluleux.	Produits accidentels.
	cellulo-tubuleux ou tubulo-celluleux.	Certains points des organes cérébraux.
	fibro-tubuleux . . .	Nerfs de la vie organique.
	tubulo-fibreux . . .	Nerfs de la vie animale.
	cellulo-fibro-tubuleux	Ganglions. Centres nerveux.

L'étude comparée de la texture permettra, sans contredit, d'adapter à ce tableau des exemples précis et normaux pour les degrés où nous ne pouvons invoquer que des tissus pathologiques.

Les exemples de texture hétéromère offerts par les produits accidentels peuvent être facilement conçus d'après les développements précédents. Peut-être, à l'état normal, pourrait-on donner comme exemples de tissus cellulo-fibreux certains assemblages de fibres lisses hyalines et de cellules du cartilage ; mais ces cas, au moins chez les animaux supérieurs, n'offrent pas beaucoup d'intérêt. En somme, les appréciations directes devant essentiellement porter sur les tissus des organes de l'appareil nerveux, je vais les faire précéder ici de quelques observations générales, d'ailleurs préparées par l'étude des éléments tubulaires, et qui pourront tenir lieu des observations concrètes qui manquent encore sur beaucoup de points.

La théorie du système nerveux ne saurait recevoir, à propos des problèmes de structure et même des questions sur la forme, le développement complet qu'il faudra lui donner dans l'anatomie des appareils. Je dois cependant, pour la nature des tissus, établir ici des distinctions indispensables.

L'appareil nerveux le plus simple consiste en simples conducteurs, les *nerfs*, établissant des relations fonctionnelles directes entre certaines parties d'un animal. Lorsque tout un tronçon d'animal est réglé par un centre de réflexion auquel aboutissent les conducteurs centripètes, et d'où partent les conducteurs centrifuges, il y a de plus que les nerfs un *centre réflexe*. La moelle épinière et allongée des animaux supérieurs représente le plus haut degré de perfection que puisse acquérir la série des centres reliant l'ensemble d'un animal. Ce n'est pas tout ; en remontant la hiérarchie zoologique on voit, à la suite des animaux qui réagissent machinalement, des êtres dont les déterminations ne sont plus simplement réflexes, mais réfléchies. Chez ces animaux il n'y a pas seulement des nerfs et des centres, il y a des organes intérieurs de la vie animale qui, par une étroite connexion avec les centres, peuvent dominer les phénomènes réflexes.

D'après ces distinctions évidentes il faut concevoir dans la texture des modes correspondants et tout aussi distincts. Jusqu'à présent les études directes de structure n'ont pas encore déterminé bien rigoureusement le mode d'assemblage des éléments des centres nerveux et des organes cérébraux. Cette lacune est d'autant plus regrettable que, dans beaucoup de cas où la forme et les connexions font défaut, la texture pourrait peut-être nous permettre de nous prononcer dans la détermination comparative des différents organes cérébraux. En attendant que des observations dirigées par une saine théorie viennent nous fournir à cet égard les derniers documents, je vais, d'après l'étude des éléments, établir ce qu'il y a de réel dans nos connaissances actuelles sur ce sujet.

Tissu des nerfs.

Déjà, à l'égard des faisceaux primitifs de tubes, j'ai pu donner une notion surtout théorique du nerf. L'histoire réelle de ce nouveau tissu appartient davantage à la texture fibro-tubuleuse. Pour embrasser immédiatement tous les cas, je considérerai les nerfs d'un animal supérieur.

Le tissu nerveux, abondamment répandu dans l'organisme, s'y présente sous la forme de cordons cylindriques ou aplatis, d'autant plus longs qu'il y a plus de distance entre le centre de réaction et l'organe relié. Ces cordons se divisent, dans leur trajet du centre à la périphérie, en rameaux et ramuscules de plus en plus déliés. L'aspect général permet tout d'abord de distinguer dans les cordons deux catégories : dans l'une, les nerfs sont fermes, brillants, marqués de stries transversales, et se distribuent surtout aux organes de la sensibilité et de la locomotion; dans l'autre, ils sont plus mous, d'un gris rougeâtre, aplatis, formant entre eux de nombreuses anastomoses, et se distribuent principalement aux organes de la vie végétative. Les premiers ne présentent pas de renflements sur leur trajet, si ce n'est à leur origine centrale et dans les points où ils se rencontrent avec les seconds; ceux-ci, au contraire, sont fréquemment en rapport immédiat avec des renflements. Les auteurs ont distingué ceux de la première catégorie sous les noms de *nerfs blancs*, *nerfs de la vie animale*, *nerfs cérébro-rachidiens*, et ceux de la seconde sous les noms de *nerfs gris*, *mous*, *sympathiques*, *ganglionnaires* ou *nerfs de la vie organique*. La distinction nette de ces nerfs sera particulièrement faite à propos des études sur la relation des organes de la vie animale. Quant aux considérations que comporte leur tissu, nous allons les exposer de front, tout en signalant sur notre route les différences essentielles à connaître.

La couche la plus extérieure de tissu lamineux qui forme la partie externe d'un cordon nerveux n'est pas un névrilème spécial disposé en forme de tunique autour du cordon; cette couche se confond à l'extérieur avec le tissu lamineux ambiant qui accompagne presque toujours les nerfs dans leur trajet, et intérieurement elle pénètre la masse des tubes nerveux de manière à les diviser en faisceaux décroissants.

Il y a donc, outre le névrilème particulier à chaque faisceau primitif, d'autres névrilèmes plus généraux, réunissant les faisceaux primitifs pour former des faisceaux secondaires. L'élément du névrilème, pour les nerfs blancs, c'est la fibre lisse hyaline ; pour les nerfs gris, c'est en outre la fibre de Remak, variété de la précédente, qui donne aux cordons nerveux plus de résistance et qui, au lieu de diviser les tubes en faisceaux, se mélange à eux d'une manière plus intime.

La proportion relative des tubes et des fibres n'est pas la même dans les deux espèces de nerfs, et de cette différence naît un caractère essentiel.

Dans les nerfs blancs, la fibre hyaline entre pour la septième ou la huitième partie ; dans les nerfs gris, ce rapport est inverse : on a sept ou huit fibres pour un tube.

Dans les gros filets du sympathique, on trouve plusieurs faisceaux de tubes minces et dans ceux qui se distribuent aux artères on rencontre quatre ou cinq tubes ; dans les derniers filaments on ne trouve plus au milieu du névrilème qu'un ou deux tubes nerveux. Une autre différence capitale entre les nerfs blancs et les nerfs gris, c'est que les tubes des derniers sont toujours plus fins que ceux des nerfs de la vie animale, ainsi que je l'ai établi en étudiant cet élément.

Dans chaque cordon, au milieu des fibres entrecroisées, les tubes nerveux se continuent sans se ramifier, du point d'émergence au point de distribution ; mais les intrications des faisceaux secondaires et tertiaires, dans l'épaisseur du cordon, sont si multipliées qu'on ne peut les suivre au delà de quelques millimètres. On peut néanmoins, dans certains cas, les suivre dans une longueur de quelques centimètres.

Ce qui se passe pour les faisceaux s'opère pour les cordons eux-mêmes. On en voit des exemples très nets pour les paires cervicales inférieures, pour les nerfs lombaires et sacrés. Mais tandis que dans certains plexus les troncs s'envoient réciproquement des branches, dans d'autres ils ne font que s'accoler dans une partie de leur trajet pour se séparer ensuite sans s'être mélangés. Dans le premier cas, on dit qu'il y a *plexus par anastomose*, et dans le second, *plexus par décussation*. De la réunion de ces deux dispositions résulte le *plexus composé*.

Un fait digne d'intérêt, s'il est bien observé, c'est que, d'après Gerber et Volkmann, malgré le principe général de la direction des tubes, on peut, dans certains cas, voir dans les cordons ou les plexus les tubes primitifs disposés de manière à former une anse sans expansion périphérique. Tréviranus a également décrit ces anses. Arnold les appelle *fibræ arcuatæ cerebrales*, et il appelle en particulier *fibræ arcuatæ orbitales* des tubes formant une arcade analogue entre les bords internes des deux nerfs optiques, au-devant du chiasma, de sorte qu'il y aurait là un exemple d'anse nerveuse ouverte en dehors; Volkmann donne des exemples de ces anses, à l'angle de division des nerfs thoraciques en branches antérieures et postérieures, chez la taupe.

Ces exceptions ne doivent altérer en rien les notions générales sur l'action des nerfs, et de tels arcs isolés ne sont que des traits de la disposition rudimentaire de ces éléments, dans les appareils nerveux les plus simples où les cordons relient directement les parties d'un organisme.

Au point d'émergence des nerfs, les tubes sont disposés dans les racines comme dans le tronc; seulement les racines antérieures sont formées par les tubes sans corpuscule ganglionnaire, et les postérieures par les tubes avec corpuscule ganglionnaire.

Le tissu d'un nerf spécialement sensitif ou moteur est plus simple que le nerf mixte; il en est de même du tissu des racines antérieures et postérieures, par rapport aux cordons nerveux qu'elles constituent par leur conjugaison.

Le tissu nerveux est susceptible d'une cicatrisation parfaite. Dans un cordon nerveux coupé, les deux extrémités peuvent, au moyen d'une exsudation spéciale, se recoller en même temps que la propriété de transmission se trouve aussi rétablie. Si les deux extrémités sont trop éloignées et que la cicatrisation ne puisse s'opérer, le bout périphérique subit une atrophie particulière portant sur les éléments tubuleux.

Le tissu des nerfs chez l'embryon est d'autant plus gris et translucide, qu'on se rapproche davantage des premières époques du développement ; plus tard il se présente sous la forme de cordons pâles, finement granulés, avec des stries longitudinales presque insensibles. D'après les mesures de Harting, le diamètre des tubes primitifs augmente un peu avec l'accroissement du corps.

Chez tous les animaux vertébrés, les nerfs se ressemblent, sauf des variations accessoires. Chez les grenouilles, la fibre de Remak manque totalement dans les nerfs gris. Chez les articulés et les mollusques, les nerfs se présentent avec la même constitution fondamentale. Bien que des recherches nombreuses n'aient pas été faites à cet égard, cependant les travaux de Henle et de Valentin sur quelques entozoaires, l'*Echinorhynchus nodulosus*, le *Distoma lanceolatum*, permettent d'établir que, du moment où des nerfs apparaissent, ils présentent la même constitution anatomique, sauf les proportions variables entre le névrilème et les tubes.

Tissu des ganglions.

Le ganglion est un exemple très net de tissu cellulo-fibro-tubuleux ; car les tubes nerveux avec corpuscule ganglionnaire et des fibres y concourent à la texture.

En effet, le ganglion résulte d'un ou de plusieurs faisceaux de tubes qui se correspondent par les points où des corpuscules ganglionnaires se rencontrent sur leur trajet ; de telle sorte qu'on peut dire que le corpuscule est au tube ce que le ganglion est au cordon nerveux. Des fibres lisses hyalines formant le névrilème et de la matière amorphe complètent leur texture.

Les proportions relatives de ces éléments varient suivant les ganglions ; dans ceux du grand sympathique, les tubes munis de leurs corpuscules sont en très petite quantité, tandis que le névrilème est très abondant. Il y a, du reste, à cet égard, le même rapport entre les deux ordres de ganglions qu'entre les deux ordres de nerfs. On voit, d'après cela, que le ganglion nerveux proprement dit est caractérisé par la présence des corpuscules ganglionnaires. Il faut donc les distinguer des renflements qui résultent d'un simple entrecroisement de filets nerveux, avec une proportion plus ou moins grande de névrilème ou de matière amorphe contribuant à produire le renflement.

Tissu de la moelle.

Il y a dans la composition anatomique de la moelle divers ordres de questions. Je vais particulièrement m'attacher à la disposition des éléments propres des centres nerveux. Nous savons déjà, d'après l'étude des éléments, que le noyau gris, outre qu'il est traversé par des tubes nerveux, se compose essentiellement d'une matière granuleuse contenant une forte proportion de noyaux libres, comme dans la substance grise cérébrale. De plus, les corpuscules ganglionnaires sont en connexion avec plusieurs tubes nerveux. D'après Kölliker, au fond de la commissure antérieure, il y a entrecroisement des faisceaux antérieurs de la moelle; de telle manière que les tubes du faisceau antérieur droit se continuent avec les tubes des racines antérieures gauches, et, réciproquement, les tubes du faisceau antérieur gauche se continuent avec ceux de la racine antérieure droite. Dans les deux cas, c'est la partie interne des éléments de la racine qui contribue à l'entrecroisement, tandis que la partie externe va directement s'irradier dans la partie externe du noyau gris et dans le faisceau latéral correspondant. Pour les racines postérieures, Kölliker décrit un dédoublement des éléments dont la disposition est analogue. Dans la seconde partie de l'anatomie générale, où je traiterai des lois générales des connexions, j'aborderai plus directement les problèmes relatifs aux modes de jonction des racines des nerfs avec les centres : les indications actuelles n'ont d'autre but que de montrer la disposition générale des éléments. La disposition relative entre la partie blanche et la partie grise est d'ailleurs trop bien décrite dans tous les livres élémentaires pour que je la signale ici. J'y reviendrai, du reste, à propos de notions de structure.

Tissu des organes cérébraux.

Dans l'anatomie descriptive de la moelle allongée, on indique assez nettement la disposition générale des éléments nerveux. D'après l'indication sommaire des parties constituantes du système nerveux, on peut facilement distinguer dans la moelle allongée ce qui appartient aux centres nerveux et ce qui sert, simplement, sous forme de pédoncule, à établir des connexions entre les centres nerveux et les organes cérébraux, qui nous sont particulièrement offerts dans les masses extérieures des hémisphères cérébraux et cérébelleux. Je vais donc donner surtout la disposition des éléments à partir du noyau blanc des hémisphères jusqu'à la couche extérieure des circonvolutions. C'est encore d'après les préparations de Kölliker que je vais décrire la texture suivante. En allant du noyau de substance blanche à la couche superficielle, on trouve d'abord une couche d'un gris rougeâtre, que les tubes nerveux traversent en faisceaux s'irradiant directement de la substance blanche vers la substance grise. Au milieu des faisceaux, ainsi dirigés du centre des hémisphères à la périphérie, on rencontre quelques tubes isolés qui les coupent transversalement. Dans la couche suivante, couche blanche moyenne de la substance grise, les tubes à direction concentrique, coupant en travers les tubes irradiés de la couche précédente, sont très nombreux. Dans la couche grisâtre, qui vient ensuite, on rencontre une grande proportion de noyaux libres maintenus par une substance graisseuse; et au milieu de ces éléments on voit les tubes de la couche précédente former des anses et retourner dans la couche dont ils proviennent; ou bien, ils forment leur anse dans la couche blanche superficielle, constituée comme la couche blanche moyenne par des tubes à direction concentrique.

Pour le cervelet, on voit également les tubes du noyau blanc s'irradier vers la couche superficielle, d'abord dans une couche rougeâtre contenant une forte proportion de noyaux libres, puis dans la couche grise, dont la partie profonde contient beaucoup de corpuscules ganglionnaires, tandis que la partie superficielle de cette couche est formée par de la substance granuleuse amorphe et des cellules isolées.

Quelque incomplètes que puissent être les observations de Kölliker, elles peuvent déjà nous guider jusqu'à un certain point, dans certaines déterminations d'organes; je pense, en effet, d'après la texture précédente, qu'il est impossible de ne pas faire rentrer l'olive du bulbe rachidien et le corps olivaire du cervelet parmi les organes cérébraux, à cause de la profonde analogie de texture qui existe entre ces parties et les circonvolutions. Ces applications de la structure à la détermination des organes seront d'ailleurs développées dans les autres parties de l'anatomie générale.

Arrivé à ce point, je ne saurais étendre les problèmes de texture sans empiéter sur des degrés plus compliqués d'analyse anatomique. Je me contenterai donc, en terminant ce chapitre, d'en résumer les principaux aperçus.

De même que nous avons admis trois ordres de substances et trois types d'éléments, de même nous avons reconnu trois groupes de tissus. Les tissus celluleux comme les tissus fibreux sont homœomères; les tissus tubuleux sont ordinairement plus complexes, par l'adjonction des fibres et des cellules aux tubes. Dans les tissus homœomères, la texture la plus générale résulte de l'assemblage d'éléments de même espèce; pour les tissus celluleux, on ne voit de combinaison de deux espèces de cellules que dans les productions anormales où, d'ailleurs, la texture est toujours bien moins déterminée que dans les tissus normaux. Pour les tissus fibreux, par suite de l'étroite parenté des fibres, tous les mélanges possibles peuvent se présenter dans la constitution d'un tissu, bien que les assemblages entre fibres identiques restent le cas le plus général.

Les propriétés physiques, chimiques et physiologiques, dérivent de celles des éléments constituants; mais la texture peut modifier ces propriétés dans une certaine limite. Dans les fibres, par exemple, une condensation des éléments au moyen d'une substance amorphe résistante, tendra à paralyser plus ou moins les propriétés de contractilité; le tissu d'une coque fibreuse, d'un tendon, d'une aponévrose d'insertion, se trouve ainsi réduit en vertu de sa texture à un rôle plutôt statique que dynamique. Dans le tissu lamineux, dartoïque, musculeux, nous trouvons au contraire des dispositions plus favorables à l'emploi des propriétés contractiles des fibres.

Relativement aux productions anormales, nous avons vu se réaliser dans les tissus ce que j'ai établi à propos des éléments, à savoir que la substance amorphe, les tissus celluleux et le tissu de la fibre lisse hyaline, peuvent seuls être la base des formations accidentelles. En rappelant ici ce fait général, j'ai principalement pour but de faire ressortir l'intérêt d'une étude systématique des produits accidentels faite d'après ce plan et pour laquelle je me bornerai aux indications du tableau suivant :

Produits accidentels dérivés	de substances amorphes	normales.
		anormales.
	d'éléments cellulaires	normaux.
		anormaux.
	d'éléments fibrillaires.	
	d'un mélange plus ou moins complexe des substances et des éléments précédents.	

Dans chacun des quatre chapitres dont se composerait cette exposition, on appliquerait rigoureusement les principes de la loi de classement.

La question des tissus accidentels touche de près à celle de la régénération des tissus et permet de l'éclairer. Tous les tissus, même les plus spéciaux, celui des nerfs par exemple, ont la propriété de se régénérer dans une certaine limite, mais ceux qui se régénèrent le plus facilement sont les tissus de la cellule et ceux de la fibre lisse hyaline. Pour les tissus élastiques, musculeux, nerveux, la régénération ne se fait plus que dans des conditions particulières de nutrition. Je reconnais du reste que l'ensemble des problèmes qui se rattachent à la régénération des tissus, dépend essentiellement des lois de l'accroissement et ne peut recevoir des lumières qu'en physiologie générale.

Enfin, je dois faire ici une dernière remarque générale sur la notion d'organisme dérivant de la notion de tissu. Nous avons vu que l'être organisé, conçu dans sa plus grande simplicité, n'est qu'une agglomération d'une substance amorphe. Puis, avec les éléments anatomiques, la conception d'un centre déterminé de composition et de décomposition acquiert plus de précision. Cette notion se précise encore davantage avec les tissus, en même temps qu'elle se complique. Le point le plus important à éclairer est le mode suivant lequel nous devons concevoir l'adjonction des tissus de l'animalité à ceux de la végétalité.

Quel que soit le développement des fonctions de l'ordre animal, on ne peut s'empêcher de reconnaître leur étroite subordination à celles de l'ordre végétal. En prenant cette réunion d'attributs dans les cas les plus simples, là où les tissus contractiles apparaissent et caractérisent les premiers degrés de l'animalité, voici de quelle manière il faut comprendre la coexistence de la végétalité et de l'animalité. La vie végétative s'exerçant uniquement au moyen des tissus de la cellule, ne peut aller au delà des résultats fournis par la pure existence végétale. Si cette vie végétative se complique, l'être ne pourra exister qu'à la condition que des tissus contractiles permettront à l'être de se mouvoir et de se déplacer dans une certaine limite. A ce premier degré, l'animalité n'est, en quelque sorte, qu'un végétal vraiment mobile, ou, si l'on veut, un végétal animalisé. Prenez maintenant ce dernier être, spécialisez ses fonctions et par conséquent ses organes, et vous arriverez à un degré où le maintien de l'organisme ne pourra plus se faire qu'en vertu d'un troisième ordre de tissus, établissant des relations entre les différentes parties de l'être ainsi compliqué. Cette subordination de la contractilité et de la sensibilité aux exigences d'une vie végétative de plus en plus complexe, sera plus développée à propos de la théorie des appareils ; pour la notion d'organisme dérivée de la notion de tissu, je dois ici me borner à cette indication générale.

CHAPITRE IV.

MEMBRANES.

En évitant avec soin, dans le chapitre précédent, tout problème étranger à la texture, j'ai pu faire concevoir la juste notion de tissu. Le même scrupule philosophique, dans l'exposition des lois de la contexture, va me permettre d'atteindre une précision aussi grande pour la notion de membrane.

Dans l'introduction de ce traité, j'ai expliqué comment, d'après le programme d'Aristote, la conception des membranes devrait être le premier degré d'analyse anatomique à saisir après celui des parties similaires, puisque le degré tissu dépendait lui-même de la décomposition préalable de l'organisme en ses éléments constituants. En employant, comme nous l'avons fait, la marche logique, après avoir toutefois indiqué la marche historique, il a été très facile de fonder les lois de la texture, et il est également facile de saisir maintenant les problèmes de la contexture, car nous n'avons qu'à imaginer pour les tissus ce que nous venons de faire pour les éléments. En effet, le degré analytique le plus simple après les éléments, c'est l'assemblage direct des éléments entre eux pour la formation des tissus. Or, le degré analytique, membrane, va résulter de l'assemblage direct de ces tissus eux-mêmes. Le tissu résulte de l'assemblage déterminé d'éléments anatomiques appartenant à telle espèce, à tel type. De même nous dirons : telle membrane résulte de l'assemblage déterminé d'un certain nombre de tissus. Mais une réflexion essentielle doit ici faciliter cette notion. On a pu voir d'après la lecture du précédent chapitre, dont celui-ci est immédiatement dépendant, que la loi générale de formation des tissus est la tendance générale à la disposition par couche. La membrane sera donc un assemblage déterminé de tissus sous forme de couches.

La notion de membrane doit être assez relative pour que, dans certains cas, elle puisse résulter de la considération d'une simple couche; mais alors celle-ci ne sera plus que le rudiment homogène d'une membrane plus composée. Aussi pour que ce degré présente son vrai caractère, il faut y comprendre, en général, une stratification de couches hétérogènes. En même temps que la notion de membrane devient plus nette, on peut appliquer à ce mode d'assemblage une expression correspondante à celle employée pour les tissus.

Le mot *texture* était pleinement applicable aux assemblages d'éléments, de même que le mot *contexture* désignera bien les assemblages de tissus, d'après des lois que je vais maintenant chercher à établir.

En envisageant successivement la substance organique, l'élément, le tissu, j'ai montré qu'à chaque degré la notion d'organisme a une complexité correspondante. Il est bien évident que l'étude des membranes, supposant une distinction parfaite entre certains tissus, implique toujours un organisme plus compliqué que celui qui résulte de la simple considération d'un tissu. Néanmoins cette étude comprend des êtres très inférieurs de la hiérarchie animale; je dois même remarquer que, malgré la texture homogène des végétaux, il sera possible d'instituer, relativement à leur structure, un degré analytique, sinon semblable, au moins jusqu'à un certain point analogue à celui des membranes, dans lequel on recherchera, pour un certain nombre de parties, les lois de superposition des tissus par rapport à un axe. Dans les degrés inférieurs de l'animalité, on comprend très bien comment l'anatomie d'un organisme peut finalement se réduire à un problème de contexture; mais pour donner au degré membrane toute son importance anatomique, il faut reconnaître qu'en négligeant, chez les animaux supérieurs, les artifices par lesquels certains organes se replient au dedans des autres, comme l'intestin, par exemple, relativement à la sphère animale, on peut ramener la notion générale de l'organisme le plus complexe à l'idée de membrane, en se le représentant comme dérivé d'une succession de tissus en forme de couches disposées comme les parois d'un cylindre, par rapport à un axe central, ou par rapport à des axes plus spéciaux. Si enfin, au point de vue physiologique, on veut se représenter tous les grands phénomènes de relations animales et végétatives, s'accomplissant au niveau des tissus disposés en membranes, on comprendra bien comment Bichat, sous l'inspiration pathologique de Pinel, devait inaugurer l'anatomie moderne par l'étude des principales membranes; on comprendra surtout la nécessité qu'il y avait aujourd'hui de restaurer un degré analytique sur lequel les développements précédents ne sauraient plus laisser aucun doute. Je dois néanmoins reconnaître que si le degré membrane est parfaitement distinct du degré tissu, il n'en est pas de même relativement au degré parenchyme. En effet, la forme la plus générale des tissus, ai-je dit, est la disposition par couches. Mais ce n'est là qu'une manifestation très générale; d'autres formes plus spéciales peuvent se présenter. Aussi, à beaucoup d'égards, les degrés membrane et parenchyme ne sont qu'une distinction, d'ailleurs indispensable, dans le degré organe, qui les comprend tous les deux. En opérant une réduction semblable entre les substances organiques et les éléments qui, d'après les développements que je leur ai consacrés, se sont présentés à nous, sous un même aspect, au point de vue analytique, on voit qu'en définitive les deux premiers degrés, que j'ai distingués en substances organiques et éléments, pourraient n'en former qu'un, et il en serait de même pour la membrane et le parenchyme, qui se réduiraient dans le degré organe. Cependant il ne faut pas perdre de vue que, dans le parenchyme, l'association a lieu, le plus souvent, entre des tissus formant membrane. Or, dans de tels assemblages, il a été jusqu'à présent impossible de découvrir les lois de la structure. On verra, au contraire, qu'à la faveur de la décomposition du degré organe en membrane et parenchyme, ces lois se révèlent avec une grande netteté. Ces remarques préliminaires étant maintenant suffisantes, je puis entrer directement en matière.

En réduisant théoriquement le tronc d'un animal supérieur à un cylindre, dont la paroi est constituée par une succession déterminée de couches, nous avons d'abord à étudier les membranes qui le limitent, soit au dehors, soit au dedans. Si de plus nous envisageons la paroi interne du cylindre comme pouvant affecter des dispositions indépendantes de la paroi interne, à la faveur d'une séparation plus ou moins étendue dans l'intervalle de certaines couches, nous aurons à étudier, du côté de ces cavités intérieures, une nouvelle espèce de membrane. De ces premières vues nous formons un premier groupe, comprenant toutes les membranes qui délimitent l'organisme au dehors et au dedans, et qui peuvent être réunies sous la dénomination de *membranes tégumentaires*. En faisant l'étude spéciale de ces membranes, nous placerons en première ligne celle qui limite le corps dans l'espace, la peau; en seconde ligne, celles qui limitent l'organisme du côté des cavités intérieures; et parmi ces dernières, nous distinguons, d'un côté, celles qui, s'ouvrant toujours à l'extérieur par des ouvertures en communication avec la peau, sont destinées à établir des relations importantes entre l'organisme et les milieux, les *muqueuses ;* d'un autre côté, celles qui, tapissant des cavités souvent closes de toutes parts, ont surtout un rôle purement statique, relatif à la spécialisation des organes et à leurs mouvements respectifs, les *séreuses.* Pour compléter l'étude de ce premier groupe, j'indiquerai certains cas anormaux offerts, soit par le développement spontané de la membrane des kystes, soit par la formation directe des séreuses accidentelles.

Si maintenant nous envisageons des animaux chez lesquels les liquides de composition et de décomposition, sous forme de sang, de chyle, de lymphe, sont contenus dans une cavité intérieure, ramifiée, close de toutes parts, un second groupe de membranes s'offrira à nous comme se rattachant nettement aux problèmes de la contexture. Les vaisseaux, étudiés par Bichat comme un tissu, par Blainville comme un parenchyme, ne sont que des formes spéciales d'une membrane composée d'un plus ou moins grand nombre de couches. Pour embrasser tous les degrés de complication de cette membrane, j'étudierai d'abord, comme condition fondamentale, la membrane des surfaces d'absorption et de résorption, les *capillaires*, les *sinus de l'utérus*, les *lacunes ;* en second lieu, viendra la membrane des canaux de distribution, *artères*, *veines*, *lymphatiques* et *chylifères.* Enfin le cas le plus spécial de cette membrane se présentera dans la contexture plus ou moins complexe des organes d'impulsions, les *cœurs.* On peut juger, dès à présent, de la vraie nature des problèmes de la contexture et de leur réalité, comme degré analytique, dans la théorie de la structure.

Un troisième groupe, aussi naturel que les précédents, résulte de la considération des glandes et des conduits excréteurs. Ces derniers ont été, de très bonne heure, conçus comme les analogues des surfaces tégumentaires; mais, toute appréciation de ce genre ne pouvait acquérir sa véritable portée que par la restauration de l'étude des membranes, et la fondation des études sur la contexture. Quant aux glandes, je dois ici expliquer par quel côté elles appartiennent aux mêmes études.

On a dit souvent et à tort, que dans les glandes il n'y a de spécial que le mode d'assemblage des parties constituantes; dans toutes les glandes, en effet, il y a comme parties communes ce que Bichat appelait le *parenchyme de nutrition*, le tissu cellulaire, les vaisseaux et les nerfs; mais il y a quelque chose d'incontestablement spécial, c'est la membrane à travers laquelle se fait la sécrétion propre à chaque glande. Quelle que soit l'insuffisance de nos moyens actuels d'analyse anatomique pour distinguer la tunique propre des culs-de-sac glandulaires de la parotide, de la tunique des culs-de-sac du pancréas, par exemple, nous n'en sommes pas moins fondés à admettre, du point de vue physiologique, qu'il y a dans chaque membrane sécrétante, une contexture correspondante à chaque espèce de sécrétion. Cette remarque générale suffit pour motiver ici l'étude de ce qu'il y a de spécial dans chaque glande; car toutes les surfaces sécrétantes, quelle que soit leur forme, sont des surfaces membraneuses en général composées d'une tunique propre amorphe et d'un épithélium. Nous distinguons donc, dans notre troisième groupe, la membrane des surfaces sécrétantes, de la membrane des canaux excréteurs, de la même manière que nous avons dû séparer dans le groupe précédent, la membrane des surfaces d'absorption et de résorption, de celle des canaux de transport.

On peut maintenant deviner une propriété caractéristique de l'étude de la contexture, que je ne pouvais énoncer en commençant le présent chapitre, et qui consiste dans le point de vue éminemment relatif qui résulte des divers degrés de complication d'une même membrane. C'est pour avoir porté dans ces études un caractère trop absolu que certains auteurs ont rejeté l'existence d'un tégument intérieur, quand celui-ci n'était représenté que par un épithélium, ou que d'autres ont appelé *lacunes* du système vasculaire, des cavités qui n'étaient tapissées que par la membrane amorphe des plus petits capillaires; l'ensemble de ce chapitre aura, j'espère, l'avantage de bien faire sentir la disposition mentale qu'il faut apporter dans l'étude des sujets complexes.

Je dois enfin terminer cet aperçu général, par une remarque très propre à relever encore le caractère philosophique de cette nouvelle étude. L'examen d'un groupe quelconque de membranes expliquera comment, avec un si petit nombre de documents comparatifs, Bichat a pu théoriser d'une manière aussi vaste en anatomie générale. En effet, si l'on prend pour exemple la membrane des vaisseaux, on voit que l'étude isolée du type humain remplace, à certains égards, l'étude comparée du système vasculaire; car, entre le cœur qui nous offre l'état le plus spécial de la membrane, et le capillaire qui nous présente son état le plus simple, nous pouvons envisager une série d'états intermédiaires, très propres à remplacer les documents fournis par l'anatomie comparée. Cette remarque, d'ailleurs applicable à l'ensemble des études sur le type organique le plus complexe, résulte si nettement du degré membrane, que j'ai cru devoir en faire ici l'indication particulière.

Le tableau suivant, dressé d'après les observations précédentes, résume le plan général des membranes dont je vais étudier successivement la contexture spéciale.

Tableau des membranes.

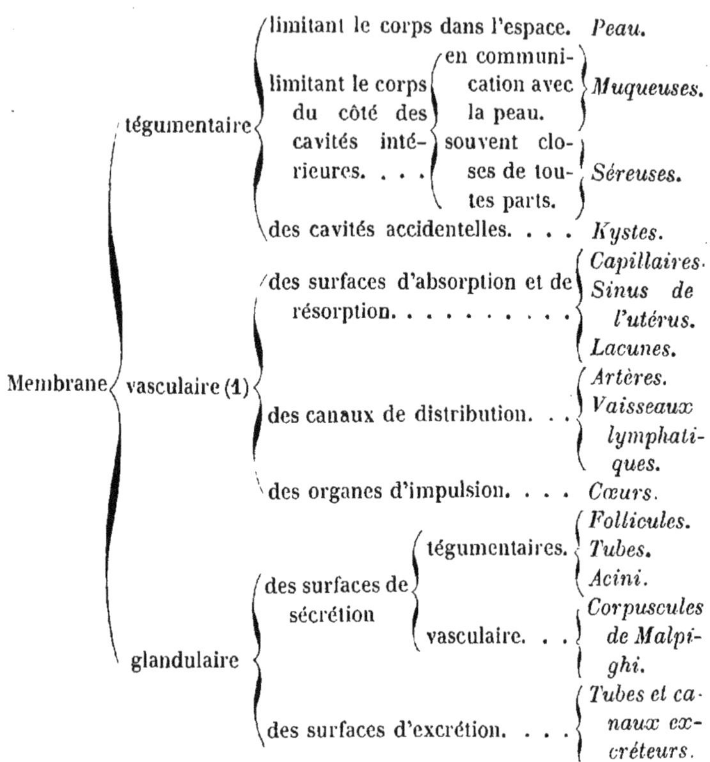

Membrane	tégumentaire	limitant le corps dans l'espace.		*Peau.*
		limitant le corps du côté des cavités intérieures. . . .	en communication avec la peau.	*Muqueuses.*
			souvent closes de toutes parts.	*Séreuses.*
		des cavités accidentelles. . . .		*Kystes.*
	vasculaire (1)	des surfaces d'absorption et de résorption.		*Capillaires. Sinus de l'utérus. Lacunes.*
		des canaux de distribution. . .		*Artères. Vaisseaux lymphatiques.*
		des organes d'impulsion. . . .		*Cœurs.*
	glandulaire	des surfaces de sécrétion	tégumentaires.	*Follicules. Tubes. Acini.*
			vasculaire. . .	*Corpuscules de Malpighi.*
		des surfaces d'excrétion. . . .		*Tubes et canaux excréteurs.*

MEMBRANES TÉGUMENTAIRES.

En ne considérant dans ces membranes que ce qu'il y a de fondamental, abstraction faite de leur parenchyme de nutrition, on voit que leur caractère statique général est de constituer les revêtements extérieurs et intérieurs de

(1) Pour appliquer aux trois groupes de membranes la même désinence, j'ai écrit membrane *vasculaire* au lieu de membrane des vaisseaux ; et pareillement, membrane *glandulaire* au lieu de membrane des glandes. Les développements précédents me dispensent de donner ici la nouvelle acception de ces mots.

l'animal dont elles isolent et contiennent la masse. C'est en réduisant ainsi l'étude des téguments à un problème de contexture, qu'on saisit dans toute sa netteté l'analogie qu'il y a entre la contexture de la peau et celle des muqueuses et des séreuses. Entre la peau et les muqueuses, le rapprochement était facilité par la continuité et l'espèce de fusion qu'on remarque aux ouvertures naturelles. Une disposition du même genre, chez les animaux dont le péritoine s'ouvre largement à l'extérieur, aurait pu faire également découvrir l'analogie de la peau avec les séreuses; néanmoins cette extension de l'idée de tégument est toute moderne. Sous l'inspiration des écrits de Bichat, je l'avais accomplie en exposant dans des conférences particulières la théorie des séreuses; mais, ainsi que je l'ai déjà remarqué, une démonstration *à posteriori* se trouvait nettement exposée dans l'Anatomie générale de Henle. Depuis, les recherches spéciales de Lacauchie ont donné une nouvelle confirmation à cette vue générale, qui, d'ailleurs, a dû être spontanément exprimée par d'autres auteurs. Je citerai, comme exemple, les recherches sur le tissu muqueux, dans lesquelles Bordeu considère le péritoine comme une *espèce de surpeau interne*. La peau, les muqueuses, les séreuses sont donc des revêtements entre lesquels les parties de l'organisme sont contenues.

La contexture générale des membranes tégumentaires résulte de la superposition de deux couches, l'une dermique, d'un tissu fibreux, repose directement sur les organes; l'autre épidermique, d'un tissu celluleux, recouvre la tunique fibreuse. Dans son plus grand état de simplicité, le tégument peut se réduire à une couche continue de cellules épidermiques reposant directement sur l'organe sous-jacent. C'est ce qu'on remarque pour la peau des animaux inférieurs et dans certaines séreuses des animaux supérieurs. Dans ces cas, le tégument contribue surtout à isoler les parties. Le rôle protecteur du tégument dépend de l'épaisseur de la couche épidermique. C'est dans le derme que se trouvent les conditions importantes de divers ordres de relations établies entre l'organisme et les milieux. Bien que la notion de ce second ordre d'usages résulte surtout de la considération parallèle du parenchyme de nutrition, vaisseaux, nerfs et glandules, il est néanmoins des conditions propres au derme, même au point de vue des relations les plus spéciales. Une impression quelconque ne peut se concevoir sans une disposition particulière de la tunique dermique, abstraction faite des nerfs qui s'y rendent. En conservant au mot *impression* son acception littérale, on peut dire que le nerf centripète transmet au centre et que le tégument reçoit l'impression extérieure. Il est donc très important pour les phénomènes plus complexes de perception et de sensation, de distinguer le fait initial de l'impression faite sur le tégument, impression qui peut être plus ou moins bien transmise suivant la manière dont le derme est relié au centre par le système nerveux. Pour mieux caractériser cette indépendance, je dirai qu'une portion de tégument mal conformée pour recevoir impression, et reliée par un grand nombre de filets nerveux, pourra se prêter à des phénomènes de sensibilité sans pour cela être propre à une grande netteté d'impression, et finalement de perception.

Les caractères anatomiques et physiologiques généraux des téguments étant donnés, autant que le comporte le simple point de vue des membranes, je vais pouvoir aborder leurs différentes formes.

Peau.

Le nom de peau s'applique particulièrement à la membrane tégumentaire qui limite l'être vivant dans l'espace. Cette membrane, suivant les points de la surface d'un organisme et suivant les espèces animales, établit, entre les milieux et l'être vivant, des rapports plus ou moins généraux, ou constitue simplement une enveloppe protectrice. Je vais surtout en étudier ici la contexture.

J'ai fait connaître la texture de l'épiderme, à propos des tissus de la cellule, et la texture du derme, à propos des tissus de la fibre. Je n'ai donc plus qu'à préciser ici leur mode d'assemblage, tout en insistant sur les particularités que suscite le problème plus spécial de la contexture.

La membrane cutanée, dans sa plus grande simplicité, n'est qu'une couche celluleuse directement appliquée sur la substance contractile d'un animal. Du moment où l'on envisage des êtres supérieurs, la peau se compose toujours d'une couche externe celluleuse, l'épiderme, et d'une couche fondamentale, le derme, appartenant, comme je l'ai indiqué, aux tissus composés de la fibre. D'après cela, la face externe de la peau répond à la couche épidermique la plus superficielle, tandis que la face interne est déterminée par la couche profonde du derme. Entre ces deux faces, il est facile de suivre les divers degrés de complication dans la contexture.

Le derme, avons-nous dit, est tissu avec des fibres lisses hyalines et une notable proportion de fibres lisses jaunes dartoïques. Accessoirement on y rencontre des fibres lisses rouges. Enfin, une matière amorphe interfibrillaire vient augmenter la fermeté de la trame. Cette matière est d'autant plus abondante qu'on se rapproche davantage de l'épiderme, et la couche dermique la plus superficielle, chez l'homme par exemple, est formée dans une épaisseur de 0,001 à 0,002 de millimètre, d'une lame homogène de cette substance amorphe, semée çà et là de noyaux. C'est dans cette lame que le réseau capillaire superficiel vient se disposer et ne s'y trouve séparé de l'épiderme que par un mince vernis de matière amorphe. D'après cette composition, on voit qu'à la rigueur on peut distinguer, dans le derme, trois couches : l'une moyenne, dans laquelle la substance amorphe lie étroitement les éléments fibreux ; une inférieure, dans laquelle les fibres, plus lâchement unies, circonscrivent des espaces aréolaires ; une supérieure, presque uniquement formée par la matière amorphe interfibrillaire. Cette distribution n'altère en rien la notion du derme qui lie ces trois couches en une seule ; elle permet surtout de bien comprendre tous les travaux exécutés sur la membrane cutanée.

La couche superficielle, principalement dans les points où les impressions tactiles sont les plus nettes, présente, du côté de l'épiderme, des séries d'élevures disposées en lignes droites ou courbes, séparées par des sillons. Ces élevures, désignées sous le nom de *papilles*, sont, suivant les points, coniques, fungiformes, aplaties, irrégulières. Sur une base plate peuvent reposer plusieurs saillies coniques. D'après les observations de Wagner, dans les papilles où pénètrent les tubes nerveux, on rencontre un corpuscule fibroïde auquel aboutit le tube ou que celui-ci traverse. Ce corpuscule a reçu le nom de *corpuscule du tact.* Dans une papille à base plate surmontée de deux à trois saillies coniques, le corpuscule du tact ne se rencontre ordinairement que dans une des saillies terminales. Cette couche superficielle du derme ainsi hérissée de papilles a reçu le nom de *corps papillaire*. Nous voyons que la charpente essentielle de la papille, c'est la matière amorphe interfibrillaire, accessoire dans la couche moyenne du derme, et prépondérante dans la couche superficielle. Un nom particulier a été également appliqué à la couche profonde pour caractériser son aspect aréolaire. Donc, en décomposant le derme en corps papillaire, derme proprement dit et couche aréolaire, on établit une distinction justifiée par la texture, sans que pour cela les trois couches puissent être conçues comme indépendantes. Je dois insister encore sur une autre manière de distinguer les différentes couches du derme, à cause de l'intérêt qu'elle présente pour la notion du derme des muqueuses. M. Flourens, étudiant le derme coloré par du pigment, a été frappé de la distinction que présente la couche superficielle du derme, quand elle est comme imprégnée de granulations pigmentaires. Il a donc distingué dans le derme, d'une part, le *derme non modifié*, comprenant ce qui se rapporte à la couche moyenne, ou derme proprement dit, et à la couche profonde, ou lame aréolaire; d'autre part, le *derme modifié*, qui n'est autre chose que la couche superficielle. Nous verrons que cette distinction, inspirée à M. Flourens par la vue d'un derme recouvert de pigment, est très commode pour établir le parallèle entre les muqueuses et la peau. Je montrerai, en effet, que la muqueuse des auteurs, à part l'épithélium, n'est que la couche superficielle d'un derme modifié, dont la couche fondamentale, non modifiée, est représentée par ce qu'on appelle, à l'intestin par exemple, la *tunique fibreuse*.

En étudiant la texture des différentes couches de l'épiderme, j'ai précisé, autant que cela est possible, les modifications principales subies par les cellules d'épithélium depuis l'instant où, nouvellement engendrées, elles forment la couche profonde de l'épiderme, jusqu'à ce que, refoulées vers la périphérie par de nouvelles productions, elles deviennent de plus en plus cornées, et sont enfin exfoliées. Sans chercher entre ces couches des distinctions trop minutieuses, on peut au moins les séparer en couches profondes et couches superficielles. Dans les études concrètes, il est même facile de voir cette séparation des deux couches s'effectuer, quand on veut détacher l'épiderme du derme, après une macération suffisante. On voit, en effet, les couches profondes formées de jeunes cellules rester adhérentes au derme, tandis qu'on décolle les lames superficielles formées des cellules les plus vieilles. On a donné à ces dernières lames le nom de *cuticule* ou de *couche cornée*, tandis que les profondes, à cause de leur aspect, forment ce qu'on a appelé *corps muqueux*. Malpighi, après avoir plongé pendant un certain temps une langue de bœuf dans l'eau bouillante, détacha l'épiderme d'une manière incomplète. Au niveau du sommet des papilles, le fourreau épidermique s'était complétement séparé du derme, mais il n'en était pas de même entre la base des papilles où les jeunes cellules, formant les couches profondes de l'épiderme, étaient restées adhérentes au corps papillaire; il en résultait un réseau, à travers les mailles duquel sortaient les papilles. Le réseau muqueux de Malpighi était donc, comme on le voit, le résultat d'une préparation artificielle. M. Flourens, en profitant des changements que la putréfaction détermine dans le mode d'assemblage des différentes couches de la peau, et en fixant successivement par la macération dans l'alcool les divers degrés de séparation qu'il obtenait au moyen d'une altération graduée de la membrane a, mieux qu'Albinus, expliqué la préparation de Malpighi, en démontrant la continuité des couches de jeunes cellules, qui ne forment pas un réseau, mais bien une lame continue, le corps muqueux. Ce n'est pas tout: si l'on examine la peau des races colorées ou les parties de la peau qui, chez les races blanches, sont brunies par du pigment, on voit, entre le corps muqueux et le corps papillaire, une couche celluleuse dont j'ai étudié la texture et qui recouvre immédiatement la surface externe du derme. La production du pigment se lie à l'état du derme, de la même manière que la production de l'épiderme; aussi, en conservant toujours la distinction fondamentale de la peau en épiderme et en derme, on doit, à cause de la nature des éléments du tissu, rattacher la couche pigmentaire aux couches épithéliales, de telle sorte que, dans sa plus grande complexité, l'épiderme peut être subdivisé, comme le derme, en trois couches : la cuticule, le corps muqueux et le pigment.

Dans le chapitre suivant, je parlerai du travail de Breschet et Roussel, où se trouve déjà une excellente étude du corps muqueux de la peau de plusieurs cétacés. Sans sortir actuellement du problème de la contexture, je dois encore étendre la notion de la peau par l'adjonction du *pannicule charnu* qui, suivant le système de Blainville, doit être compris dans la contexture du tégument. Cette extension facilitera principalement la notion du tégument muqueux, mais elle simplifie surtout l'étude de la peau chez des espèces très voisines de l'homme, où, malgré la grande perfection du système musculaire de la vie animale, les *peauciers* règnent sur une grande étendue de la peau.

Pour achever de préciser la contexture de la membrane cutanée, je vais indiquer, à titre de démonstration, quelques documents comparatifs et pathologiques.

La peau dérive du feuillet animal de la vésicule blastodermique. Dès le commencement du deuxième mois, on distingue, chez l'embryon humain, la couche épidermique et le derme. Celui-ci, à la fin du second mois, forme une lamelle transparente, déjà plus épaisse à la plante des pieds et à la paume des mains, que dans les autres régions. De la naissance à l'état adulte, la peau gagne en épaisseur.

Avec l'âge, elle devient plus adhérente et plus coriace. Chez la femme elle est plus souple, plus fine, plus lisse, comme chez l'enfant.

Entre les races, la différence tient surtout à la nature et à la quantité du pigment.

En examinant la peau dans les différents embranchements et classes d'animaux, nous verrons les différences porter sur la proportion de certaines couches, sur leur distinction plus ou moins grande, sans que la constitution essentielle du tégument cesse de se maintenir.

La peau chez les mammifères est toujours plus ou moins mobile sur les couches musculaires distinctes de la sphère animale. Tandis que chez l'homme on ne trouve de pannicule charnu que vers la tête, chez la plupart des animaux de cette première classe on trouve, en outre, un peaucier *gastro-thoracique*, qui sert aux mouvements isolés du derme sur tout le tronc. Dans des cas rares, la peau enveloppe l'animal comme dans un sac lâchement adhérent au tronc, et peut être insufflée par des ouvertures situées dans la cavité buccale. C'est ce qu'on observe dans le genre *Nycteris* de l'ordre des chéiroptères. Le derme, dans cette classe, est toujours blanc; son épaisseur est très variable. Il est plus mince chez l'homme que chez le singe, ceux-ci l'ont moins épais que la plupart des carnassiers. Enfin, chez les ruminants et surtout chez les pachydermes, son épaisseur s'accroît. Il est également très épais chez la plupart des édentés terrestres. Dans le genre *Tatou*, en particulier, une partie du tissu fibreux du derme subit la transformation osseuse. Au contraire, dans les chauves-souris, la peau, qui réunit les membres au tronc et à la queue, est d'une extrême finesse, et le derme y contient une forte proportion de fibres jaunes dartoïques. Il en est de même dans la membrane interdigitale des loutres et des castors.

Le pigment offre un assez grand nombre de différences dans la couleur, l'intensité de la coloration et son mode de répartition dans les différentes régions de la peau. Les espèces revêtues d'une petite quantité de poils ont en général un pigment plus épais et plus coloré. La couleur blanche ou légèrement rosée est la plus commune dans toutes les espèces qui ont le plus de poils. A la face du mandrill, de quelques callitriches, et autour des organes de la génération de plusieurs espèces de singes, on trouve un pigment d'un bleu vif. La couleur rouge-carmin se voit à la face du même mandrill, à la peau de l'organe mâle de la génération et au pourtour de ces organes. La face, la paume des mains, les oreilles du petit singe *mico*, le nez du rat sablé, sont aussi de la même couleur. L'éléphant, le tapir, le rhinocéros, l'hippopotame, le lamantin, sont d'un gris noir plus ou moins foncé.

L'épiderme, très mince chez l'homme, l'est encore davantage dans les quadrumanes, dans la plupart des carnassiers et surtout chez les petits rongeurs. Il augmente dans les ordres suivants; chez les pachydermes en particulier, il présente une très grande épaisseur.

Dans les oiseaux, le derme est en général beaucoup moins dense que dans les mammifères. Il est plus épais dans les endroits dépourvus de plumes et surtout au tarse et aux pieds. Il est néanmoins très mince dans les appendices érectiles que les gallinacés portent autour de la tête. Chez les espèces dont le système pennaire est peu développé, comme les autruches, les casoars, et dans celles qui habitent la mer et les climats très froids, comme les pingouins, les manchots, le derme est plus épais, et chez ces derniers il est doublé d'une forte couche graisseuse.

Le pigment se montre dans les endroits dépourvus de plumes, aux pattes. Dans tous les points colorés en bleu, en rouge, en jaune, le pigment existe en proportion de l'intensité de la couleur. La coloration rouge de la crête et des appendices sous-maxillaires, des tubercules de la face ou des yeux des faisans, etc., tient au réseau vasculaire et non au pigment.

Le peaucier des oiseaux est peu développé ; on démontre assez facilement le peaucier céphalique. Il faut distinguer du peaucier les muscles particuliers très évidents qu'on rencontre aux pennes des ailes, et surtout à celles de la queue.

L'épiderme peut acquérir une grande épaisseur dans les parties de la peau qui supportent le poids de l'animal. On trouve une large callosité à la face antérieure de la poitrine de l'autruche et du casoar, qui se reposent sur cette partie. L'épiderme est assez épais au tarse et aux doigts; il peut alors être lisse, comme chez les martins-pêcheurs, ou former des tubercules granuleux (perroquets), des aréoles polygones (échassiers), ou des plaques quadrilatères.

Chez les reptiles écailleux, le derme, presque toujours adhérent à la couche musculeuse ou osseuse sous-jacente, est ordinairement dense et peu perméable dans les tortues; le derme est toujours plus épais dans les endroits où il n'est pas immédiatement appliqué sur le système osseux. Le pigment a des couleurs assez ternes dans les tortues marines et fluviatiles ; dans les tortues de terre, il peut présenter la couleur noire, jaune, et même le rouge-carmin. On ne trouve pas chez ces animaux des peauciers distincts. L'épiderme se présente souvent en forme d'écailles. Chez les reptiles nus, le derme est en général plus épais, mais peu dense. Dans la famille des pseudo-sauriens, comprenant les protées, les salamandres, les sirènes, le derme est gélatineux et adhère aux tissus sous-jacents.

Dans la classe des poissons, le derme, ordinairement

adhérent aux tissus sous-jacents, a plutôt un aspect gélatineux que fibreux ; son tissu est peu serré. Quand la peau est nue, comme chez les myxinés, les lamproies, les cycloptères, les baudroies, le derme est assez épais, mais presque gélatineux. Dans les anguilles, les murènes, les loches, le derme est épais et résistant. Le derme de certains poissons peut aussi se présenter solidifié par la réunion de pièces osseuses, c'est ce que l'on observe dans la peau des coffres, des syngnathes, des hippocampes, de quelques diodons, et dans beaucoup d'individus de la famille des sélaques. Le pigment peut offrir, chez les animaux de cette classe, les couleurs les plus vives. Il est souvent d'une belle couleur argentine ou dorée. Chez aucun poisson on ne trouve de peaucier. Dans les plus grandes espèces de poissons abdominaux et thoraciques, comme les saumons, les harengs, les carpes, les perches, etc., la peau est régulièrement squameuse. L'épiderme proprement dit est presque nul. Il faut y rapporter la couche lisse et transparente qui recouvre la peau des maquereaux et de tous les poissons dont la peau est lisse sans être muqueuse.

Dans le groupe des entomozoaires, le derme est généralement peu épais, quelquefois d'un tissu fort et serré, mais souvent mou et mince, comme par exemple dans les larves des insectes hexapodes. Il est vrai que dans l'animal adulte le derme peut acquérir une épaisseur considérable. Dans les décapodes, la solidification de la peau est due à des sels calcaires déposés dans le tissu d'une partie du derme.

Dans les arachnides, l'enveloppe molle ou coriace, rarement cornée, est essentiellement composée par la chitine. Chez la plupart des espèces, on distingue deux couches, une épidermique, solide, et une dermique, finement granulée ou fibrillaire. C'est la chitine qui fait la base du squelette cutané des insectes. Quand l'enveloppe cutanée est cornée, on y distingue toujours un épiderme composé de cellules lamelleuses dépourvues de noyaux, et une couche sous-jacente fibreuse, qu'on peut séparer en plusieurs couches.

Chez les mollusques, le derme est en général d'autant plus épais que l'espèce est moins testacée. Si la coquille est trop petite pour protéger tout l'animal, on remarque une différence d'épaisseur très notable entre la partie de la peau couverte par la coquille, et celle qui ne l'est pas. Les mollusques acéphalés conchifères ont, en général, le derme très mince. Le pigmentum, dans les espèces nues, présente un grand développement. Sa disposition chez les calmars est très remarquable ; elle y dépend des cellules chromatophores, étudiées par San-Giovanni, Frémage, Delle Chiaje, et que j'ai observées soigneusement avec M. Ch. Robin. Quand l'animal ne subit aucune irritation externe, sa surface cutanée est finement piquetée de noir. Aussitôt qu'on excite l'animal, tous les petits points deviennent le siége d'un mouvement de diastole et de systole, en vertu duquel chaque point, en se dilatant, forme une tache d'un rouge d'autant moins vif que la diastole est plus étendue, puisque c'est une même quantité de pigment qui est alternativement condensée en un point noir ou étalée en tache rose ; il en résulte un changement permanent dans la coloration de la peau pendant qu'on irrite l'animal.

Les conditions anatomiques de ce phénomène peuvent être rigoureusement déterminées. En séparant un lambeau de peau enfermant quelques taches de pigment, on voit, au microscope, pendant les mouvements de diastole et de systole qui persistent encore un certain temps, chaque tache située au centre d'un petit appareil contractile spécial, formé par une auréole de fibres rayonnantes autour de la tache, qui est elle-même constituée par un dépôt de pigment enfermé dans une vésicule élastique. On ne peut mieux comparer cet appareil qu'à l'iris de l'œil, dans lequel la tache occuperait la pupille, tandis que l'iris serait représenté par le cercle des fibres rayonnantes. M. Ch. Robin et moi avons, du reste, constaté que la peau de ces animaux se compose, de dehors en dedans, d'abord d'une couche molle visqueuse, contenant des cellules épithéliales et des granulations moléculaires; puis de la couche contenant les taches de pigment, et enfin d'un derme contractile dans lequel les fibres sont ramassées par petits groupes fasciculés.

En poursuivant actuellement cette comparaison des couches fondamentales de la peau chez les zoophytes, nous n'aurions plus qu'à signaler des faits très spéciaux ; on peut donc considérer l'ensemble de ces documents comparatifs à titre de confirmation parfaite de la notion fondamentale du tégument extérieur qui, soit en se compliquant, soit en se simplifiant dans une de ses couches, ou dans son ensemble, ne présente jamais que des différences secondaires. Je vais, d'ailleurs, ajouter ici quelques indications pathologiques essentielles que j'emprunte au précieux traité de M. Rayer.

Dans les cas où les cavités splanchniques ne sont pas entièrement closes, la peau, par arrêt de développement, peut manquer sur une étendue plus ou moins considérable de la surface du corps. Du reste, pour l'épiderme en particulier, son défaut primitif a été observé chez les nouveau-nés. A côté des cas d'absence, nous pouvons placer les cas où toutes les parties de la peau sont hypertrophiées : dans l'éléphantiasis des Arabes, par exemple, maladie primitivement étrangère à la peau, mais qui détermine consécutivement l'hypertrophie de ses différentes couches, on a vu l'épiderme très épais; au-dessous de lui, les papilles sont élargies, allongées et proéminentes; là où les papilles sont moins développées, l'épiderme est plus mince. Quant au derme, il peut acquérir dans cette affection un demi-pouce d'épaisseur et présenter l'aspect granulé qu'il offre chez les grands quadrupèdes. Dans le développement insolite que prend la peau à la suite des ulcères, dans la formation des plaques muqueuses, il faut remarquer que l'accroissement se fait surtout aux dépens de la matière amorphe qui pénètre la trame du derme, et dans laquelle on remarque alors une multiplication de noyaux. Il n'est pas rare non plus de voir ce développement anormal des couches superficielles du derme s'accompagner d'une coloration plus intense de la peau par du pigment. M. Andral, en examinant la peau du membre inférieur droit d'une femme qui avait porté pendant longtemps un ulcère sur ce membre, a vu qu'à la suite de la cicatrisation, la peau était devenue rugueuse et d'une couleur brune foncée, et dans quelques points la couleur était noire. Il a remarqué en outre un développement très marqué des couches superficielles du derme.

Dans la *nigritie*, qui chez l'Européen peut se présenter sur toute la surface du corps ou sur une région seulement, on observe un développement particulier de la couche pigmentaire. Il en est de même de ces éphélides qui apparaissent au printemps sur la face, le cou, les mains, particulièrement chez les individus dont la peau est blanche et fine. Ces éphélides disparaissent aux approches de l'hiver. C'est encore à une affection de l'appareil pigmentaire qu'il faut rapporter les taches persistantes de lentigo, les taches jaune pâle ou jaune brunâtre du chloasma. Les affections de l'appareil pigmentaire peuvent s'accompagner de phénomènes anormaux dans l'épiderme. Les taches noirâtres du mélasma sont presque toujours suivies d'une desquamation furfuracée. Le pityriasis versicolor est caractérisé à la fois par des taches jaunes et une desquamation épidermique; dans les nævi pigmentaires, l'altération est plus complexe. Il ne faut pas confondre avec les altérations de l'appareil pigmental les colorations artificielles qui dépendent de l'introduction directe de certaines matières colorantes dans le tissu de la peau, soit par le tatouage, soit par des accidents tels que l'explosion de la poudre à canon ou l'ingestion de certaines substances, telles que le nitrate d'argent, qui détermine accidentellement à l'extérieur du corps une coloration ardoisée. A la suite des cas de coloration anormale de la peau due à des altérations de l'appareil pigmental, on peut indiquer le cas de décoloration partielle ou totale constituant la leucopathie ou l'albinisme, qu'on observe sur les albinos ou sur les nègres pies.

Je termine ces courtes indications sur les anomalies par les cas particuliers relatifs aux altérations des papilles qui, presque toujours, s'accompagnent d'une altération correspondante de l'épiderme. L'*ichthyose* est caractérisée par un développement morbide des papilles et un épaississement des couches épidermiques qui forment des petits compartiments irréguliers comparés à des écailles de poisson. C'est également une hypertrophie des papilles qu'on remarque dans les *verrues*. Enfin on peut dire d'une manière générale, que dans les affections papuleuses on observe, outre la légère congestion du réseau vasculaire, une hypertrophie essentielle des papilles. Tels sont les documents pathologiques qui me paraissent propres à donner plus de précision à la notion générale de la membrane cutanée. On peut voir que je me suis principalement attaché à ceux qui se rapportent spécialement aux problèmes de la contexture.

Il ne me reste plus actuellement qu'à indiquer les propriétés générales du tégument extérieur, sans empiéter néanmoins sur les phénomènes trop complexes qui impliquent soit la connaissance du parenchyme de nutrition, que j'examinerai dans le chapitre suivant, soit la conception précise des différents ordres de relations établies au moyen de cette membrane entre l'extérieur et l'intérieur.

La peau, ai-je dit, limite l'organisme dans l'espace; elle contient les parties intérieures et elle les protége toujours à un certain degré. Elle est ensuite le siége de deux ordres de relations : les unes végétatives, tenant à la perméabilité de cette membrane; les autres, animales, tenant à la propriété qu'elle a d'être impressionnée par les agents extérieurs. Tout développement actuel relatif à la sensibilité ou aux mouvements de composition et de décomposition dont elle est le siége serait entièrement prématuré. Ce que j'ai dit sur la position du réseau capillaire superficiel et la relation des papilles avec les nerfs suffit, pour le moment, à la connaissance des conditions fondamentales des fonctions de la membrane cutanée. J'indiquerai plus spécialement ici la contractilité du derme déjà conçue, d'après le chapitre des *Éléments* et celui des *Tissus*. Le derme étant tissu de fibres, nous n'avons aucune peine à reconnaître sa contractilité, d'ailleurs démontrée par la contraction de cette membrane, à la suite des engorgements ou après l'accouchement; par l'écartement des lèvres d'une plaie faite avec l'instrument tranchant; par l'action de l'eau fraîche et surtout celle du galvanisme.

Un dernier point de vue se rapporte à la notion des parties les plus spéciales de la membrane cutanée. Je veux parler des organes des sens dépendant de la sphère animale. Blainville, trop occupé de convaincre des esprits qui ne savaient pas faire la différence entre l'abstrait et le concret, a compromis la théorie de la peau comme il a compromis celle de la série animale, en voulant en donner la démonstration concrète. Au lieu de chercher à prouver que l'œil n'est qu'un phanère, nous dirons que la membrane composant la partie essentielle de l'œil et celle sur laquelle se font les impressions auditives doivent être considérées comme des modifications spéciales de la membrane cutanée, modifications en rapport avec des ordres particuliers d'impression. De même que le corps capillaire n'est pas du nerf, mais une partie du tégument reliée par le système nerveux, de même la membrane constituant le globe oculaire ou celle qui tapisse les différentes parties de l'oreille interne est une partie du tégument configurée pour des impressions spéciales, et doit être soigneusement distinguée des nerfs qui s'y rendent. Le point de vue trop particulier que suscite l'étude de l'œil ou de l'oreille m'oblige à renvoyer leur appréciation dans la théorie de la forme, à cause de la nécessité philosophique qu'il y a de me maintenir ici dans les problèmes vraiment généraux de la structure.

Membranes muqueuses.

Tous les téguments intérieurs qui se continuent, au niveau des ouvertures naturelles, avec la peau, se rapportent aux membranes muqueuses. Cette détermination anatomique s'applique surtout à la disposition des muqueuses chez les animaux supérieurs. Nous savons, en effet, que chez les mollusques et même chez les vertébrés inférieurs, la cavité péritonéale communique directement avec le tégument extérieur. Au point de vue physiologique, la définition des muqueuses serait plus facile, mais leur contexture et leur parenchyme nous fourniront d'excellents caractères.

Du moment qu'une première extension de la théorie des téguments a permis d'envisager les membranes muqueuses comme de simples modifications de la peau, leur histoire anatomique s'est tout à coup enrichie de tous les travaux exécutés sur le tégument extérieur, tandis que des recherches directes venaient en compléter l'étude. Il faut néanmoins reconnaître que la connaissance spéciale du second épiderme, ou corps muqueux, a eu son point de départ dans les recherches directes de Malpighi sur la membrane muqueuse de la langue. Pour les muqueuses comme pour la peau, j'écarterai les problèmes étrangers à la contexture, afin de porter l'attention sur les couches fondamentales. On sentira plus loin les vrais avantages théoriques de cette élimination provisoire.

Bichat qualifie de *muqueuses* les membranes occupant l'intérieur des cavités en communication avec la peau par les diverses ouvertures que cette enveloppe présente à la surface du corps. D'après leur continuité, il les réduit à deux surfaces générales : l'une *gastro-pulmonaire*, l'autre *génito-urinaire*. Je reviendrai plus tard sur la disposition précise de ces membranes et sur toutes les particularités qu'elles présentent. Lorsqu'on ne s'en laisse pas imposer par le développement extrême de l'appareil vasculaire et glandulaire qui forme le parenchyme de ces membranes, et qu'on choisit, du reste, les parties les plus favorables à cette étude, on peut retrouver, dans les couches successives d'une muqueuse, les analogues de celles qui constituent la peau, au moins dans ce qu'elle a d'essentiel. Il existe encore bien des discussions relativement à la détermination précise du derme des muqueuses, sans que personne se refuse à leur comparaison générale avec la peau ; un examen rigoureux doit lever toute difficulté à cet égard.

En étudiant le derme de la peau, j'ai montré, entre ses couches profondes et ses couches superficielles, une différence d'aspect et de densité due à ce que la proportion de matière amorphe mêlée aux fibres est plus grande dans la couche extérieure, et qu'elle y forme la base des éminences papillaires variées qu'on remarque sur divers points de cette surface. Nous avons vu ensuite, d'après les recherches de M. Flourens, que, dans la peau des races colorées, cette couche superficielle se distingue assez nettement du derme par sa coloration. Or, c'est d'aprés ces notions qu'on peut bien comprendre l'ensemble du tégument muqueux.

Bichat désigne seulement, sous le nom de *chorion muqueux*, la couche molle et spongieuse qui enduit la tunique sous-jacente, dite *tunique fibreuse* (tunique nerveuse de Willis); mais cette dernière, composée de fibres hyalines et de fibres jaunes dartoïques, n'est autre que la couche profonde du derme, et cette pulpe molle qui l'enduit est la couche la plus superficielle du derme recouverte de l'épithélium. Dans cette couche, les fibres sont dispersées dans une matière amorphe prépondérante qui, dans l'intestin grêle, par exemple, forme la charpente des villosités, de même qu'à la peau elle formait le corps papillaire. Dans l'état sain, cette couche superficielle tient solidement à la couche fibreuse, et ne peut en être détachée que sous forme de petits lambeaux. Donc, si nous transportons ici la distinction de M. Flourens entre le derme modifié et le derme non modifié, nous dirons que le chorion muqueux de beaucoup d'auteurs n'est que la partie superficielle du derme, ou le derme modifié, et par conséquent n'est relativement à la peau que l'analogue du corps papillaire; tandis que la couche fibreuse est le derme non modifié. M. Masselot, en confirmant les recherches de M. Flourens, a bien montré que cette couche fibreuse partage l'élasticité, la résistance et la contractilité du derme cutané.

Le pigment se rencontre normalement à la muqueuse buccale et sur la muqueuse génitale de beaucoup de mammifères. Les granulations et les cellules pigmentaires y sont disposées comme à la peau, sur la couche superficielle du derme. Viennent ensuite les deux épidermes dont j'ai déjà parlé, soit à propos des épithéliums, soit à propos de la peau.

Le pannicule charnu qui, dans le tégument extérieur, nous permettait d'embrasser les peauciers, simplifie pour les muqueuses la notion des couches contractiles. Celles-ci, n'affectant jamais, comme dans la sphère animale, des dispositions trop spéciales, peuvent être facilement conçues dans la notion du tégument muqueux.

Ce pannicule se présente avec une grande richesse à la bouche, au pharynx, dans tout l'intestin, à la vessie, au vagin, à l'utérus, à l'urètre, etc.; on trouve dans tous ces points des couches musculeuses embrassant la membrane muqueuse et s'insérant directement à la couche profonde du chorion. Le pannicule charnu disparaît dans les muqueuses fixées à des os. Il est encore notable dans les ramifications bronchiques. A l'entrée des conduits excréteurs des glandes, il est extrêmement mince.

Les particularités des muqueuses tiennent surtout aux différences que présente, suivant les points, le parenchyme de nutrition; il en est un grand nombre qui ne sauraient être appréciées qu'à propos de la forme. Je me contenterai de quelques indications sur les villosités et les papilles.

Dans les points où le sens du toucher est très développé, les membranes muqueuses, comme la peau, présentent des papilles de forme variable. Aux lèvres, au palais, à la langue, à la surface du gland et du clitoris, à la surface interne du vagin, on trouve la muqueuse parsemée de papilles, soit filiformes, soit tuberculeuses. Au palais, elles atteignent facilement 0,2 à 0,3 de millimètre. Au mamelon, elles sont obliques. Les papilles sont d'autant plus serrées qu'elles ont moins de diamètre.

Les villosités qu'on rencontre dans l'intestin entre le pylore et la valvule iléo-cœcale, sont de véritables papilles, non plus organisées pour subir des impressions tactiles, mais pour se prêter à des phénomènes d'absorption. Ces villosités, foliacées au duodénum, cylindriques dans le reste de l'intestin grêle, sont, comme je l'ai déjà dit, essentiellement composées de matière amorphe. Dans le chapitre suivant, j'insisterai avec soin sur le parenchyme de ces organes, et en particulier sur la disposition du système absorbant dont elles sont le support.

Les muqueuses, comme le derme, peuvent être le siége d'une hypertrophie, mais c'est ordinairement à une cause inflammatoire qu'il faut la rapporter. On peut, au contraire, observer une atrophie soit générale, soit locale, de telle ou telle membrane muqueuse, sans cause inflammatoire. On a observé l'amincissement général de la muqueuse intestinale; d'autres fois cet amincissement ne porte que sur une seule anse. Les inflammations chroniques amènent ordinairement le ramollissement des muqueuses. Dans certaines affections, les deux épidermes peuvent être exfoliés de la même manière que l'épiderme cutané dans divers exanthèmes. Mais c'est surtout par la considération du réseau vasculaire et de l'appareil glandulaire que la pathologie des muqueuses prend un grand intérêt. Sous le rapport de la contexture, j'emprunterai quelques renseignements confirmatifs à l'étude comparative.

L'examen spécial du type humain permet déjà, sous ce rapport, d'établir sur le tégument muqueux des notions assez relatives, en nous montrant les degrés de simplicité que l'on peut établir entre la muqueuse de l'intestin grêle, par exemple, et celle des sinus frontaux. Mais un petit nombre de cas choisis dans la série laisse mieux apercevoir la possibilité de simplifier la notion de ce tégument, sans que néanmoins on cesse de reconnaître sa constitution fondamentale.

Le derme, qui, dans les cas complexes, se distingue toujours en couche fibreuse et corps villeux, tend de plus en plus à ne former qu'une seule couche sur laquelle s'applique l'épithélium. En envisageant les dispositions spéciales de certaines couches, on comprendra facilement les exemples suivants. Le corps papillaire, chez certains mammifères et chez beaucoup de reptiles, présente au niveau de l'œsophage un grand développement; les papilles dirigées en arrière sont recouvertes d'un étui corné. Chez beaucoup d'oiseaux, on rencontre des villosités dans le gros intestin; elles y sont plus rares et moins longues que dans l'intestin grêle. Chez quelques poissons, chez beaucoup d'articulés décapodes, certaines parties de la muqueuse intestinale présentent des plaques osseuses.

L'épiderme se présente sous forme d'une couche cornée dans le gésier des oiseaux. Il est sous forme d'épithélium ciliaire dans l'œsophage des reptiles. Dans le genre ***Branchiostoma***, parmi les poissons, la muqueuse est partout recouverte d'un épithélium ciliaire. Chez les céphalophores, la muqueuse intestinale présente souvent un épithélium ciliaire de l'œsophage à l'anus.

Le pannicule charnu de l'intestin peut, comme chez l'homme, former deux plans, l'un circulaire, l'autre longitudinal; en se simplifiant, il se réduit à une seule couche. Dans les poissons percoïdes, on ne trouve qu'une couche circulaire à l'intestin grêle et une couche longitudinale vers le rectum.

En poursuivant cette étude dans les derniers degrés de la série, nous verrions successivement le tégument muqueux se simplifier, et finalement se confondre avec la masse de l'animal. Mais on comprend que, pour la notion des cas complexes, il importe surtout d'envisager des espèces dans lesquelles le tégument offre encore une composition assez parfaite.

La propriété que je signalais plus haut comme résultant de la seule comparaison des différentes muqueuses chez un même animal, va s'étendre d'une manière encore plus précise par l'examen des séreuses, qui, par rapport à la peau et aux muqueuses, peuvent être considérées, au point de vue de la contexture, comme les téguments les plus simples.

Membranes séreuses.

En étudiant séparément chaque membrane tégumentaire, nous avons naturellement commencé par celle dont le caractère est le plus net. Parmi les muqueuses nous avons déjà vu certaines membranes dont les caractères, comme tégument isolant, tendent à s'effacer. Dans les séreuses, nous allons reconnaître les cas les plus simples d'une surface isolante. C'est surtout ici qu'il faut se défier de toute disposition absolue, bien que la marche que nous avons suivie ait dû convenablement nous préparer à cet égard. En effet, pour la peau, ce n'est qu'en interrogeant les degrés les plus inférieurs de la hiérarchie zoologique, que nous n'avons plus trouvé, pour représenter le tégument, qu'une fine membrane qu'il était à peine possible de distinguer du tissu même de l'animal. Pour les muqueuses il n'en a pas été de même, car chez les animaux supérieurs et chez l'homme, nous avons vu que, par exemple, la membrane qui tapisse la caisse du tympan ou les sinus de la face est bien loin d'être aussi complexe que la muqueuse de l'intestin ou du poumon. Or, dans les séreuses, cette notion de tégument va devenir encore plus relative, car dans certains cas nous ne trouverons, pour tégument, qu'une mince couche de tissu lamineux condensé, ou bien une simple couche d'épithélium.

Malgré plusieurs travaux intéressants dont j'aurai bientôt l'occasion de parler, on répète depuis Bichat que les séreuses sont des sacs sans ouverture déployés sur les organes qu'ils embrassent, sans les contenir dans leur cavité, de telle sorte qu'il y a ordinairement dans toute séreuse une partie qui tapisse la surface interne de la cavité, et l'autre embrassant les organes qui font saillie dans cette cavité. Ainsi, il y a une plèvre costale et une plèvre pulmonaire, une arachnoïde crânienne et une cérébrale, un péritoine viscéral et un péritoine pariétal, etc. Une telle manière de considérer les séreuses ne peut plus être acceptée aujourd'hui qu'à titre d'artifice logique et non comme l'expression de la réalité.

C'est dans son *Traité des membranes* que Bichat systématisa la notion de *séreuse*. Mais nulle part il ne les considère comme un tégument; il est même évident que l'artifice du sac sans ouverture devrait l'empêcher d'étendre aux séreuses les analogies fondamentales qu'il avait établies entre la peau et les muqueuses. Mais dans le *Traité d'anatomie générale*, publié peu de temps après, Bichat prononce le nom de *tégument* :

« La surface libre des membranes séreuses isole entièrement des organes voisins, ceux sur lesquels ces membranes sont déployées, en sorte que les organes trouvent en elles de véritables limites, des barrières, si je puis me servir de ce terme, ou, si l'on veut, des *téguments*, bien différents cependant de ceux qui sont extérieurs. »

Malgré la restriction qui termine cette phrase, il est évident que la notion spontanée des séreuses comme tégument est là comme dans le passage déjà cité du tissu muqueux de Bordeu. Les séreuses, comme les muqueuses, outre leurs fonctions spéciales, limitent les organes au-dedans, de même que la peau les limite au dehors. Mais tandis que les muqueuses sont le siége d'un mouvement très actif de composition et de décomposition, au contraire dans les séreuses on ne retrouve du tégument que la partie destinée à isoler.

Nous verrons même que si l'enveloppe d'un organe est déjà, de sa nature, une couche isolante, souvent l'organe en saillie du côté d'une cavité séreuse n'y est tapissé que d'une mince couche d'épithélium. Il n'est plus possible alors de séparer de l'organe un feuillet viscéral, dans l'acception de Bichat, ce qui a fait dire à quelques esprits absolus, que dans ces cas la séreuse n'existe pas. Avec des dispositions plus relatives, c'est-à-dire plus scientifiques, on reconnaît que dans ces conditions le tégument est réduit à une simple couche d'épithélium.

En envisageant l'ensemble des membranes tégumentaires, j'ai pu donner une définition qui s'applique à la majorité des cas. Pour la peau en particulier, j'ai pu également employer une forme applicable à l'ensemble des cas zoologiques ; mais déjà pour les muqueuses, en prenant la définition de Bichat, j'ai surtout cherché à caractériser ces membranes chez les animaux supérieurs ; je ferai de même pour les séreuses. La spécialité de la définition résulte ici forcément de la spécialité du sujet lui-même.

Le mot de *séreux*, comme celui de *muqueux*, vient du liquide qui tapisse ordinairement ces membranes. Si l'on voulait y regarder de bien près, il y aurait lieu, dans certains cas, de confondre une séreuse avec une muqueuse. Cependant d'une manière générale, ce caractère peut servir à les distinguer. En prenant une propriété plus statique, mais n'ayant pas également un degré suffisant de précision, on peut dire que les membranes séreuses tapissent les cavités, ordinairement closes de toutes parts, et forment par conséquent des surfaces intérieures simplement isolantes par rapport aux parties qu'elles séparent.

Bichat, se fondant sur les différences que peut présenter le liquide qui lubrifie les séreuses et les maladies dont elles sont le siége, forme deux catégories : les *séreuses*, comprenant le péritoine, la plèvre, le péricarde, l'arachnoïde, la tunique vaginale, etc.; et les *synoviales* des articulations des tendons. Au point de vue de la composition fondamentale, on ne doit prendre en considération que les caractères de tissu de la membrane elle-même ; aussi je ne formerai qu'une catégorie comprenant à la fois les séreuses, les synoviales, les bourses muqueuses, et même les surfaces des cavités closes du tissu cellulaire et des cavités accidentelles.

Henle appelle membranes séreuses *vraies* celles qui sont revêtues d'un épithélium, tandis que celles qui en sont dépourvues, comme les bourses muqueuses des muscles, des tendons, de la peau, sont des séreuses *fausses*. Je pense qu'il faut simplement établir qu'il y a des séreuses plus ou moins parfaites. Quand on retrouve dans les membranes une couche fibreuse correspondante au chorion, un épithélium et quelquefois du pigment, il faut considérer la séreuse comme se rapprochant entièrement de la peau et de la muqueuse. Quand on ne trouve qu'une mince couche de fibres condensées en membrane, ou une mince couche d'épithélium, le tégument est moins parfait, mais c'est encore un tégument, puisque les parties qui regardent dans la cavité séreuse sont nettement isolées les unes des autres. Cela se réduit, en définitive, à abjurer les idées absolues, car, en biologie, plus que dans aucune autre science préliminaire, une telle disposition cérébrale, surtout propre aux idéologues, mettrait obstacle à toute coordination.

Pour étudier la constitution d'une séreuse, il faut d'abord la prendre là où le tégument est indépendant : par exemple, dans les points où le feuillet pariétal se réfléchit sur les organes d'une cavité, ou entre les organes eux-mêmes, ou au niveau des enfoncements qu'ils peuvent présenter; là, enfin, où les séreuses forment des plis, des mésentères, des épiploons. Dans ces parties, la membrane séreuse est constituée par une couche fibreuse de la nature du chorion des téguments, c'est-à-dire qu'elle est tissue au moyen des fibres lisses hyalines et des fibres dartoïques. Cette couche fondamentale est tapissée d'un épithélium de forme variable.

Les séreuses ont une couleur blanchâtre, sont d'un brillant moins éclatant que les aponévroses; leur épaisseur est variable : le feuillet viscéral est, en général, plus mince que le feuillet pariétal; l'arachnoïde rachidienne, en particulier, est beaucoup plus épaisse et résistante que l'arachnoïde encéphalique.

L'épithélium des séreuses, souvent pavimenteux, est formé tantôt d'une seule couche, tantôt de plusieurs couches stratifiées. Chez la femme, la face externe des franges des trompes de Fallope est tapissée d'épithélium cylindrique vibratile. C'est aussi de l'épithélium vibratile qu'on rencontre dans les ventricules cérébraux.

D'après cette composition fondamentale, on saisit l'analogie de contexture entre les séreuses et les autres téguments. Cette comparaison est surtout facilitée au moyen de certaines muqueuses, celle de la caisse du tympan, par exemple. Mais on peut, sur le même point, suivre la transition entre la muqueuse des organes génitaux et la séreuse abdominale par l'intermédiaire des trompes de Fallope.

Les séreuses ne sont pas toujours isolables. Les synoviales des articulations au niveau des cartilages d'encroûtement sont représentées par une couche épithéliale qui se réfléchit des surfaces articulaires sur les capsules fibreuses.

Quant au chorion, il est entièrement adhérent au niveau des cartilages.

On voit donc qu'une séreuse peut résulter de ce qu'un épithélium tapisse à la fois les parois d'une cavité et la face des organes qui regardent la cavité. Comme la cavité est close, la couche d'épithélium des organes se continue avec celle des parois, et toutes deux ne forment ensemble qu'un seul revêtement sans ouverture extérieure.

Lorsque de gros troncs vasculaires ou nerveux traversent une cavité pour se rendre des parois aux organes, ou des organes aux parois, ils s'isolent toujours par une couche d'épithélium. En général, quand le chorion n'est pas distinct, l'épithélium repose directement sur l'enveloppe extérieure des organes. Là où la couche fibreuse est distincte, la disposition des fibres est régulière. Dans les séreuses très minces, l'arachnoïde cérébrale, par exemple, ce sont des faisceaux presque parallèles, fréquemment accolés ensemble, de manière à circonscrire des mailles occupées par de la matière amorphe interfibrillaire.

Dans les séreuses plus épaisses, celles de la poitrine et de l'abdomen, les fibres sont serrées les unes contre les autres en plusieurs couches, et les fibres d'une couche se croisent à angle droit avec celles de la couche voisine.

On peut voir, d'après ces vues générales, que j'écarte ici les problèmes étrangers à la contexture. Il faut, du reste, reconnaître que les détails sur les dispositions spéciales, dans chaque séreuse, appartiennent ou à l'anatomie descriptive, ou, dans l'anatomie générale, à la théorie de la forme et des connexions. J'établirai donc plus tard, à des points de vue plus complexes, ce qui distingue les séreuses entre elles, ou ce qu'il y a de spécial dans une synoviale et une bourse muqueuse, ou dans la séreuse d'une cavité accidentelle. Pour le moment, il est surtout indispensable d'établir que ce sont là des téguments intérieurs plus ou moins simples. Les remarques précédentes établissent ce fait; j'emploierai, en outre, les documents suivants pour appuyer davantage une telle démonstration.

Dans le développement des animaux supérieurs, les cavités splanchniques apparaissent les premières parmi les cavités closes. Jusqu'à la fin de la troisième et souvent même de la quatrième semaine de la vie embryonnaire, on ne peut distinguer sur les organes une tunique séreuse; celle-ci se reconnaît plus tard. Après trois ou quatre mois, les épiploons, les replis mésentériques, les lames qui se réfléchissent entre la vessie et le rectum, entre l'utérus et la vessie, se distinguent nettement. Dans les premières semaines, on ne distingue aucune cavité articulaire; à partir du quarantième jour, celles-ci apparaissent sous forme de simples fissures. Les détails sur le développement servent principalement à éclaircir les questions de forme; je les reprendrai dans la seconde partie de l'anatomie générale.

Quant aux documents comparatifs, empruntés à la série animale, ils sont peu nombreux relativement à la contexture. On sait que, chez beaucoup de reptiles, le tégument péritonéal se complique par une couche de pigment noir. Quant au chorion, on sait qu'il a une grande épaisseur dans le péritoine des cétacés. Enfin les observations sur la continuité entre la peau et les séreuses, chez les poissons cartilagineux, les insectes, les mollusques supérieurs; sur la continuité entre le péritoine et la muqueuse du cloaque, chez les crocodiles, par exemple, peuvent encore être mises à profit pour démontrer la nature tégumentaire des séreuses.

Sans faire ici un article spécial pour le tégument des cavités accidentelles, je rappellerai que, dans beaucoup de cas, la paroi des kystes peut être assimilée à un véritable tégument, résultant d'abord d'une condensation fibreuse, puis d'un revêtement épithélial. Quand l'hypertrophie s'empare de cette paroi, elle peut prendre l'aspect charnu par l'adjonction des éléments fibro-plastiques, ou s'indurer, ou même s'atrophier.

Le rapprochement de la peau des muqueuses et des séreuses doit s'offrir maintenant avec beaucoup de précision ; outre qu'il permet de systématiser la notion de tégument et d'y embrasser les séreuses, il offre encore l'avantage théorique d'une série de degrés qu'on peut établir sans sortir d'un organisme. En ne considérant, en effet, dans un tégument que les couches fondamentales, on comprend, entre la peau la plus parfaite et la séreuse réduite à son épithélium, un nombre suffisant d'exemples qui permettent d'apprécier sans confusion tous les degrés de complexité d'un tégument. Quel que soit le nombre des couches, nous pouvons toujours les rattacher ou à l'épiderme, ou au derme, ou au pannicule charnu. Quelle que soit la simplicité de la couche isolante, nous la reconnaissons à sa composition anatomique.

Ces mêmes points de vue vont se représenter dans la membrane des vaisseaux que je vais maintenant étudier.

MEMBRANE VASCULAIRE.

D'après une remarque précédente, la dénomination de *vasculaire* s'applique ici à la membrane constituant les différentes parties d'un appareil de circulation.

L'organisme des animaux, sauf dans les degrés inférieurs de la hiérarchie zoologique, est parcouru de canaux ramifiés dans lesquels circulent les principaux liquides de l'économie. L'ensemble de ces canaux peut être considéré comme une véritable cavité intérieure close de toutes parts.

Dans les cas les plus simples, un seul système de canaux suffit aux conditions d'existence ; mais du moment que les fonctions se spécialisent, on voit tel liquide affecter tel ordre de vaisseaux, et les vaisseaux eux-mêmes présenter des modifications spéciales en rapport avec le liquide qu'ils mettent en circulation. C'est ainsi que dans les cas les plus complexes, le liquide principal, concourant au mouvement de composition et de décomposition, le *sang*, un autre liquide très général, la *lymphe*, et enfin un liquide provenant de l'absorption intestinale, le *chyle*, suivent des voies particulières. Dans les vaisseaux du sang comme dans ceux de la lymphe, il faut distinguer des organes spéciaux d'impulsion, les *cœurs ;* des canaux de distribution, *artères, veines, lymphatiques, chylifères ;* enfin des canaux de pénétration répandus dans l'intimité des tissus, sous forme de réseaux déliés, les *capillaires.*

Que l'on considère les organes d'impulsion, ceux de distribution ou ceux destinés à laisser pénétrer des liquides par endosmose et exosmose, on voit que partout on a affaire à une véritable membrane plus ou moins compliquée dans sa contexture et rentrant nettement, quant à sa constitution fondamentale, dans la catégorie des problèmes qui font le sujet du présent chapitre.

Pour conserver, dans un tel sujet, une position générale, tout en considérant les cas les plus complexes, j'étudierai d'abord la membrane vasculaire dans les points où sa contexture est la plus simple. On sent d'ailleurs que, dans tout appareil vasculaire, les parties destinées aux phénomènes d'absorption et de résorption sont, à la fois, les plus essentielles et les plus indépendantes, car, à la rigueur, un appareil circulatoire pourrait se réduire à une cavité dont les parois seraient constituées par la membrane des capillaires. J'étudierai en second lieu les canaux de distribution, qui supposent toujours des surfaces d'absorption, soit en forme de capillaires, soit en forme de lacunes. Ces canaux doivent d'ailleurs être conçus indépendamment des cœurs qui, dans tous les cas, peuvent être considérés comme des portions limitées des canaux de distribution, portions dans lesquelles les tuniques les plus contractiles de la membrane vasculaire prennent un développement spécial. L'ordre indiqué dans le tableau précédent est donc bien conforme aux principes de la loi de classement : je reproduirai ici ce qui se rapporte au sujet actuel, en y ajoutant quelques développements.

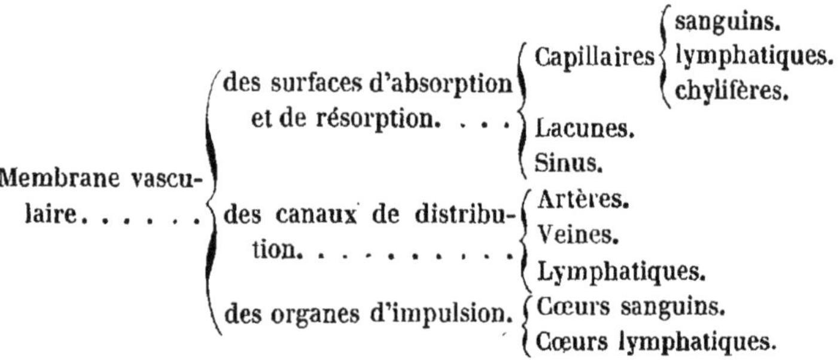

Membrane vasculaire......	des surfaces d'absorption et de résorption....	Capillaires	sanguins.
			lymphatiques.
			chylifères.
		Lacunes.	
		Sinus.	
	des canaux de distribution..........	Artères.	
		Veines.	
		Lymphatiques.	
	des organes d'impulsion.	Cœurs sanguins.	
		Cœurs lymphatiques.	

MEMBRANE DES SURFACES D'ABSORPTION ET D'EXHALATION.

Un animal dépourvu de vaisseaux proprement dits, ou d'une cavité intérieure close de toutes parts, dans laquelle circule ou s'agite le sang, absorbe par ses membranes tégumentaires, alors assez simples pour se prêter aux phénomènes de pénétration et d'exhalation. Chez ces animaux, l'assimilation peut être aussi directe que chez les végétaux, sans qu'il soit possible, dans les cas les plus inférieurs, de supposer d'autre digestion que celle qui résulterait d'une action spéciale préalable, exercée par les surfaces tégumentaires elles-mêmes.

Du moment qu'une cavité vasculaire distincte se présente, il faut la considérer comme destinée, par le liquide très complexe qu'elle contient, à devenir le siége des phénomènes intermédiaires à la digestion et à l'assimilation directe. Pour ce résultat capital, nous avons donc à considérer d'abord une membrane constituée de manière à se prêter aux phénomènes d'endosmose et d'exosmose. L'état principal sous lequel se présente cette membrane nous est offert par les capillaires; mais la forme qu'y affecte la membrane est secondaire par rapport à la notion de la membrane elle-même. Nous verrons, d'ailleurs, qu'elle peut se présenter à nous avec des formes différentes. Il est, néanmoins, évident que la forme capillaire se prête le mieux aux phénomènes de nutrition.

Capillaires.

La membrane des capillaires, suivant sa disposition, ses connexions, et peut-être suivant sa contexture, peut être le siége de courants endosmotiques doubles, ou simples: c'est-à-dire que, dans certains capillaires, le courant a lieu à la fois de la cavité du vaisseau au tissu ambiant et de celui-ci vers la cavité du capillaire; dans d'autres, au contraire, le mouvement ne paraît se faire que du tissu ambiant vers la cavité vasculaire. Il y a donc nécessité physiologique à distinguer la membrane des capillaires à double courant endosmotique de celle des capillaires à simple courant. Nous verrons plus loin, à propos de la membrane des glandes, que ce second mode est seul nécessaire pour les principaux phénomènes des sécrétions. Relativement aux capillaires, on voit qu'en général la membrane des capillaires sanguins est le siége d'un double mouvement, tandis que celle des lymphatiques et des chylifères n'est pénétrée que du tissu ambiant vers la cavité du vaisseau. Sans insister davantage sur des distinctions qui seront surtout appréciées en physiologie ou même dans l'étude des connexions, je vais particulièrement étudier la membrane des capillaires sanguins, d'après laquelle nous comprendrons facilement celle des sinus de l'utérus et celle qui tapisse les prétendues lacunes.

En considérant d'une manière spéciale l'appareil de la circulation, on peut dire que les capillaires sanguins sont les dernières ramifications que le sang parcourt dans les différentes parties d'un organisme, ramifications qui se continuent, d'une part avec les artères, d'autre part avec les veines.

Dès le milieu du XVIIe siècle, des observations positives permirent de reconnaître que le sang artériel ne s'épanche pas, suivant la notion vague des anciens, dans le *parenchyme* des organes, mais suit, entre les artères et les veines, des voies fixes dans leur direction et leur forme. Toutefois ce n'est qu'à partir de Bichat que la considération spéciale du système capillaire fut inaugurée, malgré de très grandes imperfections anatomiques.

En comprenant sous la dénomination de *capillaires sanguins*, les plus petits vaisseaux visibles à l'œil nu et ceux que l'on ne peut observer qu'avec des verres grossissants, j'en formerai, avec Prochaska, trois catégories; seulement, au lieu de les caractériser par les expressions de *tenuia*, *tenuiora*, *tenuissima*, j'emploierai la répartition en trois *variétés* de M. Ch. Robin.

Dans la première variété, répondant aux *tenuissima* de Prochaska, les capillaires ont un diamètre qui varie entre 0,007 et 0,030 de millimètre; *une seule tunique les constitue.*

Dans la seconde, le diamètre varie entre 0,030 et 0,060, et *il y a deux tuniques.*

Dans la troisième variété, le capillaire, visible à l'œil nu, surtout dans les congestions pleurales et péritonéales, *a trois tuniques*, et son diamètre varie entre 0,060 et 0,120 de millimètre. Nous verrons dans cette troisième variété, qui fait la transition des capillaires aux vaisseaux de distribution, comment on distingue le capillaire artériel du capillaire veineux, distinction impossible pour les deux autres variétés.

Les capillaires de la première variété ont un diamètre transversal qui varie depuis 0,007 de millimètre, diamètre du globule sanguin, jusqu'à 0,025 et même 0,030 de millimètre. Isolés par dilacération, dans le testicule, les reins, les nerfs, la substance cérébrale ou la rétine, et observés à un grossissement de 500 à 550 diamètres, ces capillaires se présentent sous la forme d'un petit cylindre flexueux ou rectiligne, transparent, incolore, à bords nets, régulièrement parallèles, et s'écartant peu à peu à mesure que le conduit s'élargit. L'acide acétique augmente leur transparence, les ramollit en les gonflant légèrement, mais ne les dissout pas; il en est de même de l'acide nitrique étendu. Cette propriété chimique permet de les distinguer au milieu des fibres du tissu cellulaire ou du tissu musculaire, qui deviennent gélatineuses ou se dissolvent dans l'acide acétique. La tunique du capillaire varie, en épaisseur, de 0,001 à),002 de millimètre, suivant le calibre du conduit. Si dans es capillaires du diamètre des globules du sang, on défalque 'épaisseur des parois, le calibre se trouve réduit à 0,005 le millimètre. La ligne qui détermine la limite interne de a paroi, *contour interne* des auteurs, est plus pâle, mais ussi nette que l'externe; elle ne se voit pas ou presque)as, lorsque les deux faces opposées du cylindre capillaire ;ont devenues contiguës par suite d'un aplatissement. Cette unique ou paroi du conduit capillaire existe dans tous les tissus pénétrés par le sang, même dans le foie, le poumon, etc., où quelquefois elle a été niée. Partout elle est formée d'une substance entièrement homogène sans fibres ni stries, et surtout sans trous, fissures ni éraillures, ce qui exclut la possibilité des hémorrhagies par *exsudation*, admises par quelques pathologistes, ou bien encore la nutrition par imbibition directe, adoptée par quelques naturalistes. Cette substance homogène des parois est de l'ordre de celles qui portent dans leur épaisseur des corpuscules ou noyaux analogues à ceux des cellules ; noyaux qui en font partie et qu'on ne peut en séparer que par l'action de réactifs énergiques et décomposants. Les noyaux de la paroi des capillaires sont généralement ovoïdes, quelquefois ronds, et ayant leur grand diamètre toujours dirigé parallèlement à l'axe du vaisseau, ou à peine oblique. Le diamètre longitudinal de ces noyaux varie entre 0,010 et 0,020 de millimètre ; leur largeur est communément moitié moindre ; elle est relativement moindre encore dans les plus longs, qui sont quelquefois flexueux. Ces noyaux présentent, en outre, quelques granulations grisâtres, et peuvent même offrir un ou deux nucléoles de 0,001 à 0,002 de millimètre. Il n'est pas rare de les voir saillants du côté de la face externe des parois du capillaire ; le plus souvent ils sont contenus dans le milieu de l'épaisseur même de la tunique ; on en voit aussi qui font saillie du côté de la cavité du capillaire, de manière à rétrécir son calibre à ce niveau. L'acide acétique, qui pâlit la tunique, n'exerce aucune action appréciable sur ces corpuscules. Dans les capillaires de 0,007 à 0,010 de millimètre, les noyaux forment ordinairement une série simple dans laquelle ils sont assez régulièrement espacés ; parfois aussi on les voit très rapprochés les uns des autres.

Ils peuvent se présenter déposés alternativement d'un côté et de l'autre, ou d'un seul côté, ou bien enfin, ils peuvent former deux rangées parallèles, placées directement en face l'une de l'autre. Assez souvent on rencontre un noyau à l'angle d'abouchement de deux capillaires.

Ce qu'il y a de plus important à noter pour l'observation et la détermination de cette tunique, c'est que les noyaux ovales ont leur grand diamètre parallèle à l'axe longitudinal du vaisseau ; ce caractère nous fournira plus loin un moyen très simple pour distinguer les deux tuniques des capillaires de la seconde variété.

Il est bon d'observer que dans les capillaires du vieillard la tunique homogène des capillaires se remplit naturellement de granulations graisseuses, de telle sorte que cette altération athéromateuse ou graisseuse, qui souvent devient cause de phénomènes morbides, est un fait de *modification sénile* naturelle aux capillaires. J'y reviendrai plus loin en traitant des altérations de ces vaisseaux. Quant aux caractères fournis par l'inspection des capillaires d'un adulte, ils offrent une grande généralité aussi bien suivant les différentes parties de l'organisme que suivant des organismes différents. Toutefois les noyaux des parois peuvent être un peu plus ou un peu moins abondants dans tel ou tel tissu ; M. Ch. Robin croit avoir constaté que les noyaux sont plus rapprochés dans les capillaires du rein, dans ceux du parenchyme testiculaire et de quelques glandes, que dans le cerveau, la pie-mère, le poumon, etc.

En passant à des capillaires qui ont en diamètre plus de 0,025 à 0,030 de millimètre et ordinairement moins de 0,070 de millimètre, nous avons des vaisseaux pourvus d'une double paroi. La plus interne n'est que le prolongement de celle qui, seule, constitue les capillaires de la première variété, seulement elle détermine un canal dont le calibre est plus grand ; elle est appliquée et soudée à la face interne de la tunique extérieure, de telle manière que nulle trace de leur union ne se montre ni sous forme de ligne, ni sous forme d'intervalle. Du reste, la disposition de ses noyaux et leur direction la distinguent facilement de la suivante. Une particularité relative au mode de rupture des deux tuniques, et dont il sera question plus loin, la fait également distinguer mécaniquement, avec netteté, et donne beaucoup de valeur à la distinction basée sur la direction longitudinale des noyaux. Il est à noter que dans la plupart des capillaires, à mesure que leur diamètre s'élargit, les noyaux de la tunique interne s'écartent les uns des autres, de telle sorte que l'intervalle qui les sépare devient plus grand que celui qu'on observe entre les noyaux des épithéliums à cellules même très larges, tels que celui de l'œsophage. Ce fait suffit pour éloigner tout rapprochement de ces noyaux avec ceux d'un épithélium qui tapisserait la face interne des capillaires de cette variété et même de la troisième. Il est presque superflu d'ajouter qu'on ne voit entre ces noyaux de la tunique interne aucune ligne circonscrivant les formes polygonales propres aux cellules des épithéliums des gros vaisseaux.

La *deuxième membrane* caractéristique des capillaires de cette seconde variété est plus épaisse que la précédente; elle a de 0,002 jusqu'à 0,004 de millimètre ; sa substance amorphe aurait le même aspect que celle des plus petits capillaires, si elle n'était toujours finement granuleuse (Ch. Robin). Ce qui la distingue encore, c'est la présence de noyaux allongés, noyaux dont le plus long diamètre est disposé perpendiculairement à l'axe du vaisseau, au lieu d'être parallèle à cet axe, comme dans la tunique interne ou tunique des capillaires de la première variété. Tout aussi homogène que la substance des capillaires de la première variété, elle est également sans fibres, stries ni éraillures. L'acide acétique ne la détruit pas, mais la rend un peu plus transparente et la gonfle en rendant ses noyaux plus évidents.

Les noyaux de cette seconde tunique sont plus nombreux que ceux de la couche interne. Ils sont ovales, étroits, allongés; leur longueur peut atteindre 0,045 de millimètre, tandis que leur largeur dépasse rarement 0,005 à 0,006 de millimètre. Il n'est pas rare de les voir légèrement flexueux, à bords un peu irréguliers, avec des extrémités souvent terminées en pointe. Ils sont incolores, un peu grisâtres, par suite de la présence de fines granulations moléculaires dans leur épaisseur, et le plus souvent sans nucléoles. L'acide acétique est sans action sur eux.

Il est un fait physique, dépendant uniquement du mode d'examen qu'on emploie pour l'étude de ces capillaires, qui doit être noté ici. Les noyaux transverses se présentent tels que nous venons de les décrire, lorsqu'on les examine vers l'axe du cylindre vasculaire. Mais ceux qui se trouvent sur les bords de la préparation (suivant l'expression de laboratoire), entre les deux lignes parallèles qui, de chaque côté du capillaire, limitent l'épaisseur de sa paroi, ceux-là, dis-je, ne se présentent plus à l'observateur dans le sens de leur longueur, mais par leur extrémité même. Ce n'est plus alors une coupe longitudinale des noyaux qu'on voit, mais la coupe transversale, qui est circulaire; ce qui fait que les bords des capillaires de cette variété semblent pourvus d'une rangée de petits noyaux ronds plus ou moins rapprochés, qui ne sont que les noyaux allongés vus par le bout.

La deuxième membrane à noyaux transverses ne se montre pas brusquement sur les capillaires de la première variété; M. Ch. Robin ayant examiné une assez grande étendue d'un vaisseau pour constater où commence cette variété, a vu peu à peu des noyaux transverses ou obliques, par rapport aux noyaux longitudinaux, se montrer sur le capillaire sans que d'abord sa paroi soit plus épaisse; les choses restent ainsi dans une longueur de 2 ou 3 dixièmes de millimètre; mais en faisant glisser la lame porte-objet de manière à voir une plus grande longueur de vaisseau, on arrive insensiblement à des parois de 0,003 à 0,005 de millimètre, offrant la disposition anatomique que j'ai fait connaître.

Un accident de préparation assez fréquent permet encore de distinguer les deux couches: c'est que dans les ruptures de capillaires, opérées par la dilacération au moyen des aiguilles, les deux tuniques se rompent assez souvent à des niveaux différents.

Henle, qui a parfaitement décrit la première variété, admet dans la seconde, outre la tunique à noyaux ovales en travers, une couche intérieure d'épithélium nucléaire. Je n'ai pas vu cette couche épithéliale même dans les capillaires de la troisième variété, et M. Ch. Robin, qui a fait à cet égard de nombreuses observations, n'a jamais rencontré cette couche épithéliale. Un véritable épithélium existe bien chez l'embryon, sur la tunique commune de Bichat dans les artères et les veines. A partir de la naissance, cet épithélium ne se rencontre plus que par petits groupes de cellules isolées, mais rien de semblable ne se présente pour les capillaires. Nous réduirons donc la composition anatomique des capillaires de la deuxième variété à ce qu'elle est, c'est-à-dire à deux tuniques : l'interne à noyaux ovales en long, l'externe à noyaux ovales en travers.

Il est une particularité signalée par M. Ch. Robin, c'est que dans le tissu lamineux, dans les glandes, les noyaux transverses de la seconde tunique sont généralement plus abondants que ceux de la même tunique dans les capillaires du cerveau, de la moelle épinière et du tissu médullaire des os. Cet anatomiste décrit, d'autre part, des capillaires se rencontrant surtout dans la moelle et le cerveau, dans lesquels la tunique externe est pourvue de noyaux sphériques au lieu de noyaux allongés et sans mélange de ceux-ci, ni continuité avec un capillaire de cette même variété à noyaux allongés. Ces noyaux sphériques sont inégalement distribués dans l'étendue d'un même capillaire : tantôt ils sont très rapprochés, de manière à masquer les noyaux longitudinaux de la tunique interne; tantôt, au contraire, ils sont assez éloignés les uns des autres. Ces noyaux sphériques, larges de 0,005 à 0,007 de millimètre, assez granuleux, sans nucléoles, se rencontrent chez l'adulte comme chez les vieillards et les enfants. Enfin, sans empiéter sur ce que je dirai des vaisseaux larges de cette deuxième variété ou de la première, dans le cancer, il importe de noter encore qu'il n'est pas rare de trouver, dans le cerveau en particulier ou dans la pie-mère, des capillaires à noyaux ronds qui, pourvus seulement des deux tuniques décrites plus haut, ont le diamètre des capillaires de la troisième variété et même plus, c'est-à-dire quelquefois jusqu'à 0,135.

La tunique externe des capillaires de la deuxième variété, ou à deux tuniques, est plus sujette aux dépôts séniles de gouttes graisseuses que la tunique interne. D'après M. Ch. Robin, lorsqu'on trouve des gouttes graisseuses dans les capillaires à une seule tunique, on est sûr d'en observer en plus grande quantité encore dans ceux de la deuxième, et surtout dans leur tunique externe. Sur des sujets morts d'affections les plus diverses, on peut rencontrer des capillaires devenus presque opaques par suite de la grande quantité de gouttes graisseuses déposées dans l'épaisseur de leur paroi, et surtout dans la tunique externe. Il n'est pas rare alors de voir les noyaux transverses de cette dernière avoir complétement disparu, tandis que les noyaux longitudinaux de la tunique interne persistent; quelquefois enfin les noyaux longitudinaux de la tunique interne ont disparu aussi bien que les précédents. On peut, du reste, trouver cette altération dans une partie plus ou moins limitée du cerveau, de la pie-mère, des muscles ou autres tissus, et rencontrer les capillaires avec leur état normal, dans une région toute voisine du même organe, sans que rien puisse faire comprendre la cause première de cette inégalité de distribution de la lésion. C'est dans la description des capillaires pris en eux-mêmes que j'ai dû signaler ces dispositions, car on les trouve déjà sur des sujets âgés seulement de cinquante à soixante ans et dans des organes complétement exempts de la lésion qui a causé la mort du sujet observé.

Les capillaires de la troisième variété ont de 0,060 à 0,130 de millimètre. Un caractère des plus tranchés les distingue, c'est l'adjonction d'une troisième tunique aux deux précédentes.

Cette nouvelle tunique extérieure, véritable couche adventice, est onduleuse, striée longitudinalement. La striation y dépend de fibres flexueuses dans le sens de la longueur du vaisseau, fibres analogues à celles du tissu lamineux. Cette couche, entre les capillaires de la première variété et ceux de la seconde, s'ajoute peu à peu aux capillaires de la deuxième variété; mince d'abord, elle prend bientôt une épaisseur de 0,010 à 0,012 de millimètre.

L'acide acétique, l'acide azotique étendu, gonflent les fibres de telle sorte que, dans le capillaire traité par ces réactifs, la troisième tunique double et triple d'épaisseur. On y observe alors quelquefois des noyaux fibro-plastiques, offrant diverses directions et qui auparavant étaient invisibles ; on y rencontre aussi, dans certains cas, des fibres de tissu élastique, insolubles dans l'acide acétique, peu flexueuses, rarement bifurquées et assez courtes pour qu'on en voie les deux bouts. Cette troisième tunique se distingue donc nettement des deux autres tuniques, parfaitement reconnaissables, du reste, à leurs noyaux diversement disposés et offrant toutes les particularités décrites précédemment. Néanmoins, dans cette troisième variété, lorsqu'on arrive à des capillaires de 0,150 de millimètre, la deuxième tunique n'est plus parfaitement homogène ; elle se strie en travers, résiste à l'action de l'acide acétique, tandis que la tunique interne elle-même tend à prendre l'aspect de la tunique commune de Bichat, c'est-à-dire qu'elle devient fibroïde et perd ses noyaux. Ce n'est pas tout : la complexité des capillaires, dans cette troisième variété, est assez prononcée pour qu'on puisse distinguer ceux qui s'abouchent avec des artères de ceux qui s'abouchent avec les veines. En effet, à diamètre égal, la paroi totale du capillaire veineux est plus mince que celle du capillaire artériel. Cette différence se présente même pour un capillaire veineux dont le diamètre total dépasse celui du capillaire artériel. On remarque, en outre, que le capillaire veineux, qui est venu s'accoler parallèlement à un autre conduit, est ordinairement gorgé de globules sanguins, tandis que l'artériel en contient à peine.

Je viens d'écrire les mots *capillaire artériel*, *capillaire veineux*, et ces expressions pourraient être prises comme un aveu en faveur de ceux qui n'admettent pas la distinction anatomique et physiologique des capillaires ; il est donc nécessaire, avant de poursuivre un tel sujet, de donner à cet égard quelques explications.

Le capillaire sanguin, ai-je dit, doit être considéré à part, comme le fait Bichat. Mais faudra-t-il ranger sous ce point de vue les trois variétés de capillaires dont je viens de donner les caractères essentiels? C'est là le point sur lequel il faut fixer les idées.

Au point de vue anatomique, je dirai que les capillaires de la première variété, à une tunique, et les capillaires de la seconde, à deux tuniques, doivent être considérés comme des capillaires proprement dits, tandis que la troisième variété embrasse une catégorie intermédiaire de vaisseaux dans lesquels se mêlent les caractères des capillaires de la seconde variété et les caractères des vaisseaux de distribution, artères, veines. Et de même que, sur certaines surfaces muqueuses, on voit des épithéliums prendre des formes intermédiaires, des formes de transition, de même on peut dire que la troisième variété des capillaires représente des vaisseaux de *transition*.

Dans une science aussi complexe que celle de l'organisation, on ne doit pas s'attendre à trouver la simplicité qu'on remarque dans les phénomènes astronomiques ou même physiques. On est donc obligé d'y multiplier les procédés d'observations, les artifices logiques. Or, l'admission des vaisseaux de la troisième variété, dans l'histoire des capillaires, doit être précisément considérée comme un véritable artifice à l'aide duquel on fait mieux ressortir ce qu'il y a de vraiment précis dans un tel sujet. Kölliker, dans son *Manuel d'anatomie générale*, confond, sous le nom de vaisseaux de transition, les capillaires de la deuxième et de la troisième variété; il partage à cet égard le vague de la description de Henle, mais il a également bien décrit la tunique des capillaires de la première variété. Ces éclaircissements indispensables étant donnés, je vais poursuivre l'étude des caractères des capillaires sanguins, au moyen de documents empruntés à la comparaison et à l'expérimentation pathologique.

Une observation générale, résultée de l'étude des capillaires suivant les âges, c'est que dans l'accroissement général de l'organisme, la dimension des vaisseaux est fonction de leur structure. Telle veine ou artère qui, à son état parfait, est munie de ses diverses tuniques, aura par exemple la constitution des capillaires de la troisième variété, tant que ses dimensions n'excéderont pas 1 dixième ou 2 dixièmes de millimètre. M. Ch. Robin a récemment encore vérifié cette loi sur l'artère basilaire et les veines de la pie-mère, arrivant au sinus longitudinal supérieur, chez un fœtus âgé de quatre mois et demi environ.

Tous les vertébrés chez lesquels on a pu isoler des capillaires les ont offerts avec les caractères que je viens de tracer. Parmi les mollusques, les céphalopodes et les gastéropodes ont également présenté des capillaires avec la même constitution.

Une observation caractéristique se rapporte à la nature des *lacunes* chez les mollusques prétendus *dégradés*, dans l'hypothèse erronée du phlébentérisme. C'est que dans les interruptions apparentes de l'appareil circulatoire, le sang ne baigne pas à nu les organes, mais bien une tunique tapissant les prétendues lacunes, tunique dont la constitution est la même que celle des capillaires de la première variété. Il en est de même chez les insectes, les raies et les lamproies, où le système vasculaire offre des dispositions analogues.

Mais quel exemple plus caractéristique à citer que celui des capillaires de la muqueuse utérine, qui, pendant la grossesse, se dilatent sous forme de sinus, sans que leur constitution anatomique change, ainsi que l'ont démontré les recherches de M. Ch. Robin.

Pour donner encore plus de généralité à cette notion des capillaires, je donnerai ici deux remarques spéciales sur les capillaires des tumeurs cancéreuses et des fausses membranes.

Les vaisseaux propres du cancer sont de véritables capillaires. M. Broca a très bien décrit leur paroi hyaline, transparente, parsemée de noyaux caractéristiques; seulement, il faut remarquer que leur calibre est ici plus considérable que dans les capillaires normaux. On peut rencontrer dans ces tumeurs cancéreuses, des capillaires à une seule tunique, qui ont jusqu'à 0,500 à 0,600 de millimètre.

Ces faits particuliers, et quelques autres fournis par l'étude du développement, n'infirment pas la loi que j'ai établie plus haut, sur la relation qu'il y a entre la structure et les dimensions des capillaires.

Dans les capillaires des fausses membranes, d'après M. Gaillet, la paroi se présente sous forme d'une petite ligne plus transparente que la gangue pseudo-membraneuse. Cette paroi est parsemée de noyaux ovales, comme dans les capillaires normaux; seulement, les noyaux y sont moins nombreux, la tunique elle-même est finement grenue. Une description à peu près analogue a été donnée par M. Gairdner.

On peut voir, dès à présent, par ces courtes indications comparatives, le très haut degré de généralité qu'offre la tunique des capillaires, et nous pouvons aussi porter plus de précision relativement à ce qu'il y a d'essentiel dans une telle formation. En effet, si le mot de *capillaire* indique la forme la plus ordinaire sous laquelle se présente la substance même de ces vaisseaux, la considération des sinus utérins, des sinus chez divers plagiostomes, chez les insectes, les mollusques, nous préserve de confondre un capillaire sanguin, si petit qu'il soit, avec un *élément* anatomique; car, dans le capillaire, la forme peut subir de très grandes modifications, tandis que ce qu'il y a de vraiment élémentaire, c'est la substance homogène parsemée de noyaux qui forme la première ou la deuxième tunique. Il n'y a dans l'organisme animal qu'un élément anatomique dont la forme tubulaire est essentielle, c'est le tube nerveux.

A la suite de ces documents sur les capillaires dans diverses conditions pathologiques, j'étudierai les altérations qu'ils peuvent présenter eux-mêmes, et je placerai en tête de cet examen l'*altération athéromateuse*, assez fréquente chez les sujets avancés en âge pour qu'on puisse la considérer comme un phénomène sénile, normal.

Les différentes formes *athéromateuses*, *stéatomateuses* et *mélicériques* de ces dépôts ont été bien étudiées dans les artères. Depuis qu'on s'est familiarisé avec l'inspection des capillaires, on a vu également ces petits amas graisseux se substituer aux éléments de la paroi du capillaire et en rétrécir le calibre; souvent, au lieu d'un amas, ce sont des granulations isolées. M. Ch. Robin en a rencontré au niveau des dilatations variqueuses des capillaires du cerveau. Ces altérations sont à peu près constantes à partir de soixante-dix ans, mais on peut accidentellement les rencontrer, même à partir de trente-cinq ans; chez les sujets morts d'apoplexie, on trouve cette altération dans presque tous les capillaires.

Cette altération, dont j'ai noté plus haut les caractères en abrégé, d'après ce qu'on rencontre souvent sur des sujets morts de toute autre affection que de maladies du cœur ou des vaisseaux, offre les caractères suivants :

Chez les sujets morts d'apoplexie ou d'une autre affection, mais offrant des foyers apoplectiques anciens, on trouve, d'après M. Ch. Robin, les capillaires de la première variété, soit dans le cerveau, soit dans les autres organes, parsemés de granulations graisseuses isolées, ou le plus souvent accumulées. Ces granulations offrent le même aspect que dans les cas où il s'agit simplement des capillaires des vieillards dont il a été question plus haut; seulement, elles sont plus abondantes, disposées quelquefois en séries longitudinales et plus souvent groupées en amas, qui déterminent une augmentation d'épaisseur des parois et font saillie, soit du côté de la cavité du vaisseau, soit au dehors. Prises en elles-mêmes, ces granulations graisseuses sont jaunâtres, à centre brillant, à contour net et foncé. Le plus souvent elles sont sphériques et varient en volume depuis 1 jusqu'à 4 millièmes de millimètre. Quelquefois les plus grosses, accumulées ou non, sont polyédriques; on peut les dissoudre par l'éther, mais seulement après avoir attaqué les parois du capillaire par l'acide acétique. Dans les tumeurs colloïdes non cancéreuses, dans les tumeurs fibro-plastiques et épidermiques, dans les hypertrophies glandulaires, surtout celles des muqueuses, on trouve les mêmes altérations. Elles sont très prononcées dans les parties de ces tumeurs qui offrent quelquefois des épanchements sanguins. Toutefois les granulations graisseuses sont plus petites que chez les individus apoplectiques; elles sont, soit isolées, soit en séries longitudinales, comme les grains d'un chapelet, soit en amas occupant le quart ou la moitié de la largeur du cylindre. Cette altération se rencontre aussi dans les tumeurs cancéreuses, mais habituellement les granulations y sont plus rarement accumulées; elles sont éparses dans l'épaisseur des parois du capillaire, dans les interstices des noyaux, et généralement de volume inégal.

Les altérations précédentes s'observent aussi sur les capillaires des deuxième et troisième variétés, dans les mêmes cas et avec des particularités analogues dans chacun d'eux. Toutefois c'est la tunique à noyaux transverses qui, ainsi que dans les modifications séniles, en est principalement attaquée. Les gouttes y sont habituellement plus grosses, en amas plus considérables, de manière que faisant saillie, soit en dedans, soit en dehors, les granulations volumineuses semblent devoir se détacher facilement au moindre mouvement brusque de pression sur le capillaire. Toutefois elles sont encore assez fortement adhérentes, et quelles que soient les oscillations qu'on fasse éprouver aux lamelles recouvrant les préparations, on ne change en rien l'état des granulations ou gouttelettes accumulées. Plus souvent que dans les capillaires de la première variété, les granulations sont ici polyédriques, irrégulières, et quelquefois alors réfractent la lumière en lui donnant une teinte rougeâtre.

J'aborde actuellement une autre espèce d'altération dite *lésion anévrysmatique* des capillaires. Virchow, au point de vue des altérations de forme, distingue l'ectasie des vaisseaux en *simple* (dilatation générale et uniforme), *variqueuse* (dilatation générale, mais inégale), *ampullaire*, *disséquante*, *caverneuse*. M. Gailliet, dans son excellente thèse sur ce sujet, considère ces deux dernières formes comme appartenant aux dernières ramifications des artères et des veines et non aux capillaires proprement dits.

Dans l'ectasie simple, la plus fréquente, les capillaires se dilatent d'une manière plus ou moins uniforme. Si un des points de la circonférence cède plus facilement, il se forme un sac latéral d'un volume variable : on a alors l'ectasie variqueuse. Ou bien toute la circonférence du vaisseau, en un point limité, se dilate en ampoule : ectasie ampullaire. Cette ampoule, au lieu d'être régulièrement arrondie, peut être fusiforme, ou bien encore un même vaisseau peut présenter une série de dilatations latérales. Ces déformations peuvent dépendre, comme dans les artères, de l'altération athéromateuse préalable de la paroi du capillaire. Au niveau de la dilatation, la membrane amorphe du capillaire est plus fine, plus transparente, et les noyaux y sont peu nombreux ; cette dilatation des tuniques avec dépôt de granulations graisseuses présente les mêmes caractères dans les tissus normaux et dans le tissu des tumeurs cancéreuses et fibro-plastiques rapidement développées.

Les observations particulières de M. Galliet ont contribué, à cet égard, à généraliser l'étude de ces altérations. M. Ch. Robin a noté également des ectasies simples dans diverses tumeurs, et entre autres les tumeurs épithéliales simples ou d'origine glandulaire, soit avec dépôt de granules graisseux, soit lorsque le capillaire a conservé son aspect normal.

C'est à propos des capillaires qui forment la partie fondamentale de tout appareil circulatoire, que j'indiquerai ce que j'ai à dire sur le développement des vaisseaux. Les faits plus complexes, relativement à la formation du cœur et des principaux troncs, seront mis à profit dans la théorie de la forme.

Parmi les recherches sur le développement des vaisseaux j'emprunterai surtout celles de MM. Prevost et Lebert, dans lesquelles ces deux observateurs ont soigneusement évité les errements de la théorie cellulaire. En considérant ici ce qui se rapporte strictement à l'étude des capillaires, voici quels sont les documents les plus positifs qu'on peut prendre sur ce sujet. Dans la substance des branchies d'un têtard de 7 à 8 millimètres, on voit, à la place que doivent occuper les vaisseaux, des globules organo-plastiques de 0,02 à 0,03 de millimètre, remplis de granules, et une substance intercellulaire grano-vésiculaire ; à mesure que les branchies grandissent, les granules et les vésicules diminuent, deviennent plus diaphanes, et s'écartent pour laisser entre eux l'espace qu'occuperont bientôt les vaisseaux. La première circulation ne les creuse pas ; les vaisseaux se forment dans une membrane hémoplastique.

Quand les voies principales sont établies, il se forme de tous côtés des vaisseaux de communication, dont on suit très bien le développement dans la queue de la grenouille et du triton. On ne voit d'abord, des deux côtés de la corde dorsale, que les globules serrés et opaques que Prevost et Lebert appellent *organo-plastiques ;* ceux-ci deviennent ensuite plus transparents et anguleux par juxtaposition ; enfin ces globules s'écartent comme dans les branchies, et il se forme ainsi des arcs collatéraux passant directement d'une petite artère à une veine ; puis, entre ces arcs secondaires se développent des arcs tertiaires allant toujours du système artériel au système veineux. La dimension de ces capillaires varie entre 0,016 et 0,025 de millimètre ; leurs parois sont partout distinctes, nulle part on ne voit de globules errer dans la substance de la queue.

Dans tous les cas, les capillaires se forment d'une manière centrifuge, et toujours sous l'influence de la circulation générale. MM. Prevost et Lebert n'ont jamais observé, dans l'embryon des animaux vertébrés, des vaisseaux se formant indépendamment de la circulation générale et finissant par y aboutir.

Des observations faites par M. Ch. Robin sur les larves du *Triton cristatus* lui ont montré des faits semblables : dans la queue de ces animaux, ayant déjà 12 à 15 millimètres et nageant librement dans l'eau, on peut voir, au sommet des arcades vasculaires simples que forment les branchies, un petit prolongement en cul-de-sac, de la largeur du vaisseau dont il dérive ; ce cul-de-sac s'allonge peu à peu, et d'une manière assez notable pour que, après deux heures environ, on puisse s'apercevoir d'une différence de longueur dans le conduit. Il n'est pas rare de voir un ou plusieurs globules blancs et quelquefois des globules rouges s'engager dans ce cul-de-sac et y demeurer.

Quand ces prolongements en cul-de-sac ont acquis une certaine longueur, en dehors des muscles de la queue, dans le tissu lamineux sous-cutané, ou mieux dans la substance homogène à peine striée qui le représente, le vaisseau se recourbe vers son extrémité et s'allonge alors parallèlement à l'axe du corps, pendant qu'un conduit voisin en fait autant; quelquefois, avant de se recourber, le prolongement en cul-de-sac envoie latéralement une branche qui s'allonge de la même manière, jusqu'à ce qu'elle rencontre un vaisseau dans son voisinage.

Si nous passons aux recherches faites sur l'embryon du poulet, nous aurons des phénomènes analogues à noter. Après vingt-quatre heures d'incubation, on reconnaît autour des plis caverneux du capuchon céphalique les premiers vestiges des vaisseaux dont l'existence est bien manifeste après la vingt-huitième heure. Sur l'œuf incubé depuis trente-deux heures, les plus petits canaux ont de 0,020 à 0,025 de millimètre en diamètre ; les vaisseaux commencent tout près du cœur, et quoique séparés par des globules, on voit le parallélisme entre les canaux vasculaires et les branches qui renferment le cœur. Nulle part encore ne se montrent les globules. Les vaisseaux, sur plusieurs points de leur trajet, présentent de légères saillies latérales, ou des éperons qui finissent par se rencontrer entre deux vaisseaux. A partir de la trente-quatrième heure, on voit des globules sanguins dans quelques capillaires, tandis que le cœur, qui est en communication avec les premiers vaisseaux, est encore sans mouvement. Après trente-cinq heures d'incubation, on voit encore, le long des vaisseaux, des éperons latéraux qui tendent les uns vers les autres, entre deux vaisseaux. C'est sur une observation insuffisante de ces éperons et des interstices vasculaires, que Schwann a basé son explication cellulaire du développement des vaisseaux. C'est à partir de la trente-sixième heure, que les premiers mouvements péristaltiques du cœur commencent, alors que dans les parties périphériques se sont déjà développés des globules sanguins, qui ne prennent, comme on le sait, une teinte jaune rougeâtre qu'après la trente-neuvième heure d'incubation, époque à laquelle le tissu lamineux est bien formé. A trente-cinq heures, le diamètre des vaisseaux varie entre 0,014 et 0,056 de millimètre ; à quarante-huit heures, il varie entre 0,016 et 0,160, et l'on distingue alors parfaitement les capillaires à une tunique de ceux à deux tuniques.

Vers la fin du troisième jour, le vaisseau terminal commence à s'effacer ; à la fin du quatrième, il a à peu près disparu. Les vaisseaux sont alors plus réguliers, on ne voit plus de nouveaux éperons ; la différence entre les troncs vasculaires et les capillaires devient de plus en plus tranchée, et les vaisseaux se rapprochent de leur forme complète et définitive. Ce qui s'observe pour le développement normal des vaisseaux se représente pour leur mode d'apparition dans les produits accidentels.

Avant de passer à l'étude de la membrane des organes de distribution, artères et veines, j'établirai en quelques mots les propriétés fondamentales de la membrane des capillaires.

Un grand nombre de faits tendent à démontrer que les vaisseaux capillaires des parties transparentes peuvent se resserrer sous l'influence d'irritations mécaniques et chimiques.

C'est particulièrement sur la membrane natatoire des grenouilles que ces expériences ont été faites. Les irritants employés sont la glace, l'essence de térébenthine, l'éther, l'aconit, le sel de cuisine. Il faut, dans tous les cas, éviter les agents qui peuvent augmenter ou diminuer la coagulabilité du sang.

Le froid et les irritations mécaniques ne manifestent pas immédiatement leur effet. La contraction débute lentement, atteint son *maximum* après quelques minutes, puis diminue peu à peu. Il ne faut donc pas s'attendre, dans les expériences, à voir une contraction rapide comme dans les tissus de la fibre rouge striée. L'irritation locale ne reste pas circonscrite, elle se communique aux parties voisines, se propage de proche en proche le long de la paroi des vaisseaux. La contractilité des capillaires peut également s'estimer au moyen des substances qui la paralysent. La paralysie des capillaires, manifestée par leur expansion, peut dépendre d'une irritation qui a préalablement provoqué leur contraction. Avec l'eau chaude, l'expansion s'opère après cinq minutes ; avec la glace, la contraction préalable est d'une demi-heure, puis l'expansion se manifeste. Wedemeyer, avec le sel de cuisine, a vu la contraction durer quatre ou cinq minutes, puis la dilatation s'opérer sous forme anévrismatique. D'autres substances, telles que l'ammoniaque, ont la propriété de déterminer l'expansion immédiate des capillaires. L'air, l'alcool, divers acides étendus, peuvent également provoquer directement cette expansion. Jusqu'à présent cette contractilité n'a pu être mise directement en évidence au moyen de l'irritation magnético-électrique. Ed. Weber et E.-H. Weber ont très bien montré, à l'aide de cet excitant, la contractilité des petits vaisseaux. Mais en opérant avec beaucoup de soin sur le mésentère des grenouilles, ils n'ont pu constater ni dilatation ni contraction dans les capillaires soumis à l'excitation magnético-électrique.

La contractilité des capillaires s'observe facilement sur de jeunes mammifères. Sur des animaux à température variable, grenouilles, salamandres, tritons, on peut voir les capillaires se resserrer et se dilater, et ce phénomène persiste même pendant quelque temps après la mort de l'animal.

Donc, si l'anatomie comparée ne nous fournissait des exemples de tissus anhystes contractiles, le tissu du capillaire sanguin permettrait d'étendre la propriété de contractilité à des tissus autres que la fibre musculaire.

A côté des propriétés de l'ordre animal, il ne faut pas oublier la propriété plus générale en vertu de laquelle s'opèrent les phénomènes d'endosmose et d'exosmose dont les capillaires sont le principal théâtre. L'exemple le plus caractéristique des effets de cette propriété est la modification instantanée par laquelle le sang qui arrive au poumon, de veineux qu'il était, devient artériel, tandis que, dans les capillaires des autres organes, la membrane du vaisseau, en échange des matériaux de nutrition qui passent du capillaire au tissu ambiant, reçoit par un courant contraire, ou des matériaux d'entretien, ou des produits d'élimination; et comme la température animale se lie aux phénomènes physico-chimiques de l'organisme, Bichat avait dit avec raison que c'est au niveau des capillaires que sont les sources de la chaleur animale.

On a pu voir que j'ai observé, dans la partie comparative de l'étude des capillaires, ce qui est relatif aux sinus de l'utérus et aux lacunes; je ne ferai pas de paragraphe spécial pour les capillaires lymphatiques et chylifères, à cause du peu de documents positifs que l'on possède sur leur contexture. Bien que nous puissions les concevoir comme analogues aux capillaires sanguins, cependant la manière spéciale dont ils fonctionnent oblige à leur reconnaître, *à priori*, quelque chose d'également spécial au point de vue de la contexture.

MEMBRANE DES CANAUX DE DISTRIBUTION.

L'existence des canaux de distribution dans un organisme implique toujours une assez grande complexité, résultant de la spécialisation des organes entre lesquels les vaisseaux établissent des relations de l'ordre végétatif. Dans toute sa généralité, un canal de distribution doit être conçu comme pouvant imprimer au liquide qu'il contient un certain mouvement, sinon de circulation, au moins d'oscillation. Pour cela, le vaisseau doit avoir une paroi contractile et élastique. Si, en outre, on considère que le frottement du sang doit s'exercer sur une tunique spéciale qui jouera, à l'égard de la précédente, le rôle d'un revêtement épidermique, on voit qu'en définitive, la membrane d'un vaisseau pourra dans sa contexture se réduire à deux tuniques : l'une sera la tunique propre, l'autre une tunique de revêtement ; à la première se rattacheront les phénomènes dynamiques, tandis que la seconde n'aura qu'un rôle statique. Si maintenant nous distinguons dans cette tunique propre les couches plus spécialement contractiles de celles qui sont surtout élastiques ; si, en outre, nous adjoignons à la tunique propre une tunique adventice, et à la tunique interne une couche d'épithélium, on voit que la contexture du vaisseau se compliquera, sans que néanmoins il en résulte du vague pour sa notion générale.

Dans un appareil circulatoire complexe, nous avons des vaisseaux qui partent du cœur pour distribuer le sang aux différents organes ; on conçoit que, dans ces vaisseaux, la contractilité sera moins nécessaire que l'élasticité. Au contraire, dans les canaux qui ramènent le sang des capillaires vers le cœur, on comprend qu'il faut moins d'élasticité que de contractilité, et les mêmes conditions doivent se rencontrer dans les vaisseaux lymphatiques.

Ces vues *a priori* sur les propriétés se lient à des inductions correspondantes sur la contexture ; aussi dans un appareil circulatoire complexe devons-nous distinguer la membrane des artères de celle des veines et des chylifères, sans que nous devions oublier pour cela la notion fondamentale de tout canal de distribution.

Artères.

Ce qu'il y a de plus caractéristique dans la membrane des artères, c'est la tunique jaune élastique à laquelle il vaut mieux appliquer le nom de tunique propre, qui, au point de vue statique, est parfaitement juste, tandis que, d'après l'autre dénomination, cette tunique paraîtrait exclusivement douée d'élasticité. L'épaisseur de la membrane des artères va, en augmentant, des branches vers les troncs, mais elle est relativement plus grande dans les petites artères que dans les grosses. Celles du crâne, toute proportion gardée, ont les parois les plus minces. Dans celles qui décrivent un arc, comme l'aorte, la membrane est plus épaisse du côté de la convexité que dans la partie concave. A l'aorte abdominale, la paroi qui regarde le rachis est plus mince que l'autre.

En traitant des substances organiques, j'ai dit quelques mots du revêtement intérieur des vaisseaux, ou *tunique commune de Bichat*. Ce revêtement de 0,1 de millimètre d'épaisseur, se déchire mieux longitudinalement qu'en travers ; il est d'un aspect fibroïde, parfaitement analogue à de la fibrine coagulée. Il s'en distingue par son insolubilité dans l'acide acétique. Il laisse voir par transparence la couleur jaune de la tunique propre. En poursuivant l'étude de cette tunique dans le cœur, on la trouve plus mince dans le ventricule gauche que dans l'oreillette correspondante et dans les artères. Bichat la considère comme une espèce d'épiderme.

En dehors de la tunique commune s'applique la tunique propre, déjà décrite dans le chapitre précédent à propos des tissus de la fibre lisse jaune ; je rappelle seulement ici que vers le quart interne on rencontre, dans son tissu, un grand nombre de fibres musculaires lisses, surtout abondantes dans la tunique propre des artères du volume des axillaires et en général dans les divisions tertiaires ; à la naissance des artères intercostales, dans l'iliaque interne. Ces fibres sont également abondantes dans la tunique propre des artères ombilicales et dans les artères du cerveau du volume des cérébelleuses.

Telles sont les deux tuniques fondamentales de la membrane artérielle. Nous trouvons la membrane ainsi réduite dans les artères de la substance cérébrale, de telle sorte que, sans sortir du type humain, nous pouvons offrir, dans un organisme complexe, l'exemple de la plus grande simplicité de cette membrane. Voyons maintenant comment la contexture se complique.

Chez le fœtus, une couche continue de cellules épithéliales pavimenteuses tapisse la tunique commune. A partir de la naissance, cette couche disparait et ne se renouvelle que par points isolés très limités. Chez l'adulte on ne rencontre que çà et là des amas de quelques cellules.

Sur la majorité des artères d'un animal supérieur, la tunique propre est enveloppée d'une tunique adventice déjà analysée dans le chapitre précédent, et que nous avons vue composée de fibres lisses hyalines et de fibres jaunes ; seulement la proportion relative de ces fibres varie suivant qu'on étudie des parties plus ou moins profondes de cette couche adventice. Si l'on se rapproche de la tunique moyenne ou tunique propre, on voit la tunique adventice revêtir de plus en plus les caractères de celle-ci, par la proportion croissante des fibres jaunes, d'abord dartoïques, puis artérielles. Si, au contraire, on se rapproche du tissu lamineux ambiant, c'est la fibre lisse hyaline qui domine dans la texture.

On voit donc que, dans sa plus grande perfection, la membrane des artères peut résulter de la contexture de cinq tuniques. Henle, considérant à tort la substance fenêtrée comme formant une couche distincte, a pu ainsi diviser la membrane des artères en six tuniques :

L'épithélium pavimenteux ;

La tunique commune de Bichat ;

La tunique à fibres annulaires (quart interne de la tunique propre) ;

La tunique fenêtrée ;

La tunique élastique (couche profonde de l'adventice) ;

La tunique adventice (couche superficielle de l'adventice de Bichat).

D'après nos considérations préliminaires, nous voyons comment cette formation complexe peut se réduire à une tunique propre élastique et contractile, et à la tunique épidermoïde de Bichat.

Les altérations les plus communes de la membrane des vaisseaux sont : l'altération *graisseuse* et l'altération ossiforme. Les dépôts athéromateux que j'ai étudiés à propos des capillaires se représentent dans les artères ; ils y sont assez abondants et donnent une teinte blanchâtre à la face interne de l'artère.

Les flexuosités des artères poplitées tiennent souvent aux dépôts fréquents de matières graisseuses. Si l'altération est peu profonde, on voit les granulations graisseuses unies à de la matière amorphe et former des plaques stéatomateuses, autour desquelles les fibres jaunes s'atrophient. Si les plaques se ramollissent, elles prennent un aspect mélicérique par suite de l'état diffluent de la graisse et la moins grande consistance de la matière amorphe. C'est dans ces cas que l'on rencontre des cristaux de cholestérine, tandis que les granulations diminuent.

L'altération ossiforme n'est pas une conséquence de l'altération graisseuse; elle peut se développer sans altération graisseuse préalable, mais il y a souvent coïncidence des deux affections. Dans ce genre d'altération, les dépôts calcaires, qui pénètrent la tunique moyenne des artères, sont amorphes et ne présentent point les caractères du tissu osseux.

Ces produits sont essentiellement formés de phosphates et de carbonates de chaux amorphes. En les dissolvant, on peut se rendre compte de l'atrophie correspondante de la trame du vaisseau. Ce n'est que rarement qu'on a rencontré dans ces produits de vrais cristaux de phosphate de chaux.

L'élasticité et la contractilité de la membrane des artères sont aujourd'hui démontrées par un assez grand nombre d'expériences pour qu'il me suffise de les énoncer ici.

Veines.

La membrane des veines est molle, lâche, plus mince que celle des artères; peu extensible dans le sens de la longueur, et très extensible transversalement. Comme pour les artères, nous établirons d'abord l'état le plus simple de cette membrane; nous comprendrons mieux ensuite la manière dont elle se complique.

Les veines ramènent le sang des capillaires au cœur. Bien que l'impulsion de celui-ci ne s'épuise pas dans les artères et dans les capillaires, et soit encore dans les veines l'agent principal de la circulation du sang, cependant nous concevons que le mouvement du liquide doit y être mieux secondé que dans les artères, par la contractilité de la tunique propre. Donc, tout en établissant que la contexture fondamentale de la membrane des veines résulte, comme dans les artères, de la superposition de deux couches, l'une propre, l'autre épidermoïde, cependant il faut prévoir que la tunique propre sera plus contractile qu'élastique.

Dans l'étude des lois de la texture, les différentes parties de la tunique propre des veines nous ont fourni des exemples très nets de tissus fibreux composés. On trouve en effet, dans cette tunique, des fibres lisses hyalines, jaunes dartoïques, rouges.

Nous pouvons, d'après les cas les plus simples, éliminer les fibres rouges, et dès lors, la tunique propre des veines dérive à l'état le plus simple, de la fibre hyaline lisse et de la fibre jaune la plus contractile, la variété dartoïque. C'est ainsi que nous la trouvons dans la tunique propre des veines, des os et des sinus de la dure-mère.

La tunique commune de Bichat est de moitié plus mince dans les veines que dans les artères; elle est de même nature. Unie à la précédente, elle complète la membrane des veines dans les cas les plus simples que je viens de citer. Mais nous pouvons compliquer cette membrane comme celle des artères.

La tunique propre, dans beaucoup de veines, est tissue différemment, suivant qu'on y distingue la couche profonde et la couche superficielle. Dans la veine-cave inférieure, dans la veine-porte, dans les crurales, on peut, sous la tunique commune de Bichat, isoler facilement une couche composée de fibres hyalines lisses et de fibres jaunes dartoïques rangées longitudinalement. Si maintenant on examine les veines du système porte, ou même les veines superficielles, on observe en dehors de cette partie profonde de la tunique propre, une couche à fibres circulaires, composée de fibres lisses hyalines et de fibres lisses rouges, de telle sorte qu'on peut subdiviser cette tunique propre en deux tuniques, l'une interne à fibres longitudinales, l'autre à fibres circulaires.

Chez le fœtus, on trouve la tunique commune de Bichat tapissée dans la veine, comme dans l'artère, par une couche d'épithélium pavimenteux. Enfin, dans la plupart des veines, la tunique propre s'entoure d'une tunique adventice, décomposable elle-même en deux couches, de sorte que la contexture la plus compliquée d'une veine peut être conçue comme résultant de la superposition de six tuniques. Mais l'appréciation directe des conditions les plus simples nous préserve ici, comme dans la membrane des artères, de toute idée vague et confuse.

Si nous envisageons dans les veines les replis valvulaires qui secondent la marche du sang, nous y retrouvons les conditions fondamentales de la membrane des vaisseaux, une couche propre, composée de fibres hyalines et de fibres jaunes dartoïques, et la tunique commune de Bichat. A la base des valvules sigmoïdes on rencontre, en outre, de la substance fenêtrée interfibrillaire.

La contractilité de la membrane des veines est reconnue par tous les physiologistes; seulement on la considère comme exclusivement liée à la présence des fibres rouges. Les chapitres précédents nous autorisent à généraliser ici la notion de cette propriété comme appartenant, à des degrés divers, à tous les éléments de la tunique propre.

Lymphatiques.

La membrane des lymphatiques doit être conçue de la même manière que celle des artères et des veines; je vais donc me contenter ici de quelques indications spéciales.

Dans les plus petits lymphatiques, visibles à l'œil nu, on distingue : la tunique commune de Bichat, une tunique propre, assez semblable à celle des artères de même volume, et une tunique adventice.

Le canal thoracique et les gros troncs se rapprochent davantage de la contexture des veines. Les valvules y sont constituées comme dans les veines.

La contractilité des lymphatiques est aussi facile à mettre en évidence que celle des veines.

MEMBRANE DES ORGANES D'IMPULSION.

L'étude de la membrane vasculaire sous forme de cœur, plus ou moins complexe, appartient surtout à la théorie des organes. En ne considérant ici que la contexture des parois, nous voyons que le cœur n'est qu'un vaisseau, dont l'élément le plus contractile de la tunique propre a pris un développement spécial.

Dans le cœur le plus compliqué, celui des mammifères, on trouve, en allant de la cavité intérieure à la surface externe, une première tunique, qui n'est autre que la membrane commune de Bichat, tapissée çà et là par quelques groupes de cellules pavimenteuses.

En dehors, c'est une couche composée de fibres jaunes artérielles mélangées à la fibre lisse hyaline. Dans l'oreillette, c'est la fibre lisse hyaline qui domine; dans le ventricule, c'est la jaune. Enfin en dehors de cette seconde couche on remarque, comme dans les veines caves, comme dans les veines sus-hépatiques de certains animaux, une couche de fibres rouges; seulement ces fibres appartiennent à la catégorie des fibres striées, qui sont les plus contractiles.

Müller a décrit, dans le système lymphatique des reptiles, des organes dont la contexture se ramène à celle des vaisseaux et qui sont de véritables cœurs.

Dans cette série d'études sur la membrane vasculaire, je me suis attaché à faire ressortir partout le caractère éminemment relatif que comporte un tel sujet. Envisageant d'abord les cas les plus simples, je me suis efforcé d'éclairer les contextures les plus complexes par la considération préalable de la contexture fondamentale. On a pu reconnaître en outre qu'une comparaison assez étendue a pu résulter de la considération presque unique du type humain, qui suffisait en effet à cette appréciation générale. On a dû enfin mieux saisir encore, dans la membrane des vaisseaux, l'utilité de la subordination des problèmes de la contexture à ceux de la texture. En effet, à la faveur des points de vue plus généraux du chapitre précédent, on a pu suivre avec une très grande netteté les lois de la contexture, sans que le sujet ait été obscurci par des détails histologiques que nous avons dû épuiser à propos de l'étude des tissus. C'est dans les mêmes conditions que je vais aborder l'étude de la membrane glandulaire.

MEMBRANE GLANDULAIRE.

D'après les développements exposés au début de ce chapitre, cette troisième partie sera consacrée aux membranes formant les surfaces sécrétantes ou présumées telles, et aux membranes des conduits d'excrétion.

Le nombre des organes étudiés sous le nom de glande est encore mal déterminé ; entre Vicq-d'Azyr, qui appelle glande tout assemblage de tissus dans lequel se fait un filtrage des liquides de l'organisme, et les auteurs actuels qui n'admettent absolument, sous le nom de glande, que les organes de sécrétion munis d'un canal excréteur, il y a une opinion, ou plus anatomique, ou moins absolue, qui me paraît devoir être préférée.

Je ne suis pas de ceux qui affirment qu'un organe est utile, par cela seul qu'il fait partie d'un organisme; aussi je ne pourrais assurer pour le moment que la rate, les capsules surrénales, le corps thyroïde remplissent des fonctions indispensables. Mais anatomiquement, je ne saurais rattacher ces parties qu'à la catégorie des organes spéciaux chargés d'une élaboration particulière; et comme les phénomènes les plus généraux de composition et de décomposition s'exercent à travers les vaisseaux capillaires, je ne m'appuierai pas sur le défaut d'un canal excréteur, pour exclure de la catégorie des glandes les organes que je viens de citer; car si je rencontre dans leur structure quelque chose de comparable à une membrane de sécrétion, je pourrai facilement imaginer que le produit sécrété, étant destiné à passer dans la cavité circulatoire, pénétrera naturellement à travers la paroi des capillaires.

L'absolutisme en pareille matière vient de ce que l'on ne comprend pas que des produits puissent être versés dans la cavité ou à la surface intérieure des vaisseaux capillaires, de même que les glandes les mieux caractérisées versent leur sécrétion sur les téguments. Cependant, depuis qu'on s'est assuré que les plus petits vaisseaux ne sont pas poreux, personne ne fait difficulté d'admettre que le système capillaire est le siége de phénomènes endosmotiques, en vertu desquels l'être se compose et se décompose. Or, si l'on fait l'hypothèse toute naturelle qu'il y a des glandes qui contribuent à la réparation des matériaux du sang, il est tout naturel d'imaginer que les glandes placées sur le trajet même du système vasculaire, y versent directement leurs produits de la même manière que les produits de la nutrition d'un muscle ou d'un os sont versés dans le système capillaire du point même où s'effectue le mouvement de décomposition. C'est là, du reste, ce qui motive la confusion très intéressante de Vicq-d'Azyr, qui ne tenant compte, à propos des glandes, que du fait physiologique très général de la formation d'un produit, a fait rentrer le parenchyme de presque tous les organes dans la notion de glande. Toutes les parties, en effet, sont le siége d'un mouvement de nutrition. Mais là où il n'y a qu'entretien de l'organe, les capillaires ne reçoivent que des matériaux de décomposition. Or, le produit d'une glande a cela de particulier, qu'il résulte d'une formation spéciale propre à certains tissus de l'organisme. Un muscle se nourrit pour produire du mouvement; la créatine, la créatinine qu'il cède au sang, ne sont que de purs excréments. Mais le pancréas, mais le foie, absorbent du sang, pour fabriquer des produits nécessaires à l'entretien de la vie. Sans bile et sans pancréatine, l'animal meurt; au contraire, le défaut d'élimination de la créatine, de la créatinine, de l'urée devient une cause de maladie. Il faut donc parfaitement distinguer la nature du produit pour distinguer les glandes.

Je dirai donc que les organes qu'on peut appeler glandes sont ordinairement le siége d'une élaboration spéciale et plus ou moins indispensable à l'entretien de la vie. Le produit de cette élaboration est tantôt versé sur la peau ou une muqueuse; tantôt il pénètre directement dans les vaisseaux capillaires de la glande elle-même et se trouve ainsi mêlé au sang. Dans le premier cas, la glande est en communication directe avec le tégument au moyen de conduits excréteurs; dans le second, le produit passe immédiatement dans la cavité vasculaire, par l'intermédiaire de la fine tunique des plus petits capillaires; ce qui constitue anatomiquement une différence tranchée entre les deux espèces de glandes.

On conçoit, d'après cela, que si dans une glande complexe il se forme deux produits, l'un pourra, par l'intermédiaire de vaisseaux excréteurs, être porté sur une membrane tégumentaire, tandis que l'autre pourra être versé directement dans les vaisseaux capillaires, dont la mince tunique se prête aux phénomènes de ce genre. Le foie nous offre à cet égard un exemple très net, car l'un de ses produits, la bile, est versé dans l'intestin au moyen de canaux excréteurs; tandis que l'autre produit, le sucre, passe directement dans les vaisseaux capillaires.

Il semble, au premier abord, que la membrane des glandes aurait pu être étudiée à propos des membranes tégumentaires. Les surfaces sécrétantes peuvent, à la rigueur, être considérées comme de simples modifications de la membrane des téguments; mais outre que cette manière de voir n'est pas conforme avec l'ensemble des documents actuels, on aurait été conduit à rapprocher d'une étude très générale, des développements relatifs à des surfaces essentiellement spéciales dans chaque glande. Car bien qu'anatomiquement on ne puisse aujourd'hui se rendre compte des différences physiologiques qu'il y a entre les produits de différentes glandes, cependant on ne saurait douter qu'une telle différence ne se lie à des conditions déterminées de structure. De plus, un grand nombre de glandes ne s'ouvrant pas sur des membranes tégumentaires, on aurait dû négliger un rapprochement utile entre tous les organes spéciaux, dont la relation anatomique sera ici mieux sentie. On sent, en outre, que l'étude de la membrane des vaisseaux présente un degré de généralité très marqué relativement à celle des glandes; c'est donc bien après cette étude qu'il fallait aborder ce nouveau sujet.

Membrane des surfaces de sécrétion.

La forme la plus générale sous laquelle se présente la membrane sécrétante est celle d'un petit sac. Dans les cas les plus rudimentaires, le cul-de-sac représente la partie sécrétante, tandis que l'orifice s'ouvrant directement sur une membrane tégumentaire en est la partie excrétante. Les *follicules simples* en sont des exemples. Lorsque le fond du sac est roulé en peloton, le follicule est dit *glomérulé*. Quand plusieurs petits sacs s'abouchent dans un conduit excréteur, on a l'*acinus* ou *glande en grappe simple*. Enfin si plusieurs *acini*, au lieu de s'aboucher directement sur le tégument, versent leurs produits dans un canal excréteur, la glande est *en grappe composée*. La membrane sécrétante peut aussi se présenter sous forme de tubes anastomosés en réseau ; on a alors la glande *rétiforme*, ou bien on peut avoir entre le réseau tubuleux et la glande en cul-de-sac, un état intermédiaire, résultant de ce que la membrane glandulaire se présente d'abord sous forme de tubes ramifiés ; mais en poursuivant ces tubes, on les voit finalement se terminer en cœcum. Enfin une dernière forme caractéristique de la membrane des glandes, c'est la *vésicule close*.

Pour conserver à un tel sujet son caractère relatif, il faut en outre concevoir que telle glande ne se présente pas exclusivement sous une des formes que je viens d'indiquer. En comparant une même glande dans la série animale, on peut s'assurer qu'elle peut appartenir à différents types, sans que la nature de la sécrétion change. C'est devant de tels exemples qu'on peut bien juger du degré de généralité des problèmes de la structure par rapport à ceux de la forme.

A propos des éléments anatomiques, j'ai insisté sur la

distinction essentielle qu'il y a entre les caractères tirés de la forme, suivant qu'ils sont propres à un élément ou à un tissu. La forme de la fibre, de la cellule, du tube nerveux, a un très haut caractère de généralité; au contraire, la forme en tube, considérée dans un capillaire sanguin, est déjà un fait beaucoup plus complexe; il en est de même de la forme utriculaire, tubulaire, vésiculaire, considérée dans la membrane des glandes: cette forme n'est plus alors qu'un caractère secondaire par rapport à la texture.

La membrane des surfaces sécrétantes, conçue dans toute sa généralité, résulte de la superposition de deux couches: l'une, principale, est formée par la *tunique propre;* l'autre, moins essentielle, mais néanmoins indispensable, est épidermique et tapisse la précédente du côté de la cavité glandulaire.

La tunique propre est le plus souvent amorphe; aussi, dans la majorité des cas, c'est par la nature des sécrétions que nous pouvons concevoir des différences indubitables entre la tunique propre des différentes glandes. Le revêtement épidermique se compose de cellules épithéliales, ici nucléaires, là sphériques ou pavimenteuses. La forme de l'épithélium, mieux que la tunique propre, permet de distinguer les culs-de-sac de glandes parfaitement distinctes au point de vue physiologique. Dans certains cas, néanmoins, l'épithélium lui-même n'offre pas, à la simple vue, des différences correspondantes à la nature des sécrétions. On doit reconnaître que cet épithélium, suivant sa forme et surtout suivant son épaisseur, doit jouer, dans les phénomènes des sécrétions, un rôle important, quoique secondaire, par rapport à celui de la tunique propre. Il faut même remarquer que, dans le cas d'une sécrétion très active, cet épithélium s'exfolie et la membrane sécrétante se trouve ainsi temporairement réduite à sa tunique propre.

Cette notion générale de la membrane sécrétante permet d'éviter les confusions qui résultent de fausses analogies : je n'en citerai qu'un exemple. Le poumon, d'après certaines considérations de forme, avait été assimilé à une glande; l'erreur aurait pu facilement être évitée, si l'on avait simplement examiné en quoi consiste un appareil de respiration spéciale, dans les cas les plus simples. Mais la théorie des membranes fait cette élimination avec plus de rigueur. Dans une cellule pulmonaire, les phénomènes d'endosmose ne s'accomplissent pas à travers une tunique propre, particulière à l'organe. C'est comme dans l'intestin à travers la paroi des capillaires, revêtus du côté de la cavité aérienne, par un mince épithélium, dernier vestige de la muqueuse des bronches. Du reste, le point de vue physiologique bien établi, aurait dû faire éviter cette analogie, car dans une glande, le phénomène endosmotique est simple, tandis que dans le poumon, comme dans l'intestin, la paroi des capillaires se prête à un double mouvement d'absorption et d'exhalation. Cette notion de la membrane sécrétante étant donnée, je vais l'étudier directement dans des cas de plus en plus complexes.

Dans l'étude du parenchyme des membranes tégumentaires on peut considérer les follicules simples au même titre que les vaisseaux et les nerfs, ainsi que je l'indiquerai dans le chapitre suivant. Je dois ici, comme pour les cas suivants, considérer seulement les caractères spéciaux de la membrane sécrétante de ces follicules.

Du cardia au rectum on trouve, dans l'épaisseur de la muqueuse, des follicules simples, rectilignes, s'ouvrant perpendiculairement à la surface muqueuse. Décrits par Galéati et ensuite par Lieberkuhn, dont ils portent le nom, ces follicules ont 1 à 2 millimètres de profondeur. A l'estomac, vers le pylore, on observe quelquefois un double cul-de-sac ou même deux glandes juxtaposées et s'abouchant par un orifice commun. Dans l'intestin grêle, ces follicules sont plus petits qu'à l'estomac; on les trouve, dans le gros intestin, très rapprochés comme dans ce dernier organe. La membrane de tous ces petits sacs glandulaires se compose d'une tunique propre hyaline et sans structure spéciale. L'épithélium est ordinairement sphérique dans le cul-de-sac et cylindrique vers l'embouchure.

D'après Henle, quand on isole la glande et qu'on l'observe de côté, on voit une cavité centrale et une paroi épaisse striée en travers. Vue du côté de l'orifice, l'entrée de la glande représente un cercle étroit limité par les extrémités larges des cylindres d'épithélium; de ce cercle partent des stries rayonnantes, qui correspondent aux contours latéraux des cellules et se rendent à la paroi de la glande qui entoure la lumière sous forme d'un cercle plus large et concentrique au premier. La lumière de l'ouverture est d'autant plus étroite, et la paroi mince formée d'épithélium est d'autant plus épaisse, que les cylindres ont acquis plus de développement.

Pour les follicules simples de la membrane du canal cystique, hépatique, cholédoque, on ne distingue rien de spécial pour la tunique propre, on ne peut que déterminer la nature cylindrique de l'épithélium. Il n'en est pas de même pour les follicules de la muqueuse du col de l'utérus qui sécrètent le bouchon gélatineux. La membrane propre y acquiert 0,02 à 0,03 de millimètre, et paraît manifestement constituée par des fibres hyalines et des éléments fibro-plastiques. Le cul-de-sac est tapissé par de l'épithélium nucléaire, et à l'orifice on trouve de l'épithélium vibratile.

Dans les follicules flexueux, qui épaississent la muqueuse de l'utérus, on constate facilement un épithélium nucléaire qui se détache quelquefois en totalité et qu'on retrouve dans les écoulements utérins.

Quant à la tunique propre, elle est assez épaisse, finement granuleuse, et porte à sa surface des éléments fibro-plastiques.

Dans les follicules glomérulés qui s'ouvrent plus particulièrement à la peau, on trouve, pour les glandes sudorifères, une tunique propre, amorphe, et ce n'est que dans les cas d'hypertrophie qu'on observe un épithélium pavimenteux. Dans les follicules glomérulés du creux de l'aisselle, l'épithélium est pavimenteux, mais la tunique propre ne présente rien de spécial.

Dans les glandes cérumineuses, la tunique propre est marquée de stries longitudinales.

Dans les glandes en grappe, soit simple, soit composée, on ne peut rien déterminer de spécial pour la membrane propre qui, presque toujours, se présente sans structure; on ne peut que déterminer la nature de l'épithélium. Dans les glandes sébacées, c'est un épithélium pavimenteux dont les cellules sont plus petites que celles de l'épiderme. Le noyau des cellules y est ordinairement parsemé de granulations graisseuses. L'épithélium peut s'y stratifier en cinq ou six couches et donner assez d'épaisseur à la membrane. Dans les glandes sébacées du pourtour du prépuce, les noyaux des cellules ne sont pas graisseux.

Un fait très spécial se rattache aux glandes de l'auréole du mamelon, bien observées par Montgommery, c'est que les cellules qui se détachent de la membrane ont leurs parois distinctes du contenu. Ce contenu est huileux; on le sépare par pression, et c'est ce qui s'opère normalement dans la lactation; le liquide sort par suite de la rupture des vésicules.

Dans les glandes en grappe simple de la pituitaire, le fond des culs-de-sac est tapissé d'épithélium sphérique, et l'orifice d'épithélium vibratile.

Dans les glandes en grappe composée, les mamelles, les glandes salivaires, les glandes de Brunner, le pancréas, la prostate, etc., on trouve des différences d'épithélium, mais rien de remarquable pour la membrane propre, dont l'étude est très difficile.

L'étude des cas pathologiques n'a rien fourni de capital sur la structure de cette membrane propre. Dans l'hypertrophie de la membrane sécrétante, c'est ou l'épithélium, ou la tunique propre qui se développe. Dans l'hypertrophie de l'épithélium, on observe ordinairement que l'épithélium, quand il est sphérique ou simplement nucléaire, peut devenir pavimenteux; mais l'hypertrophie de la membrane propre ne développe aucune structure particulière.

Dans le rein et le testicule on sait que la membrane sécrétante, au lieu de se présenter sous forme de cul-de-sac, prend la forme de petits tubes droits ou flexueux, anastomosés ensemble; de telle sorte que le produit sécrété est versé dans ces petits canaux de la même manière que les produits de la nutrition des organes sont versés dans les capillaires sanguins. Seulement ici le réseau des petits tubes forme un système particulier en continuité avec des canaux excréteurs qui portent le contenu des tubes sur une surface tégumentaire.

Il faut observer aussi qu'en poursuivant les tubes du côté de leur terminaison, on les voit se terminer en cul-de-sac; il en est de même des tubes du testicule: ce qui permet de considérer ces deux glandes, au point de vue de la forme, comme intermédiaires aux glandes acineuses et aux glandes rétiformes; mais, je le répète, ces formes sont très relatives, puisqu'elles peuvent se modifier d'une espèce animale à une autre. Les tubes du rein du côté de leur abouchement aux bassinets, sont droits; du côté de leur terminaison en ampoule, ils sont flexueux; et dans toute leur étendue, ces tubes ont une membrane propre, complétement hyaline et dépourvue de structure, qui s'affaisse après l'expulsion du contenu et forme alors des plis qu'on peut confondre avec des fibres. Le bord de cette membrane apparaît comme une simple ligne obscure; elle est tapissée d'un épithélium pavimenteux spécial déjà indiqué. C'est vers la terminaison en cul-de-sac de ces tubes qu'on rencontre les glomérules de Malpighi plongeant dans l'intérieur des tubes et s'y enveloppant de l'épithélium de la membrane propre des tubes. Le glomérule peut se rencontrer dans le cul-de-sac ou un peu avant; deux tubes peuvent émaner du renflement contenant le glomérule. La membrane des tubes, en s'abouchant dans les calices, au niveau des papilles, se continue avec la membrane de la partie excrétante.

Les tubes du testicule sont flexueux, leur diamètre est de 0,1 de millimètre. Leur paroi propre a 0,01 de millimètre d'épaisseur; elle est striée longitudinalement comme si elle était formée de fibres juxtaposées; l'épithélium sphérique y forme quelquefois trois ou quatre couches lâchement superposées.

La membrane sécrétante du foie se présente sous forme d'un réseau de tubes formant dans chaque granulation, les *plexus vaginales*, sans qu'on puisse voir comme dans le rein et le testicule les tubes se terminer finalement en cul-de-sac. La disposition rétiforme apparaît du moment où les tubes n'ont plus que 0,1 de millimètre en diamètre. L'épithélium qui les tapisse est pavimenteux; leur tunique propre n'offre rien de spécial. Tels sont les documents, très vagues il est vrai, sur la membrane propre des glandes. Ils ont eu surtout l'avantage de généraliser la notion de la membrane sécrétante.

Jusqu'à présent je n'ai analysé que la membrane sécrétante appartenant, par sa forme, au type utriculaire ou tubulaire ; en poursuivant son étude dans le cas où elle se présente sous forme de vésicule, nous retrouverons les mêmes conditions fondamentales de contexture.

Les follicules clos se rattachent aux membranes tégumentaires. Dans beaucoup de cas, chez les animaux supérieurs, on a donné ce nom à des follicules dont l'orifice était oblitéré, ceux du col de l'utérus, par exemple. Cependant d'après Bœhmer et M. Ch. Robin, les glandes de Peyer seraient formées par une agglomération de follicules que M. le professeur Bérard a également reconnus comme imperforés. Cette forme de la membrane glandulaire semble se rattacher à un état plus rudimentaire. Dans les animaux inférieurs, beaucoup de glandes se rapportent à ce type.

L'estomac des *zoanthaires*, l'estomac et une partie de l'intestin des *bryozoaires*, l'intestin chez la plupart des *annélides*, sont doublés d'une couche de vésicules glanduleuses qui versent leurs produits, par déhiscence, à la surface de la muqueuse. Déjà dans beaucoup de vertébrés inférieurs, le produit mâle et femelle est formé dans des vésicules analogues. Si nous prenons d'ailleurs l'ovaire chez les animaux supérieurs, nous trouvons un exemple très net d'une vésicule dont la paroi est constituée par une véritable membrane glandulaire et qui verse son produit par déhiscence. Dans tous ces cas, l'analyse anatomique nous montre une surface sécrétante rentrant, par sa composition, dans la catégorie des membranes sécrétantes. Or, c'est d'après cet ensemble de cas précis de vésicules glandulaires, que l'on peut apprécier ce qu'il y a de fondamental dans les glandes dites vasculaires ou sans conduit excréteur.

Les *glandes vasculaires* n'étant pas pourvues d'un système particulier de canaux excréteurs, on suppose naturellement que leur produit passe dans les capillaires de la glande. Si nous ne rencontrions pas, dans le parenchyme de ces organes, quelque chose de spécial et de comparable à la membrane des surfaces sécrétantes, l'hypothèse serait sans fondement. Au contraire dans chaque glande vasculaire, je vais pouvoir déterminer l'existence de vésicules closes, dont la contexture se rattache évidemment à l'ordre des problèmes envisagés précédemment.

Dans le thymus, ces vésicules closes ont de 0,1 à 0,3 de millimètre; elles sont par conséquent visibles à l'œil nu. Leur paroi de 0,01 de millimètre est facile à briser; elle est formée d'une matière homogène granulée, entourée d'une mince couche de tissu lamineux. Du côté de la cavité, la membrane propre est tapissée d'un épithélium nucléaire. On trouve ordinairement dans ces vésicules, un liquide grisâtre tenant en suspension les débris de l'épithélium de la vésicule. Ces vésicules sont assez rapprochées et les capillaires rampent entre elles comme entre des vésicules adipeuses. Dans la thyroïde on retrouve des vésicules analogues, seulement elles sont plus petites; leur membrane propre est plus dense, elle est également homogène et finement granulée, et le liquide intérieur est plus séreux et contient moins de débris d'épithélium.

Dans les capsules surrénales, les vésicules sont encore plus petites que dans la thyroïde, elles sont également tapissées d'un épithélium nucléaire très serré, qui peut présenter quelques différences suivant les espèces animales.

Dans la rate, les vésicules, visibles à l'œil nu, sont tapissées d'un épithélium dont les noyaux sont ovales au lieu d'être sphériques, comme dans les autres glandes.

Enfin, dans les ganglions lymphatiques, qui doivent rentrer pleinement dans cette catégorie des glandes vasculaires, on trouve encore des vésicules de 0,1 de millimètre, pouvant se développer dans l'hypertrophie ; l'épithélium est nucléaire et les noyaux, uniformément sphériques, ont 0,005 et renferment de quatre à huit granulations réunies dans le centre. Cet épithélium nucléaire peut devenir pavimenteux par l'hypertrophie.

On le voit, dans toutes les glandes sans conduits excréteurs, nous rencontrons des vésicules closes de toutes parts, formées d'une véritable membrane autour de laquelle les capillaires sanguins et lymphatiques circulent. La généralité d'un tel fait anatomique ; l'hypothèse naturelle que des produits spéciaux d'entretien peuvent être versés à la surface des vaisseaux, comme ils le sont à la surface des téguments ; la nécessité de concevoir le passage direct de ces produits au niveau des capillaires, doivent constituer à présent un concours de preuves suffisantes pour justifier la part que je fais ici aux glandes sans conduits excréteurs.

Membrane des surfaces d'excrétion.

La membrane des surfaces d'excrétion se présente ordinairement sous forme de canaux ramifiés. De la partie sécrétante à la surface d'abouchement, les canaux se concentrent successivement en conduits plus volumineux et s'ouvrent enfin par un canal unique. Dans les follicules et dans les glandes en grappe simple, le canal sécréteur ne paraît pas distinct de la partie sécrétante ; cependant on voit toujours vers l'abouchement, la membrane tapissée d'un épithélium semblable à celui du tégument sur lequel s'ouvre le canal excréteur.

Dans les canaux excréteurs des glandes en grappe composée, dans les glandes tubuleuses et rétiformes, la membrane se compose d'une tunique propre comparable à celle des veines. Cette tunique est tapissée par un épithélium et entourée d'une tunique adventice, de telle sorte qu'on peut toujours faire rentrer ces assemblages de tissu dans la théorie des membranes. A mesure qu'on se rapproche des membranes tégumentaires, la membrane prend le caractère des téguments muqueux, et, comme je l'indiquerai, des glandules viennent même contribuer au parenchyme de ce véritable tégument.

Ici se termine l'appréciation des vrais problèmes de la contexture, et ce serait leur donner un caractère trop complexe que de les étendre aux cas de la composition des parois d'un être supérieur entre les membranes proprement dites. En effet, outre les membranes tégumentaires, outre les membranes des vaisseaux, outre celles des glandes, on rencontre dans les organismes complexes des dispositions par couche qui résultent de la complication qu'affecte tel ou tel tissu. Ainsi, chez tous les vertébrés où le tégument n'adhère pas au squelette, on trouve, entre la peau et la charpente osseuse, plusieurs plans contractiles ordinairement disposés par couches et alternant avec des feuillets fibreux, et si des os ou des cartilages apparaissent, ils sont comme les muscles compris entre des feuillets fibreux.

L'étude de la membrane fibreuse simple appartient à l'histoire des tissus, mais les rapports de succession entre les lames fibreuses contractiles, osseuses et cartilagineuses pourraient, à la rigueur, être compris dans la théorie de la contexture.

L'étude de ces rapports reviendra avec plus d'intérêt dans la théorie de la forme, car les exemples les plus intéressants qu'il y a à considérer sont relatifs à de véritables organes, c'est-à-dire à des assemblages de tissus affectant une forme caractéristique.

Les relations intimes du tissu fibreux avec le tissu du cartilage et de celui-ci avec le tissu osseux, nous ont été suffisamment révélées dans la théorie de la texture. On ne doit donc pas s'étonner de cette solidarité organique entre les cartilages, les os et les lames fibreuses. Dans l'étude du développement des tissus, j'ai cité des exemples de l'apparition spontanée des corpuscules du cartilage dans les interstices mêmes du tissu fibreux.

Les relations du tissu lamineux avec le tissu contractile, pour n'être pas aussi bien démontrées, n'en sont pas moins intimes. Dans les phénomènes de la transformation fibreuse on n'a pas vu la transformation directe d'une fibre rouge striée en une fibre hyaline, mais il demeure évident, d'après les observations de M. J. Guérin, que, dans les muscles de certaines parties déformées, on voit la partie fibreuse du muscle augmenter, tandis que la partie contractile diminue. Quoi qu'il en soit, les connexions membraneuses des couches contractiles avec les couches fibreuses, sont aussi fondamentales que celles des os et des cartilages avec le périchondre ou le périoste, et l'on peut établir comme loi de succession des couches, que toutes les fois qu'en dehors d'un pannicule charnu, dépendant d'une muqueuse ou d'un derme, il se développe une succession de couches contractiles, elles alternent toujours avec des couches fibreuses. De même, toute formation cartilagineuse ou osseuse est comprise entre des feuillets du tissu lamineux.

Je dois me borner ici à cette indication générale relative à des organes, pour ne pas altérer la notion de membrane dans laquelle les tissus ne sont jamais considérés que dans leur forme la plus simple.

Les problèmes qu'il nous reste actuellement à examiner

appartiennent aux degrés les plus spéciaux de la structure. Tandis que dans le degré membrane je n'envisageais que les lois de superposition par couches, ici, au contraire, prenant les tissus et les membranes elles-mêmes avec les formes les plus spéciales qu'elles peuvent offrir, je vais essayer d'en déterminer le mode d'assemblage en le ramenant à des lois.

Pour la contexture, les différentes parties du présent chapitre ont été assez développées pour qu'il soit inutile ici d'en résumer les aperçus généraux. Pour les membranes tégumentaires, pour les vaisseaux, pour les glandes, on a vu comment la notion de toute membrane pouvait être réduite à une très grande simplicité; je ne reviendrai donc sur ces lois de la contexture que dans mes conclusions générales, où je grouperai intimement les points principaux de la théorie de la structure.

CHAPITRE V.

PARENCHYMES.

Jusqu'ici les mots, *élément*, *tissu*, *membrane*, n'ont pu laisser dans l'esprit aucun vague; les expressions *texture* et *contexture* ont dû également prendre une signification précise et rigoureuse. Arrivé au degré le plus complexe dans la structure, il est tout aussi indispensable de fixer la véritable acception du mot *parenchyme*.

D'après la disposition générale de mes deux premiers chapitres, on peut sentir le lien étroit qu'il y a entre les substances organiques et les éléments. Pour plus de clarté, j'ai dû les distinguer, bien qu'à vrai dire le degré élément embrasse à la fois les substances organiques soit amorphes, soit modelées en cellules, en fibres, en tubes. Le degré tissu, par sa précision, forme, en quelque sorte, le degré type dans la structure. Après le tissu, vient l'organe. Or, ce dernier degré comporte une appréciation si relative, qu'il peut seul devenir le sujet de quelque confusion.

En instituant l'étude distincte des membranes, j'ai pu immédiatement, par rapport au degré organe, envisager un ensemble de cas très importants, par cela même qu'ils sont très généraux et dans lesquels l'assemblage des tissus eux-mêmes a dû se présenter avec assez de simplicité, puisque toujours le problème de la contexture portait sur des assemblages par couches. Mais si actuellement, au lieu d'envisager les tissus avec la forme par couche, qui est une des plus simples, nous prenons le tissu lamineux en lames ou en cordons; le tissu musculaire, en faisceaux cylindriques ; la membrane des vaisseaux, en forme de capillaire, de veine ou d'artère, de lymphatique ; la membrane des glandes en forme de vésicule, de tube, de follicule clos ; nous voyons qu'immédiatement l'étude de ces nouveaux assemblages constituant le parenchyme et se rapportant au degré organe, s'offrira avec un degré de complexité, très variable en lui-même, mais toujours moins simple que dans le cas de la membrane. Aussi, tout en admettant avec M. Auguste Comte, que les trois degrés précis d'analyse anatomique sont bien l'élément, le tissu et l'organe, j'ai cru, dans l'intérêt des études spéciales sur la structure, qu'il y avait nécessité à séparer la membrane du parenchyme, de même que j'ai séparé la substance organique amorphe de la substance revêtant une forme élémentaire irréductible.

On a dû juger que, sous le rapport de la notion d'organisme, ces distinctions étaient pleines de réalité, puisque nous avons pu concevoir un organisme, abstraction faite de toute structure intérieure, de même que l'on peut rapprocher le degré membrane d'un grand nombre de cas réels.

Une autre considération me poussait à la distinction entre les membranes et les parenchymes : c'est la grande relativité du degré organe. En effet, si j'examine d'abord l'organe suivant sa composition anatomique, je vois que l'organe pourra être dans des cas différents, représenté par des assemblages très distincts au point de vue de la structure. Ici, l'organe sera un élément anatomique, une cellule, par exemple, fonctionnant au sein d'une substance amorphe, avec des attributions spéciales ; ici, ce sera un peloton de vésicules, un faisceau de fibres, un faisceau de tubes ; là, une membrane composée de plusieurs tissus ; ou bien, l'organe résultera d'un mélange de culs-de-sac glandulaires, de lames fibreuses, de pelotons graisseux, de substance amorphe, de vaisseaux, de nerfs. Ce n'est pas tout, par rapport au système circulatoire, l'artère est un organe; mais, par rapport à l'organisme, l'appareil de la circulation n'est lui-même qu'un ensemble d'organes. Prenez, enfin, l'homme exerçant, par rapport à l'organisme social, une fonction précise, vous direz de cet homme qu'il est un *organe*. Vous direz plus, en appelant la famille elle-même, un *élément social*. Or, tout en réunissant ces différents cas dans un même degré, on ne saurait contester la nécessité de les considérer aussi d'une manière distincte relativement à un certain ordre d'attributs.

C'est de cette grande relativité du degré organe, que résulte pour l'organisme des animaux supérieurs la nécessité d'envisager après la théorie de la structure, la *théorie de la forme*, dans laquelle, d'après les organes les plus complexes d'un individu supérieur, on fixe les lois des rapports et des connexions entre les différents systèmes d'organes et finalement les lois de la forme totale. C'est toujours d'après cette relativité qu'après la théorie de la forme, il faut étudier les relations des organes dans un appareil et les relations des appareils entre eux dans un organisme, de manière à fonder la *théorie des fonctions anatomiques*. On le voit donc, tout en acceptant la nécessité philosophique de la notion de trois degrés analytiques, l'élément, le tissu et l'organe, on est, par la complexité du sujet, amené à des distinctions inévitables et néanmoins utiles, car elles sont fondées sur la réalité.

L'étude des parenchymes, dans la théorie de la structure, comme je l'ai déjà indiqué dans les réflexions précédentes, embrasse les cas où l'assemblage des tissus constituant l'organe ne porte plus, comme dans les cas des membranes, sur des assemblages de tissus en forme de couches stratifiées, mais porte sur des assemblages dans lesquels les tissus et les membranes elles-mêmes se présentent avec des formes spéciales. Tous ces modes du parenchyme, comme les modes de la membrane, se rapportent au degré organe, mais à des organes plus complexes.

L'emploi fréquent du mot parenchyme par les auteurs qui m'ont précédé m'oblige ici à quelques explications essentielles. Dans sa première acception, le mot parenchyme, quoique résultant d'une notion très vague sur la manière dont s'opérait la nutrition des tissus, s'appliqua précisément aux assemblages que je vais étudier ici. Là, où par insuffisance de procédés d'observation, l'œil ne pouvait plus suivre la division d'un muscle en fibres élémentaires, la séparation d'une glande en ses *acini*, les dernières ramifications des vaisseaux, des nerfs, on disait qu'il y avait parenchyme et que le sang, par exemple, s'y *épanchait* entre les éléments de l'organe. Pendant longtemps cette expression se maintint, et l'on dit encore aujourd'hui *parenchyme du poumon*, *du foie*, etc. Vicq-d'Azyr, qui se préoccupa justement de l'amélioration du langage anatomique, proposa le mot parenchyme pour distinguer l'assemblage des tissus constituant une glande; mais il faut s'entendre à cet égard pour bien comprendre cet auteur. Pour Vicq-d'Azyr, la glande est un organe sécrétoire dans lequel il se filtre un liquide d'une nature particulière, soit pour être évacué par un ou plusieurs conduits excréteurs, soit pour y séjourner, au moins en partie, et pour être repompé ensuite par des vaisseaux absorbants. D'après cette définition, on voit que l'os, le cartilage, le ligament, le muscle sont des glandes. Or, voici comment Vicq-d'Azyr les divise. Il est des glandes qui n'ont ni réservoir, ni conduits excréteurs, ni parenchyme; ce sont, par exemple, les os, les muscles, les cartilages, les nerfs. Au contraire, il y a des glandes qui ont un réservoir, des conduits excréteurs et un parenchyme. Or, pour Vicq-d'Azyr, ce parenchyme, c'est un tissu cellulaire tendre, spongieux et d'une structure particulière, « que les anatomistes n'ont pas encore bien déterminé ». Déjà, à propos de la membrane des glandes, j'ai expliqué comment il fallait distinguer la fonction d'une glande, de celle du muscle, par exemple, au point de vue des liquides produits. Aussi prendrons-nous le contre-pied de Vicq-d'Azyr, en restreignant d'abord l'acception du mot glande et en étendant, au contraire, le mot parenchyme à la désignation de tous les assemblages que Vicq-d'Azyr appelle des glandes.

Bichat, qui n'a réellement envisagé que le degré organe, a précisément subordonné le plan général de son traité à l'étude des assemblages que je vais étudier dans ce cinquième chapitre; voyant que dans tout assemblage de tissus constituant un organe, il avait, dans la plupart des cas, du tissu lamineux, des artères, des veines, des capillaires, des nerfs, etc., il commence par étudier l'ensemble des formations fibreuses, artérielles, veineuses, nerveuses, pour aborder ensuite des cas plus spéciaux. Bichat, dans un muscle, une glande, une membrane, un os, appelle *parenchyme de nutrition* l'assemblage formé entre le tissu propre à l'organe et le tissu lamineux, les vaisseaux et les nerfs. On voit donc qu'à la rigueur le mot parenchyme a été surtout conservé pour désigner la composition anatomique des organes les plus complexes. Or, c'est à peu près dans cette acception que je l'adopterai ici; il est néanmoins nécessaire de l'étendre.

Dans le degré organe, j'ai déjà distingué avantageusement, sous le nom de *membrane*, les cas où l'assemblage des tissus constituant l'organe se fait par couches stratifiées. Or, d'une manière générale, on peut appliquer le mot parenchyme à la désignation de tous les assemblages constituant un organe proprement dit. Cependant il doit s'appliquer plus particulièrement à tout assemblage de tissus plus complexe que la membrane. Quand on dit tissu osseux, on désigne la substance fondamentale de l'os avec ses corpuscules caractéristiques; si l'on dit parenchyme osseux, on désigne l'assemblage formé par le tissu osseux, le périoste, le corps médullaire, les vaisseaux et les nerfs. Quand on dit membrane cutanée, on désigne le derme et l'épiderme; si l'on dit parenchyme cutané, on comprend l'assemblage formé entre le derme, l'épiderme, les vaisseaux, les nerfs, les glandules. En d'autres termes, dans le tissu on étudie la trame; dans le premier degré de l'organe ou membrane, on étudie l'assemblage de tissus en forme de couches; dans le parenchyme, on étudie des assemblages entre des tissus ou des membranes qui déjà ont des formes organiques spéciales. En effet, les artères, les veines, les nerfs, les lames aponévrotiques qui forment parenchyme avec un muscle, sont déjà eux-mêmes des organes.

Blainville, mieux que ses contemporains, a distingué des tissus la notion de parenchyme. « Je réserve ce nom, dit-il, à toute combinaison d'éléments anatomiques formant un tout, dans lequel les éléments ne sont plus distincts et dont chaque portion est identique. Je dis le parenchyme d'un muscle, des poumons, du foie, des glandes, des vaisseaux, des téguments, car tous ces organes sont composés de plus d'un élément. » Blainville entend ici par élément, des tissus élémentaires; on voit donc qu'il a parfaitement distingué dans la structure le degré organe du degré tissu, mais il n'a pas précisé pour le degré organe le cas de la membrane dont la généralité mérite une étude particulière, dans laquelle, d'ailleurs, comme nous l'avons vu, les lois de la contexture se présentent avec une grande netteté.

Dans les différents problèmes que j'ai successivement envisagés, on a vu le degré de généralité et de simplicité diminuer en allant de la substance organique à l'élément, de l'élément au tissu, du tissu à la membrane; jusqu'ici, néanmoins, le sujet a toujours comporté un certain degré de généralisation. On doit s'attendre à trouver encore plus de spécialité dans le parenchyme; cependant les points de vue généraux qu'il suscite ont encore une assez grande portée pour entrer réellement dans la théorie de la structure.

Ce sont là, du reste, les véritables problèmes généraux qu'envisageait Aristote quand il distinguait, dans les parties dissimilaires, les *parties similaires*. Nous sommes donc, en dernière analyse, ramenés à résoudre les problèmes généraux de structure conçus par ce génie antique.

La généralité des problèmes, si facile à sentir pour certains systèmes d'organes, va s'étendre ici d'après quelques réflexions comparatives. En effet, on comprend très bien que le parenchyme du muscle, une fois étudié pour une partie, l'est pour tous les organes semblables; c'est donc faire une étude générale que d'étudier une fois pour toutes le parenchyme musculaire. La même extension se comprend très bien pour les os, les ligaments, les nerfs; relativement à certains organes, tels que le foie, le testicule, le poumon, la généralité de cette étude, pour n'être pas aussi évidente, n'en est pas moins réelle.

Si nous envisageons d'abord le problème relativement à une seule espèce, nous voyons, par exemple, que la description de la structure pour un lobule du poumon convient à tous les autres lobules; pour une granulation du foie, convient à toutes les granulations du foie. Ce qui pourrait tromper dans ce cas, c'est la spécialisation de forme que peut acquérir, chez un animal supérieur, tout un système d'organes. Ainsi le foie, qui, chez les animaux supérieurs, constitue un organe bien distinct par sa forme et sa position, se présentera, chez un animal inférieur, répandu sur l'intestin dans une très grande étendue. Il en est de même pour le poumon, qui, chez l'insecte, se répand dans l'organisme sous forme d'un système d'organes. L'exemple est surtout frappant dans l'examen comparatif des testicules et des ovaires qui s'offrent, chez les animaux supérieurs, sous une forme très spéciale, et qui, à mesure qu'on descend dans la serie, se répandent dans l'ensemble de l'animal. De même qu'on dit, chez l'homme, *système musculaire*, *système osseux*, on pourrait dire chez certains animaux, *système hépatique*, *pulmonaire*, *ovarien*, *testiculaire*. On voit donc que le point de vue aristotelicien sur les parties similaires a une très grande étendue, et présente, pour la plupart des organes, une véritable généralité.

Ces réflexions préliminaires etant actuellement suffisantes, je vais determiner avec plus de précision les sujets du présent chapitre.

La notion d'organe pouvant résulter de la considération d'un élément ou d'un tissu simple, il faut tout d'abord éliminer les cas dont l'appreciation précise sera faite dans la théorie de la forme, mais qui, au point de vue de la structure, sont absorbés dans les chapitres précédents. C'est dans ce sens qu'on désigne avec raison, en anatomie végétale, sous le nom de parenchyme, de purs assemblages de vésicules. On pourrait, de la même manière, dire parenchyme adipeux, parenchyme épithélial, dans les cas où des parties ayant une attribution determinée et spéciale sont néanmoins spécialement formées de vésicules graisseuses ou de vésicules d'épithelium; mais, je le répète, ces cas sont nécessairement absorbés dans le degré tissu. Il s'agira seulement, dans la théorie des organes, d'apprécier plus spécialement la forme relativement à la fonction. Il faut encore éliminer des études nouvelles sur le parenchyme la simple contexture des membranes, déjà appréciée dans le chapitre précédent. Nous sommes donc définitivement placés devant des assemblages toujours plus complexes que le tissu et la membrane.

Pour suivre dans ce sujet une marche régulière du simple au composé, j'envisagerai d'abord les assemblages par rapport à des tissus ; je les étudierai ensuite par rapport à des membranes. Je formerai donc deux groupes de parenchymes, les *parenchymes des tissus* et les *parenchymes des membranes*. Pour conserver à ce sujet une complète généralité, peut-être faudrait-il commencer par examiner le *parenchyme des éléments*. Mais les cas précis, distincts du tissu, seraient empruntés, ou à des cas pathologiques, ou à des cas très inférieurs d'organisation peu propres à caractériser cette nouvelle étude.

Comme exemple réel de parenchyme, par rapport à des éléments, on pourrait invoquer les cas où des vesicules adipeuses, par exemple, sont isolées au milieu du tissu lamineux; on pourrait envisager aussi le cas d'une vésicule adipeuse isolee, s'entourant de quelques vaisseaux capillaires. Il y aurait là, en effet, des cas toujours plus compliqués que dans le tissu ou la membrane. Mais pour plus de precision j'aborderai directement les parenchymes des tissus, où ces nouveaux problèmes se présenteront avec une grande précision.

Je conserverai, dans l'étude des parenchymes, la marche déjà tracée pour les tissus et les membranes, sauf quelques modifications accessoires ; j'envisagerai donc les différents sujets d'après le cadre suivant :

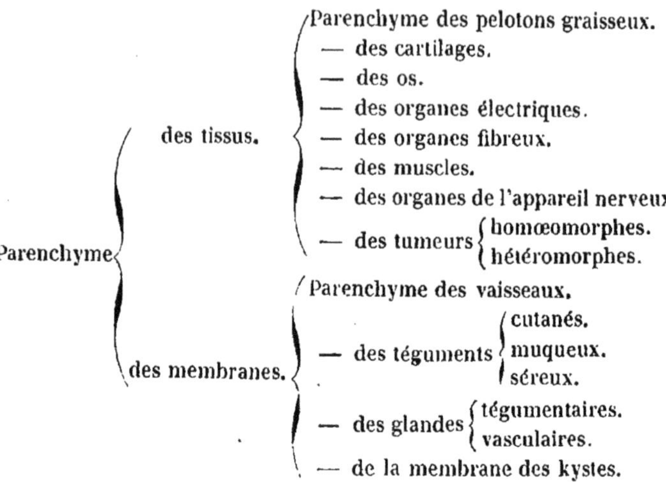

- Parenchyme
  - des tissus.
    - Parenchyme des pelotons graisseux.
    - — des cartilages.
    - — des os.
    - — des organes électriques.
    - — des organes fibreux.
    - — des muscles.
    - — des organes de l'appareil nerveux.
    - — des tumeurs
      - homœomorphes.
      - hétéromorphes.
  - des membranes.
    - Parenchyme des vaisseaux.
    - — des téguments
      - cutanés.
      - muqueux.
      - séreux.
    - — des glandes
      - tégumentaires.
      - vasculaires.
    - — de la membrane des kystes.

D'après le tableau précédent, on imagine facilement de quelle manière on introduirait de nouveaux types, soit du point de vue pathologique, soit du point de vue comparatif.

PARENCHYME DES TISSUS.

Parenchyme des pelotons graisseux.

Les vésicules adipeuses qu'on peut rencontrer isolément ou réunies, de manière à former un tissu adipeux simple, peuvent, avec le tissu lamineux et des vaisseaux, former un parenchyme. Si l'on prend la masse graisseuse arrondie qu'on rencontre dans l'orbite, dans l'épaisseur des joues, on y voit les vésicules adipeuses former des petits groupes plus ou moins tassés et séparés par des lames de tissu lamineux. Celui-ci enferme les groupes de vésicules dans des espaces aréolaires résultant de l'entrecroisement des lamelles. Ce tissu lamineux, très délié entre les vésicules, est plus distinct dans les cloisons qui séparent un lobule adipeux et très apparent entre les lobes. Dans certaines parties, comme à la plante des pieds, ces lames fibreuses sont très résistantes; il en est de même au crâne, au dos. Sur d'autres parties, au contraire, comme à l'aisselle, à l'aine, ces lames sont plus lâches. Dans les cas d'infiltration séreuse, on peut très bien se rendre compte de ces dispositions.

Cet assemblage de lobules adipeux et de lamelles fibreuses se complique ordinairement par l'adjonction des vaisseaux, d'ailleurs très faciles à injecter, et qu'on peut même voir directement sur les points où le sang remplit encore les plus petits vaisseaux. Ceux-ci pénètrent les pelotons graisseux au niveau des lames fibreuses, et les capillaires, se détachant au niveau des fines lamelles qui séparent les plus petits groupes des vésicules, viennent former des arborisations sur les vésicules elles-mêmes. Il arrive souvent qu'une vésicule est entourée par une maille de capillaires qui en reproduit la forme; quelquefois, deux ou trois vésicules sont circonscrites par une seule maille dont le diamètre et la forme se trouvent à peu près représentés par la coupe des vésicules. Le tissu adipeux est donc assez riche en capillaires à dispositions élégantes, ce qu'on voit quelquefois très bien sur le cadavre, dans le tissu adipeux de l'arrière-fond de la cavité cotyloïde.

Parenchyme des cartilages.

Si je n'avais à considérer ici les cartilages que dans leur tissu fondamental, je n'aurais rien à ajouter aux documents du chapitre précédent, car aucun vaisseau ne pénètre leur tissu. Mais, comme toujours un cartilage est environné ou par l'os et la synoviale, ou par un périchondre, on peut, à ce point de vue, le faire reparaître à propos des parenchymes, et distinguer, à cet égard, les cartilages d'encroûtement et les cartilages périchondriques. Le cartilage d'encroûtement se continue, d'une part, avec l'os ; d'autre part, il est environné par la synoviale, qui, sur la face libre, peut se réduire à un simple épithélium. On peut voir, dans quelques cas, des artérioles pénétrer vers la circonférence du cartilage, mais elles ne s'y ramifient pas et vont directement dans l'os.

Dans tous les autres cas, le cartilage est revêtu d'un périchondre fibreux, qui, à l'état frais, adhère assez intimement au cartilage, mais qu'on sépare assez facilement après quelques jours de macération. L'adhérence s'opère au moyen de petits prolongements fibreux. Les vaisseaux du périchondre serpentent à la surface du cartilage, et peuvent même y laisser empreinte, mais on ne les voit pas se ramifier dans son tissu. Il est donc évident que le suc nutritif qui passe par endosmose à travers les capillaires du périchondre nourrit directement le cartilage, par imbibition. Ce ne sont pas là les seuls exemples qu'on peut invoquer chez les animaux supérieurs, car la tunique moyenne des artères chez les grands quadrupèdes, où elle acquiert une notable épaisseur, se nourrit de la même manière, attendu qu'on ne trouve de vaisseaux que dans la couche adventice. Dans ce cas, comme dans celui du cartilage, on ne saurait accuser l'imperfection des procédés d'injection, attendu que le microscope pourrait, à un grossissement suffisant, lever toute difficulté. On peut, en effet observer assez facilement les plus fins capillaires partout où ils existent, et le tissu du cartilage se prêterait parfaitement à un tel examen si des capillaires le pénétraient. Des conditions analogues se présentent pour la cornée. M. Broca, dans son Mémoire sur la cataracte capsulaire inséré dans les *Bulletins de la Société anatomique* (1853), a montré qu'il suffit d'étudier à la loupe, ou avec une faible grossissement au microscope, pour juger les prétendus vaisseaux séreux de la cornée. Il a reproduit dans une excellente figure le mode de distribution des capillaires de la conjonctive, qui, parvenus au niveau de la cornée, s'avancent sur elle d'environ un demi-millimètre, et se recourbent ensuite brusquement sur eux-mêmes, de manière à décrire une série d'anses, s'arrêtant toutes au même niveau et formant ainsi, par leur ensemble, un cercle assez régulier. L'aire de ce cercle, qui correspond au champ de la cornée, ne renferme aucune trace de vaisseaux. Comme l'observe très bien M. Broca, il y a une complète ressemblance entre la disposition des vaisseaux autour de la cornée, et celle des vaisseaux des synoviales autour des cartilages articulaires. La terminaison en arcades vasculaires est la même dans les deux cas. Une remarque intéressante, c'est que, sur la cornée, comme sur les cartilages diarthrodiaux, les arcades vasculaires empiètent d'autant plus sur les bords de ces organes, que l'on considère des animaux plus jeunes. Si je m'étends ici sur ces développements relatifs à la cornée, c'est que le tissu de cet organe et ses propriétés chimiques permettent de le rapprocher des cartilages. D'ailleurs, les contestations en pareille matière ne peuvent venir que d'une opinion absolue sur le mode de nutrition des tissus; or, une judicieuse observation comparative permet bientôt d'établir que, chez un grand nombre d'animaux inférieurs, la nutrition s'opère sans vaisseaux.

J'ajoute, comme complément, que, dans les cartilages d'ossification, les vaisseaux n'apparaissent qu'après le commencement du dépôt des phosphates et carbonates calcaires; parmi les fibro-cartilages, les synchondroses du bassin sont considérées comme vasculaires, surtout pendant la grossesse.

Parenchyme des os.

Pour envisager, relativement aux pièces du squelette, les conditions les plus complexes de leur entretien, je considérerai un os long avec son périoste, son cartilage d'encroûtement, son corps médullaire, ses vaisseaux et ses nerfs.

Nous connaissons ce qu'il y a de fondamental dans l'os, c'est-à-dire son tissu formé au moyen de l'ostéine et dérivant toujours d'une formation cartilagineuse préalable, dans laquelle les corpuscules cartilagineux sont devenus les corpuscules osseux. Dans ce tissu, les dispositions spongieuses et compactes ne sont que des modes d'arrangement, sans que le tissu change. Des canalicules parcourent le tissu compacte, et sont également contenus dans les trabécules osseuses du tissu spongieux, quand celles-ci sont assez épaisses pour les contenir.

Partout où les os ne sont pas encroûtés de cartilage, ils sont enveloppés d'un périoste qui, relativement à l'os comme au cartilage, confirme la filiation que j'ai déjà signalée entre le tissu lamineux, cartilagineux et osseux. Le périoste, dont la texture nous est connue, se confond, par sa face extérieure, avec le tissu lamineux environnant; par sa face profonde, il est intimement uni à l'os par les prolongements qui accompagnent les vaisseaux à leur entrée dans les canalicules. L'adhérence est surtout très solide au niveau des parties les plus spongieuses. D'une manière générale, l'adhérence est moins marquée chez l'enfant que chez l'adulte.

Tant que l'os opère son accroissement en diamètre, on trouve sous le périoste, à la surface de l'os, une mince couche cartilagineuse dans laquelle l'ossification se fait par envahissement. Le périoste se lie si bien au parenchyme de l'os, que sa destruction est ordinairement suivie de la nécrose de l'os, tandis que le périoste se reproduit pendant l'exfoliation du séquestre.

Le canal médullaire et les cavités de la substance spongieuse sont remplis par la moelle, dont nous connaissons la texture et les différents aspects, suivant que la matière amorphe, les vaisseaux ou les vésicules adipeuses, sont prépondérants. Il faut ajouter ici, d'après la remarque de M. Verneuil, que la moelle de certains os ne contient jamais de vésicules de graisse ; les vertèbres, les côtes, le sternum, etc., sont dans ce cas. En étudiant maintenant comment les vaisseaux se comportent dans ces assemblages de tissus, on comprendra mieux certaines altérations plus complexes.

La vascularité du périoste est manifeste ; l'injection montre dans cette tunique des réseaux à mailles serrées. Du périoste les artérioles pénètrent directement dans les canalicules des os. D'autres vaisseaux arrivent dans le tissu osseux sans l'intermédiaire du périoste ; c'est par le plus gros canalicule que s'engage l'artère nourricière dans les os longs. Au fémur, par exemple, c'est un rameau terminal de la deuxième perforante, branche collatérale de l'artère fémorale profonde. Vers la tête de cet os, c'est la branche articulaire de l'artère circonflexe interne, dont les rameaux cotyloïdiens se perdent dans le tissu cellulo-adipeux de l'arrière-fond de la cavité cotyloïde, tandis que les rameaux fémoraux traversent le ligament rond pour se rendre dans la tête du fémur ; à l'extrémité inférieure de l'os, ce sont des rameaux des artères articulaires supérieures. On voit donc que tout le corps de l'os donne accès à des vaisseaux qui s'anastomosent soit dans les canalicules, soit dans le corps médullaire. J'ai déjà indiqué que les veines et les artères, dans les os, se réduisent à leur tunique propre et à la tunique interne. Dans le corps médullaire, les capillaires forment des mailles polygonales d'égal diamètre en tout sens, et ayant six à huit fois au moins le diamètre des capillaires qui les forment. Elles sont plus étroites de moitié environ, à la surface des lamelles osseuses ou du canal médullaire. Dans les cas où la moelle renferme des vésicules adipeuses d'une manière notable, celles-ci sont entourées à peu près comme dans les lobules du tissu adipeux sous-cutané.

Les lymphatiques viennent aussi contribuer au parenchyme osseux. Ces vaisseaux, signalés par Cruishank, par Breschet, par Bonamy, ont été vérifiés par M. Sappey sur l'os tibia.

Ce dernier observateur, sur un adulte de vingt-cinq ans, commença par sculpter le canal nourricier, enleva la moitié correspondante de la diaphyse du tibia; ayant alors piqué très superficiellement le corps médullaire sur le trajet de la branche descendante de l'artère nourricière, il vit le mercure pénétrer dans un réseau d'où partait un vaisseau à parois transparentes et noueuses, off ant tous les caractères des vaisseaux lymphatiques; ce vaisseau suivait l'artère et la veine nourricière. M. Gros a pu, dans un cas, suivre un vaisseau lymphatique, du canal nourricier jusqu'aux ganglions du creux poplité.

Enfin, pour compléter le parenchyme de l'os, il me reste à parler des nerfs qui peuvent le compliquer. Les nerfs, indiqués par M. Cruveilhier pour les os longs, ont été démontrés, pour l'ensemble des os, par M. Gros.

D'après cet observateur, les nerfs qui rampent à la surface des os et ceux qui cheminent dans leur épaisseur s'accolent aux artères, dont ils partagent le trajet; chaque artère est ordinairement accompagnée de deux nerfs, de même qu'elle est accompagnée de deux veines. Cette disposition est surtout évidente dans les os longs. Sur le fémur du cheval, l'artère nourricière, à l'entrée du canal nourricier, se divise en branche médullaire et branche périostique. La première, en se ramifiant dans la moelle, s'anastomose aux extrémités de l'os, avec les artères qui pénètrent l'os dans ces points. Deux veines et deux nerfs accompagnent l'artère nourricière que M. Gros appelle artère *diaphysaire*. Des deux nerfs, l'inférieur va, dans l'intérieur de l'os, former le nerf *satellite inférieur de l'artère médullaire* ; le supérieur se rend à un ganglion qui occupe l'entrée du conduit nourricier. Ce ganglion reçoit, en outre, un rameau du nerf vaste interne et un filet du nerf poplité. Voyons maintenant quels sont les rameaux fournis par le ganglion; nous verrons ensuite ce que devient le nerf satellite inférieur de l'artère médullaire. Du ganglion partent :

1° Deux rameaux périostiques qui accompagnent l'artère périostique dans ses divisions, et pénètrent dans les canalicules du tissu compacte ;

2° Un rameau qui pénètre dans le conduit nourricier et se réunit bientôt au nerf satellite inférieur;

3° Un rameau plus fort que le précédent qui va constituer le *nerf satellite supérieur de l'artère médullaire.*

Dans le corps médullaire, les nerfs forment des plexus correspondants aux réseaux vasculaires. Chez l'homme, la disposition intérieure est semblable; seulement, au lieu du ganglion qui occupe l'entrée du conduit nourricier, c'est un plexus.

Aux extrémités des os longs, M. Gros a également démontré des nerfs qui accompagnent les artères et pénètrent avec elles dans le tissu spongieux.

On peut actuellement juger l'ensemble des phénomènes physiologiques et pathologiques dont l'os peut être le siége. J'insisterai ici sur quelques points plus particulièrement relatifs à la notion de parenchyme, et que j'emprunte au compte rendu de M. Denucé sur les travaux de la Société anatomique pour l'année 1852.

« Lorsqu'on examine un membre amputé pour cause de tumeurs blanches, on trouve sur tous les os qui le composent une diminution considérable de consistance. Le périoste se décolle avec facilité, et les surfaces de l'os ainsi dénudées laissent suinter une rosée sanguine. La pression exercée sur les os courts et sur les extrémités spongieuses des os longs montre que le tissu osseux est devenu flexible; cette pression fait souvent sourdre un sang huileux par les ouvertures des canalicules dilatés. La diminution de consistance est telle qu'il suffit du plus mauvais scalpel pour pratiquer des coupes dans les os du tarse et du carpe ; un trait de scie longitudinal montre que le tissu compacte des os longs est aminci , décomposé en lamelles ; que le tissu spongieux est très raréfié; qu'enfin le suc médullaire est rouge et gorgé de sang. Cet état du squelette s'observe sur tous les os du membre amputé , que l'amputation ait été pratiquée pour une tumeur blanche du genou ou du coude, ou pour une affection du poignet et du cou-de-pied. Il est juste d'ajouter, toutefois, qu'il est bien moins prononcé sur les phalanges des doigts et des orteils que sur les autres os des membres. »

M. Broca., ayant fait l'autopsie d'un paraplégique chez lequel la paralysie datait de douze ans , a vu que tous les os des deux membres inférieurs étaient dans un état de ramollissement extrême. Quant au tissu osseux, il présentait des altérations semblables à celles qui se produisent dans les cas de tumeurs blanches. M. Broca, dans ces deux cas, attribue le ramollissement des os à une insuffisance de nutrition résultée de la complète immobilité.

Dans le ramollissement des os qui constitue le rachitisme, M. Broca a également introduit des appréciations très justes, surtout basées sur un parallèle rigoureux entre le développement normal de l'os et l'état rachitique. Je transcrirai ici quelques passages de la judicieuse analyse de M. Denucé et les conclusions de M. Broca.

« En détachant une tranche osseuse mince qui passe à la fois par l'épiphyse et la diaphyse, et en observant cette tranche au microscope, M. Broca a vu que le passage entre le cartilage et l'os ne s'effectue pas d'une manière brusque, mais que deux modifications successives et transitoires se manifestent dans la trame organique, pour la conduire pas à pas de l'état cartilagineux à l'état osseux.

» La première de ces modifications donne lieu à un tissu qui renferme encore les éléments du cartilage ; seulement ces éléments ont changé de dimension, de forme, et surtout d'arrangement ; ils sont disposés en séries parallèles, et, par suite de l'augmentation de leur volume, ils font subir à la gangue, ou substance fondamentale du cartilage, une diminution qui rend moindre, à ce niveau, la consistance du tissu. Ce tissu particulier, qui n'est plus du cartilage, mais ressemble au cartilage, M. Broca le désigne sous le nom de *tissu chondroïde normal*.

» Lorsqu'on pousse la préparation et qu'on s'approche de la diaphyse, on voit survenir brusquement une seconde modification. Les sels calcaires récemment déposés dans la base cartilagineuse produisent une opacité considérable, et donnent lieu à une apparence qui rappelle celle de l'os. On croit donc, au premier abord, qu'il s'agit déjà du tissu spongieux de la diaphyse; mais, en y regardant de plus près, on ne tarde pas à reconnaître que cette appréciation est inexacte, que les éléments du cartilage existent encore au milieu des dépôts calcaires, et que les corpuscules caractéristiques de l'organisation osseuse manquent d'une manière complète. Il s'agit donc d'un tissu particulier qui ressemble par son aspect au tissu spongieux, mais qui en diffère par sa structure; ce tissu, c'est le *tissu spongoïde normal.*

» Enfin, il suffit de faire cheminer la préparation d'une quantité minime pour voir paraître le tissu spongieux proprement dit. De telle sorte que, dans l'ossification par substitution, qui constitue principalement l'accroissement des os en longueur, la matiere organisée, d'abord cartilagineuse, devient successivement chondroïde, puis spongoïde, avant de passer définitivement à l'etat osseux.

» L'activité avec laquelle le tissu chondroïde et le tissu spongoïde se produisent, est proportionnelle à la rapidité avec laquelle l'os s'accroît. Il en résulte que, dans les points qui sont actuellement le siége d'une croissance rapide, les deux tissus intermédiaires entre le cartilage et l'os se forment en plus grande quantité, et sont disposés en couches assez épaisses pour être visibles à l'œil nu.

» C'est ainsi, par exemple, que, sur l'extrémité inférieure du fémur d'un enfant nouveau-né, on aperçoit, à l'aide d'une coupe longitudinale, entre l'épiphyse et la diaphyse, une zone assez régulière, dont l'epaisseur est de 1 à 2 millimètres, et dont la couleur bleuâtre, la consistance molle, contrastent avec la teinte et la fermeté bien connues du cartilage proprement dit. Cette zone est formée de tissu chondroïde et constitue la *couche chondroïde normale.* Au-dessous d'elle, existe une mince couche jaunâtre qui tranche par sa couleur, et sur le ton rouge du tissu spongieux voisin, et sur la teinte bleuâtre de la couche chondroïde adjacente. D'autres caractères, tirés de la friabilité de cette couche jaunâtre et de la disposition de sa trame, établissent de nouvelles différences entre elle et le tissu spongieux. Or, c'est précisément à ce niveau que le microscope permet de constater l'existence du tissu spongoïde normal.

Il est juste de dire, par conséquent, qu'entre le cartilage épiphysaire et la diaphyse proprement dite, existent deux couches superposées, qui sont la *couche chondroïde* et la *couche spongoïde.* »

La seule objection qu'on puisse faire ici à M. Broca c'est que, dans le but très louable de donner une grande clarté à sa description, il a peut-être trop cherché à différencier la couche chondroïde du cartilage. Son observation est d'ailleurs parfaitement juste, et voici l'intéressante application qu'il en fait à la théorie du rachitisme :

« Le rachitisme est un trouble de nutrition qui entrave le travail de l'ossification, et l'arrête au moment où le tissu osseux est sur le point d'acquérir son organisation définitive.

» Par suite de cet arrêt de développement, le tissu chondroïde et le tissu spongoïde, altérés dans leur structure, s'accumulent pa tout où ils existent à l'état normal, c'est-à-dire aux extrémités des diaphyses; ils y forment des couches superposées dont l'origine a été jusqu'ici méconnue, et dont l'épaisseur est proportionnelle, pour chaque partie du squelette, à la rapidité avec laquelle l'accroissement de cette partie s'effectue actuellement, et à la durée du temps qui s'est écoulé depuis le début de la maladie.

» Le même trouble de nutrition qui entrave le travail de l'ossification à l'extrémité des diaphyses, l'entrave également dans le reste du squelette, mais n'y détermine pas la formation d'un véritable tissu spongoïde, parce que l'ossification naturelle s'y effectue sans l'intermédiaire de l'état chondroïde et de l'état spongoïde.

» Les parties osseuses qui se forment ou se renouvellent partout ailleurs qu'à l'extrémité des diaphyses acquièrent la forme et la structure microscopique du tissu osseux ; mais elles n'en atteignent pas la consistance, parce qu'elles ne reçoivent pas les matériaux calcaires nécessaires à leur entier développement. Elles se rapprochent du tissu spongoïde rachitique par leur mollesse, mais elles en diffèrent par tous leurs autres caractères.

» La substance osseuse qui préexiste au rachitisme perd, pendant la durée de la maladie, ses éléments inorganiques avant de perdre sa base gélatineuse.

» Il en résulte que la consistance des os est partout diminuée ; ce ramollissement est proportionnel, pour chaque partie du squelette, à la rapidité avec laquelle elle se développe. Il est, par conséquent, plus prononcé sur les os à l'extrémité desquels le rachitisme a accumulé des couches chondroïdes et spongoïdes épaisses.

» Les effets appréciables du rachitisme se manifestent d'abord dans les os dont l'accroissement est le plus rapide. Ce sont les os longs de la cuisse, de la jambe, du bras et de l'avant-bras. A cette époque, aucun caractère extérieur ne trahit la présence du rachitisme. C'est la première période ou rachitisme latent.

» Dans la deuxième période, le rachitisme gagne les côtes ; l'accumulation des tissus chondroïde et spongoïde détermine la formation des renflements articulaires et du chapelet rachitique. Il n'y a encore aucune courbure.

» Dans la troisième et dernière période, les lésions du rachitisme se généralisent davantage ; elles peuvent gagner tous les os du squelette ; elles s'aggravent de plus en plus dans les points qui ont été les premiers frappés. C'est dans cette période qu'apparaissent les incurvations des os.

» L'ordre suivant lequel se succèdent ces incurvations diffère entièrement de l'ordre suivant lequel les os ont été atteints par le rachitisme.

» La période de réparation n'est autre chose que la fin de la maladie. Le travail réparateur n'est pas un travail spécial ; c'est une reprise pure et simple du travail d'ossification que le rachitisme avait interrompu.

» La plupart des enfants qui succombent à une maladie chronique, la plupart de ceux dont le corps est amaigri, présentent dans leur squelette les lésions du rachitisme.

» Le rachitisme n'est pas une maladie spéciale ; c'est un effet, et non une cause. Les lésions qu'on lui attribue peuvent être la conséquence de toutes les causes qui troublent la nutrition pendant la rapide croissance du jeune âge. »

Une autre forme de ramollissement des os est l'*ostéomalacie* qu'on observe chez l'adulte et qui est caractérisée par une diminution très sensible des sels calcaires, tandis que la trame organique est conservée. Cette altération, ordinairement générale, donne à l'os l'apparence du tissu spongieux. Elle donne lieu, dans la première période, à des fractures ; dans la seconde, aux déformations les plus bizarres. L'ostéomalacie, comme le rachitisme, comme la première forme de ramollissement que j'ai indiquée plus haut, tient toujours à une altération de nutrition du tissu osseux.

L'inflammation des os, ou ostéite, particulièrement étudiée au point de vue pathologique par M. Gerdy, s'explique suffisamment par la complication du parenchyme osseux et l'abondance des vaisseaux qui le pénètrent. Au point de vue histologique, M. Verneuil s'est assuré, par des recherches nombreuses, que la disparition des vésicules adipeuses dans le corps médullaire est un des phénomènes les plus précoces de l'ostéite. Cette disparition s'accompagne, en outre, d'une manière constante, de la production hypertrophique des éléments fondamentaux de la moelle, cellules médullaires, noyaux et plaques multinucléées.

Je me borne ici à ces indications pathologiques, très propres à démontrer le degré de précision que la connaissance de l'état normal peut porter dans l'appréciation des diverses altérations morbides.

Pour terminer cette étude du parenchyme osseux, je placerai ici une analyse chimique que je ne pouvais rapprocher du degré tissu où je ne considérais que la partie fondamentale. M. Magendie, qui a parfaitement distingué la gélatine de la substance propre désignée dans le premier chapitre sous le nom d'*ostéine*, a fourni les analyses suivantes :

Os de pieds de mouton.

Matière qui se transforme en gélatine. . . .	17,30
Eau.	47,22
Graisse.	5,55
Phosphates et autres sels.	12,42
Matière animale insoluble.	17,51

Os de tête de mouton et de tête de bœuf.

Matière qui se transforme en gélatine. . . .	27,99
Eau	22,87
Graisse.	11,54
Phosphates et autres sels.	32,77
Matière animale insoluble	4,83

Si l'on veut actuellement se rendre compte de la différence essentielle qu'il y a entre un os sain et un os ramolli, on peut la saisir dans le tableau suivant, relatif à la composition de l'os dans l'ostéomalacie :

	OS A L'ÉTAT SAIN.	OS RAMOLLIS.		
		BOSTOCK. (Vertèbre.)	PROESCH. (Vertèbre.)	REES. (Côte.)
Matières animales. . .	32	79,75	74,64	70,00
Matières salines	68	20,25	25,36	30,00
	100	100	100	100

Pour ce qui se rapporte aux notions d'éléments et de tissus, je renvoie aux chapitres précédents.

Parenchyme électrique.

Avant d'aborder l'étude du parenchyme dans les tissus de la fibre, je donnerai un exemple du parenchyme électrique dont le tissu spécial nous est connu, et que je vais envisager ici dans son assemblage avec le tissu lamineux, les vaisseaux et les nerfs. J'emploierai particulièrement la description donnée par M. Ch. Robin, de l'appareil électrique de la raie.

L'appareil électrique qu'on trouve de chaque côté de la colonne vertébrale de la queue, chez les raies, est fusiforme; suivant l'âge et l'espèce, il longe la queue dans les deux tiers ou les trois quarts de la longueur. La couleur du parenchyme est gris perlé. Il est rayé en long et en large par des cloisons de tissu lamineux très rapprochées, et entrecroisées de manière à figurer des losanges plus ou moins réguliers.

Le tissu électrique, déjà décrit, formé d'une masse fondamentale, transparente, finement granuleuse, dans laquelle existent çà et là des petites sphères granuleuses, entourées elles-mêmes d'une aréole circulaire de petits granules, se présente sous forme de petits disques plus ou moins régulièrement quadrilatères, pentagonaux, hexagonaux, ayant 2 à 3 millimètres de largeur sur 1 millimètre d'épaisseur. Ils sont chacun entourés d'une fine enveloppe de tissu lamineux. La face du disque qui regarde du côté de l'insertion de la queue est lisse; la face opposée est creusée d'alvéoles dont la paroi est également creusée d'excavations.

En allant de la face postérieure à l'antérieure, les derniers alvéoles sont à 0,001 à 0,002 de millimètre de cette dernière face qui, dans tous les disques, est toujours lisse.

Les disques, dans les différentes parties du parenchyme,

sont superposés de manière à former des piles de longueur variable et dont la largeur est celle des disques eux-mêmes. Dans la partie la plus volumineuse de l'organe, on rencontre, suivant les espèces, de trente à trente-cinq piles de disques, rapprochées en faisceaux, de telle manière que, dans chaque petit faisceau, un certain nombre de piles sont accolées à une pile centrale qui est dans l'axe du faisceau. Les lames de tissu lamineux qui isolent une pile sont plus épaisses que celles qui forment une enveloppe aux disques. De même, celles qui isolent des faisceaux de piles sont encore plus résistantes.

La longueur des piles ne mesure pas celle de tout l'organe. A certains niveaux, les piles se terminent par la diminution graduelle du volume des disques. Dans le même point, une autre pile commence par une série de disques graduellement croissants. L'axe des piles n'est pas parfaitement rectiligne; il peut être flexueux ou même à direction spirale par rapport à l'axe de l'organe électrique pris en totalité.

Dans les cloisons qui séparent les faisceaux de piles, rampent les branches vasculaires et nerveuses. Les plus fines ramifications s'engagent dans les fines cloisons qui séparent les disques eux-mêmes. Les nerfs se répandent sur la face antérieure des disques, tandis que les capillaires se distribuent dans la face postérieure.

Les tubes nerveux sur la face lisse du disque s'anastomosent de manière à former un réseau de tubes nerveux à larges mailles. Aucun tube ne pénètre dans la substance propre du disque.

Les capillaires, disposés en houppes, et le plus souvent en anses très flexueuses, s'enfoncent dans les alvéoles de la face postérieure du disque et les remplissent. Dans aucun cas on ne voit les capillaires traverser la substance du disque jusqu'à sa face antérieure. Entre les anses vasculaires les plus profondes et la surface lisse où se distribuent les tubes nerveux, il y a une couche de tissu électrique de 0,10 à 0,20 de millimètre; j'ai noté plus haut que l'épaisseur totale du disque est de 1 millimètre.

Tel est le parenchyme de l'organe électrique qui, suivant les animaux où on l'observe, peut présenter des différences assez grandes dans la position, la forme, l'étendue, mais dans lequel on retrouve toujours la structure fondamentale que je viens de décrire.

Parenchyme des organes fibreux

Déjà, à propos du parenchyme osseux, j'ai indiqué la disposition des vaisseaux et des nerfs dans le périoste et le périchondre. Je ferai de même pour le tendon à propos du parenchyme musculaire, et pour les diverses coques fibreuses à l'occasion du parenchyme des organes qu'elles entourent.

Le tissu lamineux lui-même forme parenchyme avec les capillaires. La direction de ceux-ci est ordinairement subordonnée à la disposition des fibres et à leur mode d'entrecroisement. La même subordination générale s'observe dans les aponévroses; ici les nerfs, quoique en petite quantité, sont faciles à noter.

Dans les ligaments jaunes, l'assemblage des éléments du tissu avec les vaisseaux suit les mêmes lois que dans le tissu lamineux. Je reviendrai plus loin sur la tunique moyenne des artères.

Pour aborder les cas les plus complexes de parenchymes dans lesquels le tissu fondamental dérive des éléments sous forme de fibre, j'envisagerai surtout le parenchyme érectile et le parenchyme des muscles.

Parenchyme érectile.

J'étudierai ce nouveau parenchyme dans les organes qui présentent au plus haut degré le phénomène de l'érection dont je dois seulement ici indiquer les conditions anatomiques.

Le parenchyme érectile, en général propre aux appareils excitateurs, se présente nettement chez l'homme, soit dans les corps caverneux de la verge, soit dans le corps spongieux de l'urètre.

Les corps caverneux sont entourés d'une tunique fibreuse, blanche, très élastique. Cette enveloppe se continue vers les racines des corps caverneux avec le périoste des branches de l'ischion ; à l'angle du pubis elle est en connexion avec le ligament pubio-prostatique moyen et avec le ligament suspenseur.

C'est à partir de ce point que les deux corps se rapprochent et ne sont plus séparés que par une cloison verticale incomplète.

Dans le sillon inférieur, résulté du rapprochement de ces deux corps irrégulièrement cylindriques, est logé l'urètre ; le sillon supérieur contient les artères et veines dorsales de la verge. De la face interne des parois fibreuses des corps caverneux partent des prolongements fibreux, d'un blanc brillant, des lamelles, des filaments cylindriques qui, par leur entrecroisement, déterminent une trame aréolaire, dont les espaces celluleux communiquent ensemble et sont d'autant plus larges qu'on pénètre plus profondément dans les corps caverneux. Dans l'épaisseur des lamelles et des trabécules, et à la surface des espaces aréolaires, se répandent les vaisseaux.

Dans la portion spongieuse de l'urètre, la partie érectile

forme à la muqueuse une sorte de gaîne, renflée vers l'extrémité postérieure, pour former le bulbe, et à l'extrémité antérieure, pour former le gland. Tandis que le bulbe répond à la paroi inférieure de l'urètre, au contraire, le gland répond à la paroi supérieure; dans l'intervalle, la gaîne érectile est d'une épaisseur à peu près égale. Si l'on examine intérieurement cette couche érectile, on y trouve la même structure que dans les corps caverneux.

J'ai dit précédemment que cette charpente fibreuse des tissus érectiles était formée au moyen de la fibre lisse hyaline, de la fibre jaune dartoïque et de la fibre jaune artérielle ; on y rencontre aussi, quoique en petite proportion, des fibres rouges lisses.

La disposition des vaisseaux dans le parenchyme érectile se présente avec des particularités intéressantes. Pour cette distribution générale des artères, des veines et des lymphatiques, je citerai la description donnée par M. Sappey dans son excellent Mémoire sur l'urètre :

« L'artère honteuse interne, parvenue au niveau de la partie moyenne de la branche ischio-pubienne, pénètre dans l'aponévrose périnéale moyenne, et fournit aussitôt l'*artère transverse du périnée* ou *bulbeuse;* elle se porte ensuite en haut, en dedans et en avant, vers la partie interne de la racine du corps caverneux, et se partage en deux branches terminales, l'*artère dorsale de la verge* et l'*artère caverneuse*.

» L'artère transverse du périnée, ou artère bulbeuse, diffère très peu par son volume du tronc principal, qu'elle égale et qu'elle surpasse même quelquefois. Sa direction n'est pas toujours transversale ; très souvent elle se dirige en bas et en dedans, en faisant avec le tronc de la honteuse interne un angle obtus, puis s'infléchit ensuite pour se porter en haut et en avant. Cette disposition est celle qu'on observe sur l'une des pièces que j'ai préparées. Devenue parallèle au bulbe, elle pénètre dans son épaisseur par sa partie supérieure, et marche ensuite parallèlement à celle du côté opposé, en parcourant toute l'étendue de la portion spongieuse.

» A son entrée dans le bulbe, l'artère bulbeuse fournit un ou deux rameaux qui se dirigent d'avant en arrière, et qui s'épuisent dans le renflement correspondant de la base du bulbe. Dans le reste de son trajet, elle communique avec celle du côté opposé par des anastomoses transversales, et avec l'artère dorsale de la verge par d'autres divisions anastomotiques qui renforcent son calibre, et qui ont pour effet de la prolonger jusqu'au gland.

» L'artère dorsale de la verge présente avec la précédente des connexions importantes qui n'ont pas été indiquées jusqu'à présent; il est, du reste, difficile de l'injecter d'une manière complète, et c'est pour cette raison sans doute que sa description laisse encore beaucoup à désirer. Après s'être séparée du tronc principal, elle monte sur le côté interne de la racine des corps caverneux, chemine dans l'épaisseur du ligament suspenseur de la verge, parcourt ensuite toute la face dorsale de cet organe en décrivant des flexuosités qui disparaissent dans l'état d'érection, puis se dévie un peu au voisinage du gland pour pénétrer dans ce renflement par la partie postérieure et latérale. Pendant ce trajet, l'artère dorsale fournit par son côté externe une série de branches au nombre de cinq à huit, qui contournent le corps caverneux correspondant, et se perdent, à leur terminaison, dans la portion spongieuse de l'urètre. Ces branches collatérales abandonnent au corps caverneux, chemin faisant, un grand nombre de ramuscules qui pénètrent dans son épaisseur, où ils s'anastomosent avec les artères caverneuses. A leur entrée dans la portion spongieuse, elles se divisent en deux ramuscules qui s'infléchissent chacun à angle droit, et dont l'un se dirige d'avant en arrière, tandis que l'autre se porte d'arrière en avant. Ces ramuscules s'abouchent avec les ramuscules correspondants des branches collatérales voisines, et forment ainsi une série d'arcades qui ont pour effet de prolonger l'artère bulbeuse jusqu'à la base du gland. Indépendamment de ces branches collatérales principales, l'artère dorsale en fournit d'autres en général plus petites et en nombre indéterminé, qui descendent perpendiculairement dans le corps caverneux et qui affectent un mode de terminaison identique avec celui de l'artère caverneuse. Quant aux divisions terminales de l'artère, elles se répandent dans l'*intérieur* du gland où elles se terminent en se partageant en un grand nombre de ramifications déliées.

» L'artère caverneuse pénètre dans le corps caverneux de son côté par la portion supérieure et interne de celui-ci. Avant de s'engager dans la trame érectile de ce corps, on la voit ordinairement se partager en deux branches inégales. De ces deux branches, la plus petite, qui est externe, se porte d'avant en arrière et de haut en bas, pour se distribuer à la racine du corps caverneux; l'autre se dirige d'arrière en avant, marche d'abord parallèlement à celle du côté opposé dont elle est très rapprochée, et avec laquelle elle échange de nombreuses divisions anastomotiques, puis s'en éloigne pour se placer au centre du tissu érectile qu'elle parcourt dans toute sa longueur, fournissant par sa circonférence d'innombrables rameaux et ramuscules.

» Comment se comportent à leur extrémité terminale les artères bulbeuses, caverneuses et dorsales de la verge? Müller répond à cette question en disant que les dernières ramifications de ces vaisseaux se divisent en trois ordres : quelques-unes se perdent sur les parois des aréoles du tissu érectile et représentent de véritables *vasa vasorum;* d'autres s'ouvrent dans ces aréoles pour y verser le sang qui les parcourt: ces dernières sont des *dilatations artérielles* un peu renflées à leurs extrémités, terminées en cul-de-sac, plus ou moins contournées, d'où le nom d'*artères hélicines* que leur a donné cet auteur, et fournissant par leurs parties latérales, quelquefois même par leur extrémité, des ramifications capillaires. Les deux premiers modes de terminaison ne sauraient être contestés; mais il n'en est pas ainsi du troisième. »

A l'égard des artères hélicines, M. Sappey a épuisé les meilleurs procédés d'injection et d'observation directe, sans pouvoir les constater; aussi affirme-t-il qu'elles n'existent pas. L'opinion de M. Sappey est aussi celle de Valentin, de M. J. Béclard, de M. Ch. Robin; comme ces derniers observateurs, je n'ai pu parvenir à voir les artères hélicines de Müller. Ce qu'il y a de vraiment spécial dans les capillaires du parenchyme érectile, c'est l'abouchement brusque des artères dans les veines, soit par l'intermédiaire des capillaires de la troisième variété, soit par l'intermédiaire de sinus qui établissent entre les deux ordres de vaisseaux de larges communications. Voici d'ailleurs, d'après les observations récentes de M. Sappey, la description spéciale des veines :

« Les veines de l'urètre ne suivent pas le trajet des artères; elles sont remarquables par leur nombre, par leur volume, par leur direction et par leurs anastomoses multipliées. Je les décrirai en procédant de l'extrémité antérieure vers l'extrémité postérieure du canal de l'urètre.

» Les veines du gland naissent de toute la partie excavée de sa base et forment entre celle-ci et l'extrémité antérieure des corps caverneux un plexus à mailles extrêmement serrées, qui se prolonge sur la face supérieure de la verge, à 2 ou 3 centimètres en arrière de la couronne. A mesure que ce plexus s'éloigne de son origine, les troncs veineux qui le composent diminuent de nombre et augmentent de volume, de telle sorte qu'il se termine par une veine unique et médiane qui marche en ligne droite sur le dos de la verge, d'où le nom de *veine dorsale*, et qui s'engage ensuite entre les deux lames du ligament suspenseur, puis sous la symphyse des pubis, pour aller se jeter dans le plexus veineux prostatique. La veine dorsale présente beaucoup de variétés : souvent on la voit se diviser, dès son origine, en deux branches dont l'une suit le trajet ordinaire du tronc veineux, tandis que l'autre s'applique à la face profonde de la peau de la verge pour se rendre, après avoir recueilli, chemin faisant, un grand nombre de veinules cutanées, dans la veine saphène interne ou dans la veine fémorale. D'autres fois, les deux branches qui résultent de la bifurcation de la veine dorsale marchent côte à côte dans une certaine étendue, puis se confondent en une seule un peu plus loin. Cette veine, qui offre encore quelques autres variétés que je crois pouvoir passer sous silence, est munie de deux ou trois paires de valvules qui interceptent complétement sa lumière ; entre toutes les veines de l'urètre, elle est la seule sur laquelle on observe ces replis.

» Les veines de toute cette partie de la portion spongieuse qui est comprise entre le bulbe et le gland, émanent de la partie supérieure de l'urètre, s'anastomosent à leur point d'émergence avec d'autres radicules veineuses, qui sortent de la partie inférieure des corps caverneux, et concourent ainsi à former des troncs veineux qui s'étendent, en manière d'arcades, de l'urètre vers la veine dorsale dans laquelle ils se terminent. Ces troncs, au nombre de cinq à sept, sont accompagnés par les branches artérielles que l'artère dorsale envoie à l'urètre, et de même que nous avons vu ces branches fournir dans leur trajet des rameaux antérieurs et postérieurs qui rampaient d'abord à la surface du corps caverneux pour se perdre ensuite dans leur épaisseur, de même on voit des ramuscules et des rameaux veineux émanés de la profondeur de ces corps, venir se jeter dans les branches collatérales de la veine dorsale, sur tous les points de leur étendue. La veine dorsale, avec ses affluents, n'appartient donc pas spécialement à l'urètre, elle appartient à la fois à l'urètre et aux corps caverneux.

» Les veines du bulbe peuvent être distinguées en supérieures, latérales et postérieures. Les supérieures traversent l'aponévrose principale moyenne, et vont concourir à la formation du plexus prostatique.

» Les veines latérales du bulbe, toujours multiples, mais en nombre indéterminé, comme les précédentes, et d'un calibre ordinairement plus considérable, forment deux groupes nettement séparés : 1° un groupe qui chemine dans l'épaisseur de l'aponévrose périnéale moyenne, et qui accompagne d'abord l'artère bulbeuse ou transverse du périnée, puis le tronc de la honteuse interne, en les enlaçant l'une et l'autre dans ses mailles; 2° un groupe qui se porte en dehors, en passant au-dessous des branches ischio-pubiennes. Parmi les veines de ce dernier groupe, il en est une constante qui traverse l'aponévrose fémorale pour s'anastomoser sur le pourtour du tronc sous-pubien, soit avec la veine ischiatique, soit avec la veine obturatrice; une autre s'anastomose avec la veine circonflexe interne; une troisième contourne la partie antérieure, puis le bord externe de la branche ischio-pubienne, et se jette dans le plexus veineux qui entoure le tronc de la honteuse interne; enfin, deux ou trois branches plus superficielles remontent de chaque côté des racines de la verge et se réunissent aux veines honteuses externes, en formant avec celles-ci un plexus situé au-devant du cordon des vaisseaux spermatiques.

» Les veines postérieures du bulbe se partagent aussi en deux groupes bien distincts, l'un extérieur au canal de l'urètre, l'autre compris dans l'épaisseur de ses parois. Le premier groupe comprend trois ou quatre veines d'inégal calibre qui naissent de la base du bulbe et qui vont se terminer les unes dans le plexus prostatique, les autres dans le plexus satellite ou tronc des honteuses internes. Ces veines communiquent aussi avec celles de l'extrémité inférieure du rectum, c'est-à-dire avec les premières radicules de la veine mésaraïque inférieure. Mais ces communications, dans l'état normal, sont établies par de simples ramuscules; chez les hommes affectés d'hémorrhoïdes, ces ramuscules devenant le siége d'une dilatation plus ou moins considérable, les communications entre la veine mésentérique inférieure et les veines postérieures du bulbe sont assez larges pour qu'une injection, même grossière, poussée par la première de ces veines, passe facilement dans les secondes, et de celles-ci dans tout le plexus prostatique. Le second groupe a été bien étudié par Cobelt, à qui je reprocherai cependant de n'avoir pas nettement indiqué son point de départ. Les veines qui le constituent naissent de l'intérieur du bulbe et enlacent aussitôt de leurs anastomoses, extrêmement multipliées, la muqueuse de la portion musculeuse de l'urètre; ce plexus sous-muqueux se prolonge d'avant en arrière dans la portion prostatique du canal et sur toute la surface du col de la vessie.

» En piquant superficiellement la muqueuse du col vésical avec la pointe d'un tube à injection lymphatique, on voit le mercure se répandre dans toutes les mailles de ce plexus, qu'on remplit ainsi très facilement, à la condition, toutefois, que le bulbe de l'urètre, toutes les veines qui en partent, le plexus prostatique et les principaux troncs veineux de la vessie, ont été préalablement injectés avec un liquide solidifiable; car si toutes ces veines sont vides, le métal pénètre dans leur cavité, et le plexus veineux sous-muqueux du col vésical et des deux premières portions de l'urètre ne s'injecte que très imparfaitement. On peut aussi injecter ce plexus avec une substance solidifiable introduite par le bulbe de l'urètre; mais par ce procédé, il ne se remplit que tardivement, c'est-à-dire après que toutes les autres veines de l'urètre sont envahies; il faut soutenir longtemps l'effort qui fait pénétrer le liquide, et alors le plus souvent il survient des ruptures. Lorsqu'il a été injecté avec un liquide de cette nature, si l'on coupe transversalement la portion musculeuse ou la portion prostatique de l'urètre, on remarque sur la surface de la coupe, l'orifice de toutes les veinules qui entrent dans la composition du plexus, et l'on peut juger de leur importance à leur nombre et à l'épaisseur de la couche qu'elles forment. Le développement de ces plexus veineux sous-muqueux est en raison directe de l'âge. »

Quant aux vaisseaux lymphatiques, les préparations de M. Sappey montrent :

« 1° Que les lymphatiques de la muqueuse urétrale se rendent tous vers cette partie de l'urètre qui s'étend du frein de la verge au méat urinaire;

» 2° Que là ils s'entrelacent et s'anastomosent de manière à former l'un des plexus les plus remarquables que l'on observe dans l'économie animale;

» 3° Que de ces plexus partent des vaisseaux en nombre indéterminé, qui convergent de haut en bas et d'avant en arrière, les uns à droite, les autres à gauche, vers les parties latérales du frein, et qui traversent les parois de l'urètre pour se réunir aux troncs lymphatiques émanés du gland. Quelquefois il arrive que, parmi ces vaisseaux convergents, il en est un qui naît un peu plus bas que les précédents et qui se porte alors transversalement vers le frein : c'est ce vaisseau que Panizza aurait aperçu et qu'on voit aussi sur plusieurs de mes préparations; mais ce vaisseau n'est qu'une particule détachée du faisceau principal.

» Les vaisseaux lymphatiques de la muqueuse du gland sont si multipliés et si serrés, que cette muqueuse paraît en être exclusivement composée. Les capillaires par lesquels ces vaisseaux prennent naissance forment sur toute la périphérie du gland un réseau tellement délié, que les mailles de celui-ci ne peuvent être bien vues qu'à l'aide d'une loupe. De ce réseau capillaire et superficiel partent des radicules moins ténues; puis des troncules, qui se dirigent vers la face profonde ou adhérente de la muqueuse et qui se réunissent pour constituer des troncs; ceux-ci se dirigent vers la partie inférieure du gland, en formant aussi deux faisceaux convergents, l'un à droite, l'autre à gauche, passent sur les côtés du frein de la verge, où ils s'unissent aux troncs lymphatiques de la muqueuse urétrale, et se comportent ensuite différemment, selon les individus. Tantôt ils se constituent en deux ou trois troncs principaux, ou bien en un tronc unique et très volumineux qui contourne la couronne du gland, en arrière de laquelle ils sont placés, s'anastomosent sur la face dorsale de la verge et donnent naissance à un tronc médian. Tantôt ils se constituent en un seul tronc qui, après avoir contourné en partie la base du gland, se porte directement en arrière sur le dos de la verge, sans s'anastomoser sur la ligne médiane avec celui du côté opposé; on observe alors deux troncs latéraux, d'abord légèrement convergents, et plus loin parallèles. Tantôt ils se confondent en deux troncs, dont l'un affecte l'une ou l'autre des deux dispositions précédentes, tandis que le second remonte, d'arrière en avant, dans l'épaisseur du prépuce jusqu'à son bord libre, et se réfléchit ensuite pour se rendre sur le dos de la verge. Quelquefois aussi on voit le tronc qui entoure la couronne du gland ne pas s'anastomoser sur la ligne médiane avec celui du côté opposé, mais remonter dans le prépuce jusqu'à son orifice, et former sur le pourtour de celui-ci une anse pour aller gagner le dos de la verge. Cette disposition est beaucoup moins commune que celle qui précède.

» En résumé, les vaisseaux lymphatiques de la muqueuse urétrale et de la muqueuse du gland donnent naissance à un tronc unique et médian, ou à deux troncs latéraux. Lorsqu'il existe deux troncs, ceux-ci se rendent aux ganglions inguinaux qui leur correspondent. Lorsqu'il n'en existe qu'un, celui-ci peut ne pas se diviser, et aller se terminer exclusivement dans les ganglions inguinaux du côté droit ou dans ceux du côté gauche; plus souvent, cependant, on le voit se bifurquer au niveau de la racine de la verge pour se porter par une de ses branches à droite, et à gauche par l'autre. Ces troncs ne s'épuisent pas dans un seul ganglion; constamment ils se divisent au voisinage des ganglions inguinaux, de manière à se terminer dans deux ganglions au moins; le plus souvent, ils se partagent en trois branches qui se rendent chacune à un ganglion différent. Un grand nombre d'auteurs ont avancé qu'ils se rendent aux ganglions les plus internes, et ont cru pouvoir appliquer cette donnée au diagnostic des diverses espèces de tumeurs ganglionnaires du pli de l'aine; mais elle ne repose pas sur des observations exactes. Les pièces de M. Sappey, au musée Orfila, démontrent que ces vaisseaux varient beaucoup dans leur terminaison, et que lorsqu'ils se partagent au voisinage des ganglions inguinaux en trois branches terminales, l'une de celles-ci se jette dans l'un des ganglions situés en dedans de l'embouchure de la veine saphène interne ; la seconde, dans un ganglion situé au niveau et au-dessus de cette embouchure; la troisième, dans un ganglion situé en dehors et sur un point qui en est plus ou moins éloigné : par leurs divisions terminales, en d'autres termes, les troncs lymphatiques émanés de l'urètre peuvent se rendre à la fois dans les ganglions internes, moyens et externes du pli de l'aine. Je dois ajouter que les ganglions dans lesquels ils se terminent sont, en général, les plus élevés.

» Les vaisseaux lymphatiques du prépuce naissent, comme ceux du gland, par des capillaires extrêmement déliés qui recouvrent de leurs anastomoses les deux faces de ce repli cutané. Le réseau qui répond à la face interne est un peu plus riche que celui qui répond à la face externe ; ce dernier est plus développé vers l'orifice du prépuce que vers sa base, où il s'appauvrit peu à peu, de telle sorte que, sur l'enveloppe cutanée des corps caverneux, on n'en trouve plus que des vestiges. De ces deux réseaux, indépendants l'un de l'autre, partent des troncules qui donnent ordinairement naissance à deux troncs, l'un droit, l'autre gauche, lesquels rampent sur le dos de la verge pour se porter aux ganglions inguinaux internes ou moyens. Souvent, ces deux troncs se réunissent vers la base du prépuce. Lorsque l'un des troncs lymphatiques, né de la surface du gland, remonte dans le prépuce, ainsi qu'on l'observe souvent, la plupart des troncules nés du prépuce se jettent dans ce tronc dont ils augmentent successivement le calibre. Parmi les radicules lymphatiques du réseau interne du prépuce, celles qui naissent près de son bord adhérent se jettent dans les troncs situés à la base du gland, de même que celles qui naissent de la couronne de cet organe.

» Sur toute la partie médiane inférieure des téguments de la verge, on observe un réseau lymphatique semblable à celui qui recouvre la face externe du prépuce. Ce réseau, continu en arrière à celui du scrotum, mais beaucoup moins développé que ce dernier, est le point de départ de cinq ou six troncs qui marchent d'abord perpendiculairement à l'axe du pénis, mais qui ne tardent pas à se recourber pour se diriger d'avant en arrière, les plus antérieurs sur le dos de la verge, les autres sur ses parties latérales, et se rendre ensuite aux ganglions internes du pli de l'aine. Ces troncs s'anastomosent quelquefois entre eux. Les antérieurs s'unissent assez souvent à ceux du prépuce ; les postérieurs communiquent avec ceux du scrotum. »

Les nerfs du parenchyme érectile ont également été l'objet de travaux récents. J'emprunterai spécialement ici la description que M. Rouget a exposée à la Société de biologie :

« Les nerfs des tissus érectiles de la verge proviennent de deux sources, du grand sympathique et du nerf honteux interne.

» Les filets longs et grêles provenant du plexus hypogastrique s'accolent aux parties latérales de la prostate et de la portion membraneuse de l'urètre, arrivent sous la symphyse des pubis, et là ils s'anastomosent entre eux et avec un rameau du nerf honteux qui, distinct du nerf dorsal de la verge, est intimement accolé à l'artère honteuse interne jusqu'au moment où elle se divise en artère caverneuse et artère dorsale de la verge. De ces anastomoses multiples résulte un plexus, en partie décrit sous le nom de *plexus caverneux*. De ce plexus se détachent un ou deux filets très grêles, décrits et figurés par Valentin et Müller, et qui pénètrent avec l'artère caverneuse dans l'intérieur du corps caverneux. Ces filets, qu'on ne peut guère suivre au delà du tiers postérieur de la verge, accompagnent exactement l'artère caverneuse et ses branches. Mais le plexus caverneux fournit d'autres filets, au nombre de quatre ou cinq au moins, qui, indépendants de toute branche artérielle, se portent directement en arrière et en bas, vers les racines des corps caverneux, dans l'intérieur desquels ils se perdent. »

M. Rouget n'a pas rencontré de ganglions nerveux dans le plexus caverneux ; il a observé que presque tous les filets qui en partent ont les caractères des nerfs de la vie organique.

Du nerf honteux interne partent « les branches dorsales de la verge, très rapprochées l'une de l'autre sous la symphyse des pubis, s'écartant un peu au delà de cette symphyse, et placées sur les côtés de la gouttière qui loge la veine dorsale ; elles donnent, chemin faisant, de nombreux rameaux à la peau du pénis et du prépuce, et se dirigent vers le gland. Au niveau de la couronne, les filets nerveux, déjà isolés, se divisent en deux ordres : les uns paraissent plonger immédiatement dans l'intérieur du gland, mais restent en réalité interposés au prolongement des corps caverneux et au tissu du gland lui-même, dans lequel ils se terminent, ainsi que l'a indiqué Kobelt. Un ou deux autres filets, contournant la couronne du gland, se portent en bas et en dehors sur les côtés du frein, et paraissent se distribuer en partie à la muqueuse des environs du méat. »

M. Rouget a bien décrit la disposition des *rameaux coronaires*, fournis par les nerfs dorsaux le long de leur trajet. Ces rameaux, appliqués sur les corps caverneux qu'ils contournent, conjointement avec les *veines en couronne*, fournissent des filets qui traversent l'enveloppe fibreuse et gagnent la gouttière formée de chaque côté par la rencontre des corps caverneux avec le corps spongieux. Les filets terminaux forment, dans chaque gouttière urétro-caverneuse, le *plexus latéral du pénis*. De ce plexus naissent les filets nerveux qui pénètrent dans le corps spongieux de l'urètre et dans le corps caverneux par les orifices mêmes qui donnent passage à des veinules efférentes.

A la face inférieure du pénis, et spécialement du corps spongieux de l'urètre, existent deux rameaux nerveux, dont M. Rouget exécuta la préparation en avril 1853, et dont il a donné ensuite la description suivante dans sa communication à la Société de biologie : « La branche périnéale superficielle du nerf honteux interne fournit, au niveau de l'extrémité postérieure du muscle bulbo-caverneux, plusieurs rameaux destinés à ce muscle, et un ou deux filets très grêles (urétro-bulbaires?) qui pénètrent immédiatement dans l'extrémité postérieure des renflements latéraux du bulbe.

» Mais un rameau beaucoup plus considérable, confondu sans doute jusqu'ici avec les rameaux musculaires, pénètre à l'extrémité postérieure du bulbe, dans une espèce de canal formé par le raphé médian du muscle bulbo-caverneux. Dans toute l'étendue du canal du raphé, les nerfs, semblables des deux côtés, sont intimement accolés l'un à l'autre; mais à l'extrémité antérieure du muscle bulbo-caverneux, les deux rameaux s'écartent, et cachés dans l'épaisseur de l'enveloppe fibreuse du corps spongieux, ils cheminent parallèlement jusqu'au voisinage du gland, et là se terminent partie par des filets qui s'anastomosent avec le *plexus latéral de la verge*, partie par des filets qui pénètrent dans le tissu spongieux de l'urètre par la face inférieure. Aucun filet ne se porte à la peau. Ce rameau (*urétro-pénien*) est entièrement destiné au corps spongieux de l'urètre, auquel il fournit de nombreux filets durant tout son trajet. Un de ces filets surtout, qui naît à la hauteur de la partie moyenne, ou muscle bulbo-caverneux, peut être suivi assez loin dans l'intérieur du tissu spongieux.

» Dans l'état de flaccidité de la verge, les nerfs *urétro-péniens*, dont la longueur égale presque celle de la portion spongieuse de l'urètre, présentent, comme les nerfs dorsaux, de nombreuses ondulations qui s'effacent dans l'allongement de la verge pendant l'érection.

» Ces rameaux nerveux, que leur trajet caché d'abord dans le raphé du bulbo-caverneux, puis dans l'épaisseur de la membrane fibreuse de l'urètre, avait jusqu'ici dérobés aux recherches, me paraissent importants non seulement à cause de l'étendue de leur trajet, de leur mode de terminaison, mais surtout parce qu'ils appartiennent en propre au tissu spongieux de l'urètre, et complètent l'exacte symétrie des différentes parties du pénis.

» Aux deux corps caverneux de la verge correspondent les deux *nerfs dorsaux;* aux deux moitiés du corps spongieux, accolées, mais séparées cependant par une cloison fibreuse, indiquée par Kobelt et démontrée récemment par M. Jarjavay, correspondent les deux nerfs *rétro-péniens* ou *nerfs inférieurs* de la verge.

» Les nerfs dorsaux et les nerfs inférieurs fournissent des filets directs, les premiers aux corps caverneux, les seconds au corps spongieux. Les uns et les autres concourent à la formation des *plexus latéraux* de la verge, d'où partent à la fois des branches destinées au corps caverneux et à l'urètre.

» Si l'on excepte les branches cutanées des nerfs dorsaux et les branches terminales de ces mêmes nerfs, destinées en partie aux papilles du gland, les nerfs de la verge me paraissent presque uniquement destinés au tissu érectile de cet organe. Cela est incontestable pour les filets du plexus caverneux (surtout pour ceux qui se perdent dans les racines de ces corps) et pour les filets des rameaux coronaires qui percent directement l'enveloppe fibreuse des corps caverneux. Chez le cheval, j'ai suivi jusqu'à leur terminaison le tissu érectile des rameaux des nerfs dorsaux, qui pénètrent dans les corps caverneux, sur les côtés de la gouttière qui loge la veine dorsale.

» Serait-il vrai que le rameau urétro-bulbaire traverserait seulement le tissu spongieux pour se terminer à la muqueuse de l'urètre? Cette opinion me paraît le résultat d'idées préconçues, plutôt que de l'observation directe des faits. Les filets qui pénètrent dans le bulbe de l'urètre sont extrêmement grêles, et le bulbe fait une saillie considérable, tout à fait distincte du canal muqueux. J'ai toujours vu ces filets se perdre dans l'intérieur du bulbe bien avant d'atteindre la muqueuse. J'en dirai autant des filets du nerf urétro-pénien; j'en ai pu suivre quelques-uns, dans un assez long trajet, dans l'intérieur du tissu spongieux, sans jamais parvenir à conduire aucun filet jusqu'à la muqueuse. Sans nier absolument que quelque portion de ces nerfs soit destinée à la muqueuse, je me crois autorisé au moins à affirmer qu'ils se terminent en très grande partie dans le tissu érectile lui-même.

» Le plexus caverneux, que Valentin, Müller et Kobelt encore regardent presque comme l'unique origine des nerfs des tissus érectiles de la verge, n'en fournit donc qu'une très faible partie, tandis que les rameaux coronaires des nerfs dorsaux, les plexus latéraux et les nerfs inférieurs de la verge, constituent une source abondante d'innervation pour ce tissu, que l'anatomie comparée et l'examen microscopique nous montrent musculaire ou au moins contractile. Et c'est là, ce me semble, un argument puissant en faveur de ceux qui font jouer au tissu caverneux un rôle actif dans le phénomène de l'érection. »

D'après la description précédente, on ne saurait douter

que le tissu érectile lui-même ne prenne une part importante dans le phénomène de l'érection.

Parenchyme musculaire.

La nature amorphe du *perimisium* des faisceaux primitifs des fibres rouges striées nous a permis d'étudier le tissu propre du muscle dans la catégorie des tissus fibreux simples. A propos des membranes, j'ai indiqué, en outre, la solidarité du tissu musculaire relativement au tissu lamineux. Si actuellement je vois dans la texture du muscle au delà d'un faisceau secondaire, il faut faire entrer le tissu lamineux dans la notion des formations musculaires, car il forme déjà autour des faisceaux secondaires une enveloppe distincte. Cette enveloppe est en connexion avec celles qui enveloppent les faisceaux tertiaires, et il en est de même pour l'ensemble des revêtements, relativement à l'aponévrose générale de l'organe, de telle sorte que le tissu propre même peut être conçu comme enfermé dans une série d'étuis décroissants dont la capacité et la résistance sont d'autant moindres que le faisceau musculaire est plus petit.

Au niveau du tendon, chaque faisceau primitif du muscle se termine en cône. Les fibrilles du tendon s'adaptent bout à bout avec les fibrilles rouges des faisceaux primitifs, sans qu'il soit possible de distinguer des uns aux autres une véritable continuité. D'ailleurs, en l'absence de toute observation concrète, les chapitres sur les éléments et les substances organiques nous empêcheraient de concevoir qu'un même élément fibrillaire pût appartenir à plusieurs espèces de fibres, suivant qu'on y considérerait telle ou telle portion de son étendue. Tandis que les fibres du tendon ne se continuent pas avec les fibres rouges du muscle, au contraire elles se continuent avec les éléments des cloisons aponévrotiques du muscle.

La vascularité des muscles est très marquée; on sait, d'ailleurs, combien les propriétés du tissu musculaire sont dépendantes des conditions de nutrition.

Les artères et les veines se répandent dans le parenchyme musculaire, à la faveur des cloisons aponévrotiques; la grosseur des veines est d'autant moindre qu'on les observe dans des interstices plus petits, leur abondance est proportionnée au volume des muscles. Les muscles intérieurs sont plus vasculaires que les muscles extérieurs.

La disposition des capillaires se subordonne, dans le muscle, à l'arrangement des éléments du tissu propre de l'organe.

Les muscles de la vie organique ou à fibres lisses offrent des mailles allongées, à angles aigus. Dans l'intestin, le grand diamètre des mailles est perpendiculaire à l'axe du tube digestif. La richesse en capillaires y est assez grande, car les espaces circonscrits n'ont généralement que trois ou quatre fois le diamètre des vaisseaux. Dans le cœur, le plus riche en vaisseaux des organes vasculaires, les mailles sont polygonales, serrées, à angles aigus, et leur plus grand diamètre est mesuré par l'épaisseur des faisceaux musculaires du cœur.

Les muscles de la vie animale sont remarquables par la disposition allongée des mailles de leurs capillaires. Une artériole arrivant sur une portion de muscle s'y subdivise successivement en capillaires qui décrivent une légère courbe à l'instant où ils se détachent de l'artère, contournent un ou deux faisceaux striés, pour ramper ensuite entre eux et prendre alors tout à fait le caractère *capillaire*. Même disposition quant à la réunion successive de ceux-ci pour former des veinules qui viennent se placer à côté des artérioles visibles à l'œil nu. Il en résulte que, le long des faisceaux striés, on voit des capillaires qui en prennent la direction parallèle et s'envoient çà et là des branches transverses disposées à angle droit ou à peu près, par rapport aux précédents. Ils forment ainsi des mailles ayant quatre ou cinq fois en longueur leur propre largeur, laquelle est mesurée par l'épaisseur d'un faisceau strié ou à peu près. On voit cependant souvent trois ou quatre faisceaux striés réunis, entre lesquels ne pénètrent pas de capillaires et qui n'en présentent qu'à leur surface. Aucune ramification ne pénètre au travers du *sarcolemme* dans l'épaisseur du faisceau strié primitif.

On voit très bien, d'après une figure de Kölliker, le réseau des plus fins capillaires formé de mailles rectangulaires dont le côté long est parallèle à la direction des faisceaux primitifs, et le petit côté est formé par des anastomoses transversales qui embrassent les faisceaux.

C'est sur la limite entre les fibres musculaires et les fibres tendineuses qu'on peut juger de la grande différence vasculaire de ces deux tissus. Dœllinger avait très bien vu les capillaires du muscle revenir sur eux-mêmes à partir du tendon, tandis qu'un très petit nombre pénétrait dans celui-ci.

Les vaisseaux lymphatiques s'observent facilement autour des principaux troncs artériels et veineux qui parcourent les membres. Ces vaisseaux viennent sans doute du tissu musculaire comme il en vient du tissu osseux; jusqu'à présent, néanmoins, il n'a pas été possible de les injecter dans le parenchyme du muscle. Les injections de Fohmann et Tiedemann sur les faces supérieure et inférieure du diaphragme de l'homme paraissent surtout appartenir aux séreuses qui tapissent ce muscle. Donc, jusqu'à présent, les lymphatiques des muscles, quoique d'une existence certaine, ne sont démontrés que théoriquement. La proportion des nerfs dans les muscles n'est pas à beaucoup près aussi grande que celle des vaisseaux. Béclard avait judicieusement observé qu'ils échappent à la vue longtemps avant que leurs divisions soient assez multipliées pour pouvoir se distribuer à tous les faisceaux primitifs. Ce seul fait anatomique aurait pu éloigner les doutes suscités contre la propriété de contractilité inhérente aux muscles.

Dans les membres, d'après M. Malgaigne, les nerfs ne pénètrent un muscle ni au-dessus du quart supérieur de la portion charnue, ni au-dessous du quart inférieur. Les branches de division suivent les interstices des principaux faisceaux et fournissent dans leur trajet des rameaux qui se partagent en ramuscules destinés à des groupes de faisceaux primitifs. Suivant les points, on les voit se terminer ou par des extrémités ou en anses. Cette distribution est facile à suivre dans les muscles hyalins des insectes.

Enfin je ne dois pas omettre les amas de vésicules adipeuses qui peuvent compliquer le parenchyme des muscles.

A propos du tissu musculaire, j'ai simplement indiqué ses principaux modes d'altération. Je reviendrai particulièrement, à propos du parenchyme, sur quelques points de l'atrophie musculaire et sur la manière dont il faut entendre la transformation graisseuse et fibreuse.

L'atrophie musculaire, suivant les conditions physiologiques ou pathologiques dans lesquelles elle se produit, a des caractères anatomiques différents. D'après les nombreuses observations faites dans ces derniers temps et particulièrement d'après les analyses de M. Ch. Robin, dans l'*atrophie musculaire progressive*, il y a diminution graduelle de volume des faisceaux striés dont le sarcolemme se rétracte. Les striations transversales disparaissent et le faisceau devient granuleux. Les granulations qui apparaissent dans la substance du faisceau sont grisâtres, fines; quelques-unes sont jaunâtres; les plus volumineuses ont jusqu'à 0,002 de millimètre; elles se dissolvent dans l'acide acétique, et un grand nombre ne se dissout pas dans l'éther, bien qu'elles aient l'aspect de granulations graisseuses. Le sarcolemme conserve les propriétés de l'élasticine. Sous l'influence de cette altération, les faisceaux primitifs qui, à l'état normal, ont de 0,050 à 0,070 de millimètre, n'ont plus que 0,003 à 0,004 de millimètre. A ce dernier degré d'atrophie, les faisceaux ressemblent à des petits cylindres transparents, granuleux à l'intérieur, et contenant çà et là des petites masses allongées en forme de bâtonnets de 0,012 à 0,020 de millimètre de long, isolés ou placés bout à bout, par groupes de trois ou quatre. Ce qu'il y a d'important à noter, c'est que dans cette forme particulière d'atrophie, on ne trouve pas, dans le parenchyme du muscle malade, plus de vésicules adipeuses que dans le muscle normal.

Si actuellement on prend un muscle qui a subi la *transformation graisseuse*, on voit, à la suite de l'atrophie préalable du faisceau primitif, les éléments de celui-ci remplacés par des vésicules adipeuses qui se produisent là spontanément et prennent la place des éléments du muscle.

Dans ce qu'on a appelé transformation fibreuse, les faisceaux primitifs s'atrophient, leur diamètre est réduit à 0,008 ou 0,010 de millimètre; les striations transversales persistent jusqu'à ce que la diminution en diamètre soit réduite au quart du diamètre normal. Dans cette altération, le faisceau pâlit, mais ne devient pas très granuleux.

D'après les états pathologiques que je viens de décrire, on voit qu'il faut concevoir l'atrophie du muscle comme variant suivant les causes de sa manifestation. Quant aux expressions de *transformation fibreuse*, *transformation graisseuse*, on voit de quelle manière il faut les comprendre. Je n'ai d'ailleurs qu'à rappeler ici ce que j'ai observé dans mes deux premiers chapitres relativement à la filiation des éléments anatomiques du même type. La forme élémentaire répondant à des états déterminés de telle ou telle substance organique, on ne peut s'attendre, dans aucun cas, à voir telle fibre revêtir les caractères d'une autre fibre, ou telle cellule se changer en telle autre cellule.

Relativement à l'hypertrophie musculaire, on sait qu'elle consiste essentiellement dans la production de nouveaux faisceaux primitifs, tandis que l'augmentation du diamètre de ceux-ci est insignifiante et ne saurait expliquer un accroissement général de volume dans lequel les éléments lamineux et adipeux ne prennent aucune part.

Pour compléter ici la notion des phénomènes végétatifs du parenchyme musculaire, je donnerai quelques analyses chimiques qui se rapportent à l'ensemble des parties constituantes de ces organes, et qui ne pouvaient être placées qu'à propos des problèmes les plus compliqués de la structure. J'emprunte les documents suivants à l'intéressante lettre de Liebig sur la composition de la viande.

Lorsqu'on lessive à l'eau froide et qu'on exprime de la chair musculaire hachée menu, on obtient un résidu composé de l'ensemble des parties constituant le parenchyme musculaire, la fibre musculaire, le sarcolemme, le tissu lamineux, les vésicules adipeuses, les vaisseaux et les nerfs. Après lixiviation complète, l'eau froide dissout 16 à 24 centièmes de la viande supposée sèche. La musculine s'élève à plus des trois quarts du résidu lessivé. Si l'on exprime ce résidu et qu'on le chauffe à 70 ou 80 degrés, les fibres se contractent, durcissent et prennent l'aspect de la corne; cette modification dépend de ce que la fibre cède de l'eau en se coagulant ainsi.

Le résidu de viande ainsi lessivé par cuisson est, comme la liqueur dans laquelle il a été cuit, sans saveur ou légèrement nauséabond, parce que toutes les parties savoureuses de la viande sont contenues dans le jus, et peuvent s'extraire de la viande par l'eau froide.

Lorsqu'on chauffe peu à peu, jusqu'à l'ébullition, l'extrait de viande aqueux, on voit l'albumine se séparer en flocons vers 56 degrés. La chair des animaux âgés n'en donne que 1 à 2 centièmes; celle des jeunes animaux en donne jusqu'à 14 centièmes.

L'extrait, privé de l'albumine et de la matière colorante du sang par l'ébullition, possède le goût aromatique et les propriétés du bouillon de viande. Évaporé à une douce chaleur, il se fonce et prend le goût de rôti. Réduit à siccité, il forme une masse brune, très soluble dans l'eau froide. Ce résidu, dissous dans 32 parties d'eau chaude et additionné de sel, a toutes les propriétés du bouillon.

Le résidu de la chair, épuisé par l'eau froide, est de même nature chez différents animaux, tels que le bœuf, le chevreuil, le porc, les oiseaux; mais chaque bouillon particulier a le goût et la saveur de la chair rôtie du même animal.

Les substances qui composent le jus de viande ou le bouillon sont fort nombreuses et imparfaitement connues. La créatine et la créatinine s'obtiennent en cristaux incolores et transparents. Les parties minérales s'élèvent à un quart du poids de l'extrait de viande sec.

Les muscles des animaux récemment tués ne rougissent pas le tournesol avant d'avoir atteint la rigidité cadavérique. L'acide libre ne se produit dans le bouillon qu'à la suite d'une décomposition spéciale qui affecte la chair peu de temps après la mort.

Quand on distille le jus de viande avec l'acide sulfurique, on obtient des petites quantités d'acides volatils : acides butyrique, acétique, formique. Le résidu contient de l'inosite. On a aussi trouvé, dans le jus de viande, de l'acide inosique.

La viande entière contient dans ses cendres 40 pour 100 de potasse; la viande cuite n'en renferme plus que 4,78 pour 100.

D'après Keller, les cendres de la viande sont composées de la manière suivante:

Acide phosphorique	36,60
Potasse	40,20
Terres et oxyde de fer	5,69
Acide sulfurique	2,95
Chlorure de potassium	14,81
	100,25

Ces détails sur la composition de la viande suffisent pour montrer la complexité des phénomènes de composition et de décomposition qui s'opèrent dans le parenchyme des muscles. Dans toutes les discussions élevées sur les causes de l'atrophie musculaire, beaucoup de pathologistes sont encore sous l'influence du préjugé physiologique, d'après lequel toute l'existence du muscle ne serait qu'un phénomène essentiellement nerveux. De même qu'on a nié au muscle la contractilité, de même on est porté à rattacher toutes les maladies dont il est le siége à une altération préalable des nerfs. Que de conditions réelles, au contraire, pour établir qu'un muscle peut être malade comme un os, comme le foie, sans qu'il faille recourir à une maladie du système nerveux !

Parenchyme nerveux.

Pour des organes moins complexes, la membrane sécré

tante des glandes, par exemple, j'ai fait remarquer l'insuffisance de nos procédés d'observation pour déterminer anatomiquement des différences que le point de vue physiologique permet d'établir sans contestation. Un tel défaut de précision statique se fait sentir encore davantage dans l'étude des organes de l'appareil nerveux. Entre les nerfs et les centres de réaction, entre les centres et les organes de l'âme, il est facile, au point de vue de la texture, d'établir des distinctions bien nettes; mais pour les différents centres eux-mêmes, et surtout pour les différents organes cérébraux, nous en serons réduits pendant longtemps à une analyse purement subjective. Dans la théorie de la forme, j'indiquerai d'une manière précise en quoi consiste la véritable fondation de Gall, et l'amélioration importante que M. Auguste Comte, du point de vue social, a introduite dans l'étude des plus hautes fonctions animales. Je vais me restreindre ici à de pures observations de structure portant sur les dispositions des parties formant les parenchymes nerveux.

En déterminant, à propos de la texture, le mélange des éléments tubuleux et fibreux, j'ai indiqué ce qui se rapporte spécialement à la disposition du tissu lamineux, et l'on a saisi à cet égard la différence essentielle entre les nerfs rachidiens et les nerfs du grand sympathique, eu égard à la proportion relative des éléments de la texture. Quant à la disposition des vaisseaux, voici quelle est leur distribution générale:

Dans les nerfs de la vie animale, c'est dans le tissu névrilématique que rampent les capillaires; toujours les mailles y sont longitudinales. Les artérioles et les veines suivent souvent un long trajet longitudinal, avant de se subdiviser en capillaires qui se comportent, par rapport aux tubes nerveux, ou mieux par rapport aux petits faisceaux visibles à l'œil nu, comme ceux des muscles par rapport aux faisceaux striés. Toutefois le tissu cellulaire, plus abondant sur les nerfs que dans les muscles, fait que la disposition allongée des mailles est ici moins régulière que dans les muscles.

Pour préciser la notion du parenchyme des nerfs, je dirai quelques mots de l'hypertrophie dont il peut être le siége. La modification hypertrophique peut porter sur les tubes eux-mêmes; c'est ce qu'on observe dans les nerfs de l'utérus, pendant la grossesse. L'augmentation de volume de ces organes tient alors à l'hypertrophie du névrilème et à l'augmentation des tubes nerveux eux-mêmes, dont le diamètre s'accroît d'environ un sixième de leur diamètre normal.

M. Lebert a démontré que le névrome est constitué par une hypertrophie de l'enveloppe fibreuse des nerfs. Dans des cas particuliers, cette hypertrophie, au lieu d'être compacte, peut être de nature kysteuse; on observe alors un liquide gélatiniforme remplissant une poche ovoïde à parois fibreuses denses. Dans l'hypertrophie compacte, le névrilème peut s'épaissir en totalité, dans une portion plus ou moins étendue d'un nerf: c'est ce qui constitue l'hypertrophie cylindrique. Quand l'hypertrophie est circonscrite, elle est ordinairement intertubulaire, rarement periphérique. On en distingue trois formes. Dans la première, forme *centrale*, il y a hypertrophie simultanée des gaînes et du tissu intertubulaire de tout un rameau. Le renflement est alors fusiforme, et si plusieurs de ces renflements se présentent sur le trajet du nerf, celui-ci prend l'aspect variqueux. Dans la forme *latérale*, le renflement peut sembler périphérique; mais si l'on enlève la gaîne qui enveloppe le nerf au niveau de la tumeur, on voit que celle-ci dépend des cloisons névrilématiques plus profondes. Dans la troisième forme, le bout supérieur du nerf s'étale sur un des côtés de la tumeur; on dit alors que le névrôme est *diagonal*. Tandis que le névrôme périphérique est rare, au contraire le cancer du névrilème l'est presque toujours; le nerf est alors intact, sous le dépôt cancéreux de la surface.

Pour les centres nerveux et les organes cérébraux, je n'ajouterai ici aux documents précédents sur la texture que des remarques sur la disposition des vaisseaux.

Les artères, après s'être ramifiées considérablement dans la pie-mère, entrent, à peu d'exceptions près, à l'état de capillaires artériels dans la substance nerveuse où elles se changent en réseaux capillaires à grandes mailles; ceux-ci, en se réunissant, donnent naissance aux veines. La substance grise a plus de vaisseaux que la substance blanche, les mailles y sont environ deux fois plus étroites. Les interstices des capillaires dans la substance médullaire ont de 4 à 8 centièmes de millimètre de long. Ces mailles sont assez ordinairement allongées et parallèles dans la moelle épinière. On voit, d'après ces documents, que dans la substance cérébrale on ne trouve en général que des capillaires. Ces vaisseaux se ramifient dans la pie-mère, y atteignent la dimension des capillaires de la troisième variété, et pénètrent la substance cérébrale à l'état de capillaires de la deuxième variété en y formant des réseaux à larges mailles. Quand on observe la pénétration des capillaires dans la moelle, on les voit se détacher de la pie-mère par rangées régulières.

Un grand nombre de points relatifs aux connexions des organes de l'appareil nerveux seront étudiés dans la théorie de la forme. Je réserve également pour cette seconde partie de l'anatomie générale, des documents pathologiques et physiologiques qui seraient ici entièrement prématurés.

Parenchyme des tumeurs homœomorphes et hétéromorphes.

Les exemples que je vais prendre ici ne doivent être considérés qu'au point de vue logique; ce n'est pas dans la théorie de la structure qu'il faut s'attendre à trouver l'histoire anatomique des produits accidentels; je tiens seulement à montrer quelle est, au point de vue de la structure, la position de certaines questions d'anatomie pathologique.

Dans la production anormale des éléments homœomorphes du type cellule, on peut concevoir d'abord les éléments comme simplement disséminés dans le parenchyme d'un tissu; l'hypertrophie, dans un grand nombre de cas, n'est que la production d'éléments homœomorphes normaux. Si la production se localise, pour le cas des cellules d'épithélium, on aura une tumeur épithéliale; pour les cas des cellules fibro-plastiques, pigmentaires, médullaires, cancéreuses, on aura des tumeurs fibro-plastiques, pigmentaires, médullaires, cancéreuses. Tant qu'une telle production ne résulte que du tassement d'éléments de même espèce et de même type, on a une tumeur dont le parenchyme n'est qu'un cas particulier de texture plus ou moins complexe. J'ai déjà fait remarquer que, dans les productions anormales, les éléments ne se rapprochent pas pour la formation du tissu d'une manière aussi précise que pour les formations normales.

Mais de telles productions peuvent se compliquer, dans leur parenchyme, de toutes les parties dont la formation spontanée est possible. J'ai montré que tous les éléments sous forme de cellules peuvent s'engendrer spontanément, bien qu'en général la production anormale conserve quelque connexion avec un tissu normal du même élément. Parmi les tissus de la fibre, j'ai montré que le tissu lamineux peut facilement donner lieu à des formations accidentelles. Je dois maintenant ajouter que toutes les membranes que j'ai étudiées peuvent s'engendrer spontanément et de toutes pièces dans des points où on ne les observe pas. De véritables membranes tégumentaires dans les kystes, des vaisseaux dans les tumeurs, des surfaces sécrétantes dans les hypertrophies glandulaires, peuvent se produire anormalement au sein des organismes supérieurs. On voit que c'était là une nouvelle raison pour considérer dans l'organe, d'une manière distincte, le degré membrane, dans lequel un assez haut degré de simplicité se révèle par la possibilité qu'il y a pour un organisme de les produire là où elles n'existaient pas. Je reviendrai plus loin sur les membranes tégumentaires et les membranes sécrétantes. En ne considérant en ce moment que les tumeurs dérivées d'éléments sous forme de cellules ou de fibres hyalines et les productions de vaisseaux, nous voyons que le parenchyme d'une tumeur pourra se former de tissu fibreux, de dépôts de graisses, de noyaux cartilagineux, osseux. Nous voyons, en outre, que des vaisseaux pourront apparaître dans le parenchyme et y développer des conditions d'entretien et d'accroissement. A propos du développement des capillaires, j'ai indiqué qu'il fallait l'entendre dans les tumeurs de la même manière que dans les tissus normaux.

D'après ces vues générales, toute description spéciale serait ici inutile. On sait, d'ailleurs, que pour un même ordre de productions accidentelles rien n'est fixe pour l'arrangement des parties constituantes. Cette variation est évidemment plus grande encore dans le cas d'un parenchyme anormal que dans le cas d'un simple tissu.

PARENCHYME DES MEMBRANES.

Dans la théorie des membranes, j'ai dû commencer par celles qui délimitent le corps dans l'espace ou du côté des cavités intérieures. Au point de vue du parenchyme, la membrane des vaisseaux offrant toujours une plus grande simplicité, je commencerai par cette dernière.

Parenchyme des vaisseaux.

La contexture des capillaires et des vaisseaux de distribution étant connue, je n'ai plus qu'à déterminer la part que les capillaires et les nerfs prennent au parenchyme des vaisseaux.

Les capillaires, y compris ceux de la troisième variété, ne se compliquent pas autrement que nous l'avons vu dans la contexture. Sur les vaisseaux de plus gros calibre il est bientôt facile de distinguer des vaisseaux, *vasa vasorum*, et des nerfs.

Les vasa vasorum, dans les artères, se répandent surtout dans la tunique adventice, et les capillaires y forment des arborisations assez serrées. On ne les voit pas pénétrer dans le centre de la tunique moyenne, qui doit être considérée comme non vasculaire, ainsi que la membrane commune.

Il n'en est pas de même pour les veines. Dans la deuxième tunique, celle qui double la membrane commune de Bichat, et qui est composée de fibres hyalines et de fibres jaunes dartoïques longitudinales, les capillaires dessinent des mailles allongées dans le sens de l'axe du vaisseau. Dans la troisième tunique à fibres annulaires, formée par les fibres hyalines et les fibres musculaires fusiformes, les mailles sont transversales.

Les lymphatiques admis par Hunter et Mascagni, dans la

tunique moyenne des artères, n'ont jamais été injectés par les anatomistes modernes.

Les nerfs qui suivent, en général, le trajet des vaisseaux forment autour de ceux-ci de riches plexus auxquels prennent part les nerfs rachidiens et les nerfs du grand sympathique. Wrisberg a suivi, sur les artères du front et de la face, des rameaux provenant du facial et du trijumeau; sur l'artère vidienne, des rameaux du nerf vidien. Ribes a suivi des nerfs sur les artères carotides et leurs branches terminales jusque dans le cerveau. Il a vu également des branches du plexus brachial se porter sur l'artère brachiale. Des observations du même genre ont été faites par Rudolphi, Pappenheim, Purkinje, etc.

Sur les veines, les nerfs ont été moins étudiés que sur les artères. On les observe facilement dans les veines qui présentent des sphincters de fibres striées. La veine cave inférieure, au-dessous du diaphragme, reçoit des nerfs d'un ganglion qui avoisine ce muscle. On en a également observé sur la veine ombilicale, sur les veines faciales, sur le sinus latéral.

A propos des tissus et des membranes, je n'ai fait qu'indiquer la contractilité des vaisseaux. Je rappellerai ici, à cet égard, les expériences les plus récentes. Celles qui sont relatées dans la *Gazette hebdomadaire* du 30 juin 1854 ont été faites par Kölliker, Virchow et Müller, sur le corps d'un supplicié, peu de temps après la mort.

Parmi les artères, l'aorte fut seule examinée; un courant galvanique la fit revenir fortement sur elle-même; son diamètre fut alors réduit à 1 millimètre. Après l'excitation galvanique, une veine du mésentère n'offrait plus que le quart de son diamètre primitif. Des expériences du même genre sur la veine cave inférieure, sur les veines brachiales, ont toujours déterminé des phénomènes évidents de contractilité. Ainsi que je l'ai déjà fait remarquer, on doit se garder de penser que ce phénomène dépend ici exclusivement des fibres lisses rouges. Il n'est pas douteux que la fibre musculaire lisse, et surtout la fibre striée, présentent cette propriété au plus haut degré; mais j'ai démontré qu'il faut la rapporter en principe à tout élément sous forme de fibre.

Au point de vue pathologique, les différences entre les veines et les artères, sous le rapport de la vascularité, permettent de concevoir la netteté des phénomènes inflammatoires dans le cas de phlébite, et leur caractère moins tranché dans l'artérite.

Je n'ai rien à ajouter ici sur les altérations que j'ai dû comprendre dans les questions de contexture.

Parenchyme des téguments.

Les lois de la contexture dans les téguments cutanés, muqueux, séreux, ressortent du chapitre précédent. En étudiant actuellement, par rapport aux couches fondamentales de la peau, épiderme, derme, pannicule charnu, quelles peuvent être les complications du tégument par l'adjonction de la graisse et du tissu lamineux, des vaisseaux, des nerfs, des glandules, nous aurons, relativement aux téguments, un nouvel ordre d'études toujours plus complexes que celles de la membrane.

On peut voir que la considération des téguments cutanés et muqueux permet d'embrasser les glandules dans ce que Bichat appelle *parenchyme de nutrition.* Au point de vue de la structure de l'organe, peau ou muqueuse, on reconnaît en effet que la considération des glandules doit être appréciée au même degré que les vaisseaux. Les glandules et les capillaires, comme les téguments eux-mêmes, ont dû être d'abord systématisés dans la théorie des membranes, mais ici nous les envisageons par rapport au parenchyme cutané et avec des formes précises; les glandules en particulier sont ici répandues avec une telle généralité dans la membrane tégumentaire, qu'on doit bien en effet les étudier dans le parenchyme au même titre que les vaisseaux et les nerfs.

J'ai peu de détails à donner sur la part que prend ici le tissu lamineux et la graisse; cependant on peut rattacher au parenchyme tégumentaire le feuillet superficiel et le feuillet profond du *fascia superficialis*, et la couche de graisse qui, dans un grand nombre de points de la peau, s'accumule entre les deux feuillets de ce *fascia*.

D'après l'ordre de généralité décroissante, j'étudierai d'abord les vaisseaux et les nerfs, puis les glandules.

Les belles figures de Berres ont montré que l'on peut faire rentrer les réseaux vasculaires de la trame des membranes tégumentaires dans une même catégorie; c'est avec les différentes formes de ces réseaux qu'il a formé le type *rete vasculosum maculo-ansatum*. Les dessins qu'il donne des réseaux de la peau, des muqueuses et de quelques séreuses, permettent de saisir la physionomie générale de ces réseaux. Lorsque les surfaces présentent des papilles, des villosités ou des orifices glandulaires, les capillaires affectent des dispositions spéciales suivant les cas.

A la peau, les capillaires forment sur la face profonde un premier réseau à mailles serrées, la *couche vasculaire interne* d'Eichorn; de ce réseau partent des divisions qui traversent le derme et viennent à la surface s'épanouir en vortex ou en tourbillon. Cette dernière couche vasculaire externe repose dans la partie superficielle du derme où une assez grande proportion de matière amorphe se mêle aux fibres. Les vaisseaux n'y sont séparés du corps muqueux que par un mince vernis de la matière amorphe qui forme en grande partie la substance des papilles. Au niveau de ces dernières ou des saillies papillaires des papilles composées, quand elles ne sont pas munies d'un corpuscule du tact, une ou deux anses vasculaires contournent la papille de la base au sommet ; ces anses capillaires, vides de sang, ont été souvent confondues avec des tubes nerveux.

Sur les muqueuses, et d'abord sur celle de l'intestin grêle, on voit dans le centre des villosités coniques ou un peu renflées au sommet, un capillaire artériel de la troisième variété, rarement deux, et un nombre égal ou double de veines, un peu plus larges, comme plissées en travers ; ce qui leur donne un aspect tout particulier. Dans leur trajet, mais surtout près du sommet de la villosité, elles fournissent des capillaires proprement dits qui viennent à la surface même du petit organe se subdiviser et s'anastomoser en réseaux si serrés que beaucoup de branches se touchent et que les mailles les plus larges n'ont guère plus du diamètre des capillaires qui les forment.

Dans les villosités aplaties ou foliacées du duodénum, la disposition reste au fond la même ; seulement les vaisseaux du centre sont plus gros, et il y a en général un nombre double d'artérioles et de veinules. Partout le réseau est tellement superficiel qu'à part un peu de substance homogène interposée aux capillaires, ceux-ci ne sont séparés de la cavité intestinale que par l'épithélium cylindrique. Cette disposition est la même pour tout le tube digestif à partir du cardia.

Dans le réseau des villosités, la multitude des vaisseaux de communication rend l'injection très facile. La forme des réseaux à la surface des villosités varie en ce que tantôt ils représentent des mailles arrondies, tantôt ils se composent d'anses concentriques de la base vers le sommet de la villosité ; d'autres fois ce sont des vaisseaux parallèles flexueux s'anastomosant rarement ensemble.

Autour des orifices des glandes de Lieberkühn, les réseaux, d'autant plus serrés qu'on les examine plus près de l'orifice, se terminent à une couronne vasculaire entourant l'orifice.

Entre la base des villosités, ou de la base d'une villosité au réseau serré qui avoisine les orifices glandulaires, les mailles arrondies ou irrégulièrement polygonales sont plus larges. Des cercles vasculaires peuvent également se montrer indépendamment des orifices glandulaires, sur l'extrémité des villosités. Le petit enfoncement médian a pu faire croire à l'existence d'une bouche absorbante.

Au gros intestin, la disposition régulière des glandules n'étant pas gênée par la présence des villosités, les capillaires s'y disposent en formant des réseaux autour de chaque orifice et dessinent très bien cette image particulière de la muqueuse comparée à un nid de guêpes. Les planches de Berres (XX, XXI, XXII) donnent, de ces différentes dispositions des capillaires dans l'intestin, des exemples très précis. Une particularité analogue s'observe également dans l'estomac autour des orifices glandulaires. M. Ch. Robin a observé que dans le cœcum et son appendice, non seulement les réseaux sont serrés et forment des mailles circonscrivant les orifices glandulaires, mais encore les capillaires sont là assez régulièrement onduleux autour de chaque orifice; ceux-ci n'étant guère séparés les uns des autres que par l'épaisseur des parois glandulaires accolées, il en résulte une grande richesse vasculaire.

Si nous passons à la muqueuse de la trachée et des bronches, nous verrons que, d'après les injections de M. Ch. Robin, elle offre un réseau serré à mailles polygonales n'ayant que trois ou quatre fois le diamètre du capillaire ; des anneaux vasculaires s'observent autour de chaque orifice glandulaire de la trachée, orifices éloignés les uns des autres de 1/2 à 1 millimètre. A mesure qu'on arrive aux petites bronches où se distribuent les *vaisseaux pulmonaires*, le réseau devient plus serré et prend un cachet spécial. Bien qu'assez fins, les capillaires forment un réseau tellement serré que les capillaires se touchent ou laissent entre eux un espace égal au plus à leur largeur. Il semble qu'on ait sous les yeux une nappe sanguine glissant entre deux membranes, soudées l'une à l'autre par des points isolés et allongés; disposition comparée par M. Ch. Robin à celle d'un double tissu ouaté et à points rapprochés. Cette disposition donne un aspect spécial au réseau pulmonaire, et l'on comprend en le voyant que quelques auteurs aient dit que les canalicules bronchiques avaient des parois purement vasculaires. Ces vaisseaux sont tout à fait superficiels, séparés de la cavité même de la bronche par un simple épithélium pavimenteux qui même n'est pas continu; il n'y a pas, dans ces dernières ramifications aériennes, de muqueuse proprement dite, séparable et distincte du parenchyme du poumon, comme il y en a une dans les bronches pourvues de cartilages. Les mailles des capillaires qui sont dans le parenchyme élastique même, sont polygonales ou ovales, limitées par des capillaires dont les plus petits ont de 8 à 12 millièmes de millimètre; la largeur des mailles est deux ou trois fois celle du capillaire.

Le fond des culs-de-sac pulmonaires est entouré d'un cercle artériel s'anastomosant de tous les côtés avec les cercles artériels voisins, d'où résulte dans chaque lobe le réseau interlobulaire; de cette ceinture partent d'autres capillaires plus déliés qui forment sur les parois des vésicules un réseau très serré dont les mailles ont généralement un diamètre plus petit que celui des capillaires eux-mêmes et se réduisent quelquefois à de petites fentes très étroites; de telle sorte qu'au niveau des vésicules le sang s'étale en une nappe sanguine très divisée pour y subir l'action de l'air.

D'après Kölliker, les plus fins capillaires forment, sur les parois des vésicules ou culs-de-sac, des réseaux à mailles rondes ou ovales dans lesquels les capillaires sont à 0,003 de millimètre de l'épithélium. Le réseau des plus fins capillaires ne se sépare pas seulement sur toutes les vésicules composant un lobule, mais communique avec celui des lobules voisins.

Si nous étions privés du témoignage de Bleuland et Schrœder Van der Kolk sur l'existence des capillaires dans les séreuses, nous renverrions aux injections de M. L. Hirschfeld, qui mettent le fait hors de toute contestation. Les capillaires dans les séreuses, d'après M. Ch. Robin, ne sont pas moins abondants que dans les muqueuses; seulement il n'y a pas là de réseau superficiel spécial à mailles plus étroites que le diamètre des capillaires, comme on en voit dans les muqueuses. Les mailles, ainsi que je l'ai dit à propos du tissu cellulaire, ont de trois à six fois le diamètre des capillaires, et à partir des arborisations, décrites par les anatomo-pathologistes dans les pleurésies et péritonites, elles offrent des angles généralement aigus, c'est-à-dire non arrondis.

Les vaisseaux lymphatiques prennent une part importante dans le parenchyme des téguments; je les examinerai successivement dans la peau, les muqueuses et les séreuses.

La peau est le point de départ d'un grand nombre de vaisseaux lymphatiques. Les points les plus riches, d'après les observations de M. Sappey, sont ceux dans lesquels on rencontre en même temps une grande abondance de nerfs et de glandules. Les réseaux lymphatiques sont particulièrement remarquables au crâne, dans la peau correspondante à la suture bipariétale. Les réseaux sont également très riches sur le derme de la plante des pieds et de la paume des mains. Ils atteignent leur plus grand développement sur la partie médiane du scrotum. On les observe d'ailleurs facilement sur la ligne médiane antérieure et postérieure du tronc, sur la partie médiane postérieure des membres thoraciques ou abdominaux, sur les parties latérales du thorax et de l'abdomen, sur la peau des lèvres et au pourtour de tous les orifices par lesquels le tégument externe se continue avec les muqueuses.

Les capillaires de la plante des pieds, de la paume des mains, du scrotum, forment, à la surface du derme, un réseau à mailles extrêmement serrées. Dans les parties de la peau les moins sensibles, ces réseaux ont des mailles plus larges. De ce réseau superficiel se détachent des rameaux qui traversent le derme et viennent former à la face profonde un réseau sous-dermique. De ce second réseau partent les rameaux qui s'anastomosent dans la couche cellulo-graisseuse sous-cutanée.

La distribution générale des lymphatiques dans les muqueuses suit les mêmes lois que dans la peau; à l'estomac, dans l'intestin, sur le gland, l'injection montre un réseau capillaire superficiel, à mailles très fines, et un réseau sous-muqueux à mailles plus larges. Bien que toutes les muqueuses puissent être considérées comme le point de départ de vaisseaux lymphatiques, il en est néanmoins sur lesquelles il n'a pas été possible jusqu'à présent de les démontrer. M. Sappey n'a pu les injecter sur la pituitaire, sur la muqueuse palpébrale et oculaire. Il y a pour les muqueuses, comme pour la peau, de véritables *lieux d'élection* pour l'injection de ces vaisseaux. La muqueuse du gland ne semble constituée que par un réseau lymphatique. Il en est de même à l'orifice du vagin, de l'anus; le pourtour de l'ouverture antérieure des narines est également le point de départ d'un grand nombre de capillaires lymphatiques. Haasse a représenté le réseau fin et serré de la muqueuse des lèvres. J'ai déjà parlé du réseau lymphatique de la muqueuse urétrale; celui du vagin est également d'une grande richesse. Sur les villosités de l'intestin grêle, les lymphatiques forment des réseaux à la manière des capillaires sanguins, mais on observe, en outre, des capillaires qui occupent le centre des villosités; ces capillaires peuvent y décrire une anse, dont la courbure atteint l'extrémité de la villosité; dans d'autres circonstances on voit un capillaire lymphatique unique occuper le centre et se terminer en cul-de-sac au-dessous de l'épithélium de l'intestin.

La nature particulière du liquide qui, dans l'intestin ou dans les différents tissus, passe par endosmose dans la cavité du capillaire lymphatique, permet d'établir que la tunique amorphe qui les constitue présente quelque chose de spécial, relativement à la tunique des plus fins capillaires sanguins.

La présence des lymphatiques sur les séreuses se constate avec une grande facilité. Il est néanmoins des points où les réseaux sont plus riches, mais sur beaucoup de ces points le réseau lymphatique peut être rapporté aux enveloppes fibreuses des organes sous-jacents; c'est ce qu'on peut dire des réseaux qu'on injecte sur le péritoine viscéral au niveau du foie, sur la tunique vaginale au niveau du testicule, sur la plèvre autour des poumons. M. Sappey a injecté le feuillet pariétal du péricarde; le feuillet pariétal du péritoine au niveau des muscles droits; la plèvre au niveau du centre phrénique; néanmoins, pour ces différents cas, il rapporte les lymphatiques à la couche fibreuse sous-jacente, et d'une manière générale, il considère les réseaux lymphatiques qu'on injecte sur les séreuses, comme appartenant toujours aux organes que les membranes tapissent. Les développements que j'ai donnés précédemment sur les téguments séreux permettent d'apprécier ici d'une manière plus relative cette disposition vasculaire. Qu'on rapporte ces vaisseaux aux organes sous-jacents ou aux feuillets séreux, il est toujours évident que, par rapport aux phénomènes d'absorption et d'exhalation qui se passent sur les surfaces séreuses, les lymphatiques fonctionnent sur ces téguments, comme ils fonctionnent sur les muqueuses ou sur le derme.

Quelques remarques spéciales se rattachent à la vascularité de la muqueuse utérine.

Les pièces de M. Coste démontrent que l'évolution complète de la muqueuse, outre qu'elle porte sur l'augmentation en épaisseur, porte sur le développement des vaisseaux. Lorsque la caduque utérine a enveloppé l'ovule de manière à constituer la caduque réfléchie, elle s'amincit, perd de sa vascularité par suite de la distension, et devient *caduque.* D'après les vérifications de M. Ch. Robin, la caduque utérine n'est ni en totalité, ni en partie, une membrane de formation nouvelle : c'est la muqueuse du corps de l'utérus qui est devenue très vasculaire, s'est hypertrophiée comme la paroi musculaire, et qui, après avoir servi à la nutrition de l'ovule, perd sa vascularité, s'amincit pendant que l'utérus se distend et que le placenta se développe. La caduque réfléchie, dépendant de la caduque utérine, est continue avec celle-ci ; les vaisseaux de cette dernière se prolongent sans démarcation dans son épaisseur. Cette caduque réfléchie est donc un véritable placenta maternel temporaire ; car tant que les villosités du chorion qui sont enchâssées dans son épaisseur restent vasculaires, la caduque réfléchie est aussi très riche en vaisseaux volumineux. A mesure que l'ovule grossit, les villosités s'atrophient, sauf dans le point où il touche la paroi utérine, point dans lequel les villosités s'hypertrophient pour former en totalité le placenta. Une fois ce nouveau moyen de nutrition établi, la caduque réfléchie s'amincit, perd ses vaisseaux et devient caduque.

La muqueuse du col ne présente pas ces phénomènes; un bord dentelé, vers les limites du corps et du col, indique la trace de la rupture. Je ne m'étendrai pas davantage sur les particularités de la muqueuse utérine; j'y reviendrai du reste plus loin à propos des glandules. Ayant ainsi épuisé ce qu'il y a de plus important à dire sur les vaisseaux des téguments, je vais examiner la part que les nerfs prennent dans leur parenchyme.

Les conditions d'impression des corps extérieurs sur les téguments, comme les propriétés de contractilité inhérentes aux muscles, ont été pendant longtemps absorbées dans une vague appréciation du rôle des nerfs. Dans des travaux encore récents, les papilles sont le plus souvent considérées comme des épanouissements des rameaux nerveux. Or, des recherches plus positives n'ont pas tardé à établir qu'il y a un grand nombre de papilles qui sont purement vasculaires, et parmi celles qui étaient encore considérées comme nerveuses, on a dû faire la part d'un grand nombre de méprises dans lesquelles des capillaires sanguins vides de sang, parcourant les papilles, ont été confondus avec des tubes nerveux. A propos des tissus, et dans les problèmes de la contexture, j'ai montré que la charpente essentielle de la papille est la substance amorphe qui forme une mince couche à la surface du derme, couche dans laquelle les éléments fibreux sont très rares. J'ai déjà établi quelle est, par rapport aux papilles comme par rapport aux villosités, la disposition des vaisseaux. Or, voici ce qu'on observe pour les nerfs.

Wagner distingue dans la peau deux espèces de papilles, celles qui contiennent des tubes nerveux et celles qui ne renferment que des vaisseaux. Dans les premières, on rencontre un petit corps dont l'aspect général rappelle celui d'une pomme de pin ; ce petit corps ovale a environ 0,020 de long sur 0,010 de large ; il est placé dans l'épaisseur de la papille, près de son sommet : c'est le *corpuscule du tact.* Partout où on l'observe, on voit un tube nerveux se détacher du plexus cutané et aboutir au corpuscule. Kölliker a observé jusqu'à quatre tubes tortueux parcourant le centre de la papille jusqu'à la base du corpuscule. Nuhn a vu quelquefois les tubes former une spirale autour des corpuscules. Contrairement à l'opinion de Wagner, Gerlach et d'autres observateurs ont vu des réseaux vasculaires dans les papilles renfermant un corpuscule du tact. Dans les papilles composées, où une même base porte de quatre à dix-huit petites papilles, M. Ch. Robin a vu que dans les mamelons pourvus d'un corpuscule du tact et de tubes nerveux, il n'y a pas de vaisseaux, ainsi que l'a établi Wagner. A la paume des mains, on trouve une papille nerveuse pour cinq à huit papilles purement vasculaires ; au bras, au dos de la main, c'est une pour vingt ou trente. Sur les papilles composées, on trouve au plus deux saillies pourvues de corpuscules, tandis que les autres sont vasculaires. Ce qui a pu tromper sur la vascularité des papilles nerveuses, c'est qu'on voit souvent à leur base une anse capillaire s'infléchir de manière que sa convexité regarde le sommet de la papille ; mais dans aucun cas, on ne voit cette anse atteindre le corpuscule. Quant aux corpuscules eux-mêmes, M. Ch. Robin a établi qu'ils peuvent présenter de 0,015 à 0,025 de millimètre en largeur, sur 0,028 à 0,070 de millimètre en longueur. Leur teinte est jaunâtre, ils réfractent plus fortement la lumière que le reste de la papille. L'acide acétique ne les gonfle pas, ne les ramollit pas, comme cela a lieu pour le corps de la papille. La potasse même n'agit qu'à la longue sur leur tissu. Ils se comportent donc plutôt comme les éléments élastiques. Les stries de leurs surfaces sont d'ailleurs foncées comme les bords des fibres élastiques. On remarque, en outre, dans leur centre, des granulations moléculaires à centre brillant.

Sur les muqueuses, comme à la peau, les nerfs forment des plexus sous le chorion. De ces plexus les ramuscules traversent la couche fibreuse et viennent se répandre au niveau du réseau vasculaire superficiel. Sur la langue et à la pituitaire, on a pu faire les mêmes observations qu'à la peau pour leur mode de terminaison.

M. Remak a rencontré des ganglions nerveux dans les parois de l'estomac des mammifères; il en a aussi rencontré dans les parois des bronches, dans les parois de la vessie. Il les considère comme présidant aux fonctions des glandules mucipares.

Sur les séreuses et les synoviales, on a pu suivre également des nerfs. M. Sappey a vu des filets du grand sympathique se ramifier dans l'épaisseur des feuillets du médiastin postérieur; ces filets, après s'être divisés et anastomosés, affectent dans leur terminaison une disposition rétiforme. M. Sappey a encore vu des filets se détacher des plexus qui entourent les artères viscérales de l'abdomen, se ramifier dans l'une des lames du mésentère, et d'autres, venus des ganglions sacrés, se perdre dans le feuillet postérieur des ligaments larges.

Des études ultérieures sur les connexions établiront plus tard de quelle manière il faut entendre le mode de reliement de ces différentes membranes au moyen des nerfs.

Pour compléter la notion du parenchyme des téguments, il me reste à étudier ce qui se rapporte aux glandules.

L'étude des glandules dans les téguments est particulière aux muqueuses et à la peau, car dans les séreuses les meilleurs procédés d'observation n'ont abouti qu'à la création de glandes imaginaires sans lesquelles quelques anatomistes trop spéciaux ne savaient comment expliquer l'exhalation de la sérosité ou de la synovie. Une manière de raisonner, tout aussi étroite, avait conduit certains observateurs à supposer dans la peau, des glandes chargées de sécréter l'épiderme et des glandes chargées de la sécrétion du pigmentum et en avaient même donné des dessins d'une grande élégance. Il est aujourd'hui démontré qu'à la peau il n'y a d'autres follicules simples que les follicules pileux et les follicules glomérulés sécrétant la sueur. Les autres glandules contribuant au parenchyme de la peau sont des glandes en grappe simple sécrétant le *sebum*.

Dans le parenchyme des muqueuses, les follicules simples, soit isolés, soit agminés, sont mucipares. On y rencontre aussi des glandes en grappe simple, et, en outre, des vésicules closes sécrétant par déhiscence. Quant aux glandes en grappes composées, ou d'une autre forme plus complexe que la grappe simple, il faut toujours les considérer d'une manière indépendante, soit par rapport aux muqueuses, soit par rapport à la peau. Le chapitre précédent ayant d'ailleurs parfaitement fixé les idées sur la constitution essentielle des surfaces sécrétantes, je n'aurai à insister ici que sur la disposition des glandules, relativement aux couches tégumentaires.

Les follicules pileux en forme de petits sacs allongés sont situés dans la peau, qu'ils traversent perpendiculairement ou obliquement, de telle sorte que l'orifice du sac s'ouvre sur l'épiderme, tandis que le fond répond à la couche inférieure du chorion.

Les plus petits follicules sont remplis par le poil et par un liquide onctueux interposé au poil et à la paroi du follicule. Ils ont une forme arrondie. Les follicules plus développés sont allongés, le poil les remplit presque complétement, et l'on voit, en outre, s'ouvrir sur leur paroi, près de l'orifice, des petites glandes sébacées en grappe simple. Le fond des plus grands follicules pénètre au-dessous du chorion. Du côté de la cavité du follicule, le cul-de-sac présente un renflement conique qui supporte la base du poil et qu'on nomme *bulbe pileux*.

Les follicules pileux sont assez également répartis sur toute la périphérie du corps; seulement, chez l'homme, on ne trouve sur un grand nombre de points que les petits follicules produisant les *poils de duvet*.

Les différences individuelles ou spécifiques sur la couleur et la disposition des poils appartiennent aux questions de forme, et seront appréciées dans un prochain travail.

Les glandes sudorifères, bien connues depuis le travail de Breschet et Roussel, sont, comme je l'ai dit, des follicules simples dont l'extrémité terminale est roulée en glomérule, et dont le tube excréteur s'ouvre obliquement à la surface de l'épiderme. Les glomérules arrondis ou allongés peuvent être logés dans l'épaisseur même du derme; en général on les rencontre dans les aréoles de la face profonde du chorion, entourés de quelques vésicules de graisse et en connexion avec les artérioles du derme qui forment autour d'eux des réseaux capillaires.

Le conduit excréteur traverse perpendiculairement le derme sans être rectiligne; il en sort au niveau des sillons interpapillaires, et, une fois dans la cuticule, il continue son trajet dans l'axe de sa partie dermique, mais en décrivant autour de cet axe des tours de spire d'autant plus nombreux que l'épiderme est plus épais. Dans l'épiderme du talon, on peut voir le tube décrivant ainsi de vingt-cinq à trente tours de spire avant de s'aboucher à l'extérieur. Les plus volumineux se remarquent au creux de l'aisselle; les glomérules ont dans ce point jusqu'à 2 millimètres de diamètre, ils forment sous le derme une couche assez uniforme. Les plus petits ont environ 0,5 de millimètre; on les rencontre au niveau de la couche profonde, ou, plus superficiellement, dans l'épaisseur du chorion.

Leeuwenhoeck estime à 120 le nombre des orifices que présente la peau sur une espace linéaire équivalent à la dixième partie du pouce. D'après les calculs d'Eichorn, le nombre total des glandes sudorifères pour la surface totale du corps de l'homme serait d'un peu plus de 10 millions. Mais ces calculs ont été faits d'après l'observation de la peau à la paume des mains ou à la plante des pieds. M. Sappey a compté environ 600 orifices sur 1 centimètre carré de peau, pris sur la partie antérieure de la phalange unguéale du doigt indicateur. Sur toutes les régions autres que la région plantaire et palmaire, les glandes sudorifères sont moins nombreuses. M. Sappey exprime le rapport par la fraction $\frac{1}{8}$; il évalue leur nombre total à 8 ou 900,000. Je ne donne ici ces calculs que pour préciser la très haute généralité de ces glandules dans le parenchyme cutané, et pour faire pressentir les conditions végétatives importantes qui en résultent. En voyant, en effet, cette surface cutanée si richement pourvue en vaisseaux et en glandules, on imagine facilement toute la complexité des phénomènes de composition et de décomposition dont elle est le théâtre, en même temps qu'on y apprécie des conditions nombreuses de perturbation, relativement à la variété des milieux dans lesquels la vie entretient des rapports plus ou moins parfaits.

Après les glandes sudorifères, il ne me reste plus qu'à indiquer ce qui se rapporte aux glandes sébacées.

D'après les observations directes de M. Ch. Robin et de M. Sappey, le corps des glandes sébacées est arrondi, légèrement bosselé, et varie en diamètre entre 0,3 de millimètre et 2 millimètres. Dans les plus volumineuses, la grappe se compose de dix à douze culs-de-sac. Ces culs-de-sac, renflés vers leur fond, et rétrécis vers leur embouchure dans le conduit excréteur, sont de forme variable. Le conduit sécréteur de la glande est ordinairement cylindrique, et s'ouvre perpendiculairement à la surface du derme.

Les glandes sébacées sont comprises dans l'épaisseur même du chorion; on en rencontre dans toutes les régions, sauf à la plante des pieds et à la paume des mains. Leur nombre est surtout remarquable sur les ailes du nez, sur la conque de l'oreille, autour du mamelon, à l'entrée des organes génitaux chez la femme, et, en général, dans toutes les régions de la peau où les follicules pileux atteignent leur plus grand développement.

Les glandules, si abondamment répandues dans la peau, n'ont pas une moins grande part dans le parenchyme des membranes muqueuses.

Les glandules des muqueuses sont ou des vésicules closes ou des follicules. Parmi les follicules, les uns sont simples, les autres ont un cul-de-sac multiple comme les glandes sébacées; enfin, sur certaines muqueuses, celle du conduit auditif externe, on rencontre des follicules glomérulés.

Les vésicules closes s'ouvrant par déhiscence à la surface des muqueuses se rencontrent particulièrement chez les animaux inférieurs. J'ai déjà indiqué que chez la plupart des annélides la bile est versée dans l'intestin par des vésicules qui doublent la muqueuse et sécrètent par déhiscence.

Chez les animaux supérieurs, les glandes de Peyer sont formées par des agglomérations de vésicules closes. Au niveau de chaque vésicule, la muqueuse est dépourvue de villosités, et autour de chaque saillie formée par une vésicule close, on voit une couronne de petites ouvertures appartenant aux glandes de Lieberkühn. On trouve les vésicules closes ouvertes, dans la fièvre typhoïde, le choléra, la gastro-entérite.

Outre ces vésicules closes agminées constituant les plaques de Peyer, on trouve encore, sur toute l'étendue de la muqueuse intestinale, surtout à la fin du duodénum, dans le jéjunum et dans le côlon, des vésicules closes solitaires, isolées, situées dans les couches superficielles du chorion, et faisant sous l'épithélium une saillie plus ou moins prononcée, suivant leur degré de réplétion. Ces vésicules sont assez souvent entourées par les glandes de Lieberkühn.

Quant aux follicules du col de l'utérus, qui prennent l'aspect de petits kystes improprement appelés *œufs de Naboth*, on sait que l'oblitération de leur orifice est une condition anormale, quoique assez fréquente.

Les follicules simples peuvent se présenter avec la forme tubuleuse ; on les rencontre en très grande abondance sous cette forme, doublant la muqueuse de l'estomac et de l'intestin. J'ai déjà fait connaître plusieurs variétés relatives à ceux de l'estomac. Le fond du cul-de-sac plonge dans le chorion de la muqueuse, et l'orifice est béant à la surface épithéliale de l'intestin. Dans les points garnis de villosités, les orifices entourent la base de ces prolongements. Ces follicules furent particulièrement étudiés par Galéati et Lieberkühn.

La muqueuse utérine renferme un grand nombre de

glandes tubuleuses simples, rangées verticalement l'une à côté de l'autre.

Dans l'état de vacuité de l'utérus, ces glandes sont comme atrophiées et inactives. Dès le commencement de la grossesse, elles entrent en fonction, puis s'atrophient dès le troisième mois, en même temps que la muqueuse devient caduque.

Les follicules du col, moins longs et plus larges que ceux du corps de l'utérus, sécrètent le bouchon gélatineux; je les ai déjà fait connaître.

Les glandes cérumineuses qui entrent dans le parenchyme de la muqueuse du conduit auditif externe sont des follicules glomérulés.

Les follicules composés se rencontrent en très grande abondance dans les muqueuses; ordinairement les culs-de-sac pénètrent jusque sous la tunique fibreuse ou couche profonde du chorion. On en trouve un grand nombre dans l'épaisseur de la pituitaire et dans l'épaisseur de la muqueuse trachéale.

Du moment où les glandes se rattachent au type des grappes composées comme les glandes de Brunner, il n'est pas possible de les comprendre dans l'étude des parenchymes, et il faut les considérer à part.

Les principaux exemples que je viens de citer doivent ici suffire pour bien établir la notion de parenchyme.

Je pourrais étudier encore quelques points relatifs au parenchyme de la membrane des kystes dermoïdes; mais comme ils entraînent à quelques détails, j'en remettrai l'étude à la fin du présent chapitre, après que j'aurai donné les principes généraux de l'assemblage des tissus dans les glandes.

Parenchyme des glandes.

D'après les développements précédents, on comprend qu'il s'agit ici d'un certain nombre d'exemples relatifs à des masses glandulaires toujours plus complexes que celles qui contribuent au parenchyme des téguments.

Ainsi que cela résulte des chapitres précédents, les glandes sont toujours caractérisées par la présence d'une surface sécrétante ou, par analogie de contexture, présumée telle ; surface sécrétante qui se présente ou en forme de vésicules closes, ou en forme de follicule, ou en forme de tube. Au premier type se rapportent chez l'homme les vésicules closes solitaires ou agminées de l'intestin, les glandes sans conduits excréteurs, et l'ovaire, bien qu'à beaucoup d'égards cette dernière glande nécessite un examen spécial.

Il faut ranger parmi les follicules simples aussi bien les glandes de Naboth que les glandes de Lieberkühn; celles-ci sont cylindriques au lieu de présenter un renflement vers le cul-de-sac, mais ne sauraient être distinguées par cette différence secondaire. Il n'en est pas de même de la forme tubuleuse que l'on rencontre dans le rein, le testicule, le foie, où la grande étendue des tubes a quelque chose de plus caractéristique. Relativement aux glandes en tubes, je pense que, pour distinguer les cas dans lesquels les tubes se terminent en cul-de-sac, des cas où les tubes forment un réseau sécréteur, on pourrait diviser les glandes tubuleuses en glandes *à tube sécréteur en cul-de-sac*, et glandes *à tubes sécréteurs rétiformes;* le rein et le testicule rentreraient dans la première catégorie, tandis que le foie des animaux supérieurs rentrerait dans la seconde. J'ai fait d'ailleurs remarquer qu'il ne faut pas attacher à ces distinctions trop d'importance, car l'anatomie comparée nous permet de concevoir que, par rapport à un même ordre de fonctions, la forme des surfaces sécrétantes est variable.

En suivant le plan précédent, j'étudierai successivement le parenchyme, dans les glandes sans conduits excréteurs, ou glandes des vaisseaux, dans l'ovaire, dans quelques glandes en grappe composée, puis dans le rein, le testicule et le foie.

Pour que les détails suivants n'aient pas un caractère trop spécial, je les ferai précéder ici d'une appréciation abstraite du parenchyme des glandes, d'après laquelle il sera ultérieurement facile de reconnaître à quoi tiennent les différences d'aspect entre certaines glandes du même type. Cette appréciation permettra, en outre, de concevoir les divers genres d'hypertrophie dont une glande peut être le siége.

Ainsi que je l'ai déjà remarqué, il y a dans chaque glande une membrane sécrétante dont la constitution essentielle se modifie suivant les matériaux sécrétés. Cette membrane, qu'elle soit en forme de vésicules closes, de follicules, de tubes, peut toujours être considérée comme la partie fondamentale de chaque glande. Si maintenant nous considérons, par rapport à la membrane sécrétante, comment se complète le parenchyme, nous aurons à tenir compte du tissu lamineux, soit amorphe, soit condensé en membrane, des amas de vésicules de graisse, de vaisseaux et de nerfs, et souvent d'une matière amorphe qui, suivant sa densité et sa quantité, donnera au parenchyme de la glande un aspect plus ou moins homogène.

Autour de certaines glandes, le foie, le testicule, la rate, le rein, le tissu lamineux forme une enveloppe générale résistante; de la face interne de cette coque fibreuse partent ensuite des lames d'autant moins résistantes que les portions de glandes qu'elles enveloppent sont plus limitées.

Ainsi la couche fibreuse d'un lobe est plus mince que l'enveloppe fibreuse générale, mais elle est elle-même plus épaisse que celle qui sépare des lobules.

Les dépôts de graisse ne présentent pas une grande fixité ; cependant c'est au niveau des séparations lamineuses qu'ils se présentent. Quant à la matière amorphe, elle est assez uniformément répandue dans l'ensemble du parenchyme.

Les vaisseaux, artères, veines, lymphatiques et capillaires s'engagent dans le parenchyme glandulaire au niveau des prolongements et cloisons du tissu lamineux. Les principaux troncs sont entre les lobes; des troncs plus petits sont autour des lobules; enfin les capillaires forment des réseaux autour des parties sécrétantes.

Les nerfs pénètrent avec les vaisseaux autour desquels ils forment des plexus.

Si, par rapport à un tel assemblage, on imagine maintenant quels pourront être les divers modes d'hypertrophie d'une glande, on prévoit que le développement anormal pourra porter sur les dépôts de graisse, hypertrophie *graisseuse*, sur le tissu lamineux, hypertrophie *fibreuse*, dont la cirrhose n'est qu'une forme; le développement pourra porter sur la matière amorphe, le parenchyme prendra alors un aspect gélatineux. Enfin l'hypertrophie pourra porter sur la partie fondamentale de la glande, car nous avons reconnu que toutes les membranes peuvent, de toutes pièces, s'engendrer au sein d'un organisme supérieur. Si le développement ne porte que sur l'épithélium, l'hypertrophie sera *épithéliale;* si elle porte sur le nombre des culs-de-sac sécréteurs, elle sera *glandulaire.*

D'après ces vues générales, les détails suivants ne seront plus que des confirmations spéciales, et les altérations elles-mêmes seront successivement appréciées, au moins pour tous les cas où des produits hétéromorphes ne viennent pas compliquer le parenchyme.

Glandes des vaisseaux. — Chez les animaux supérieurs, la *rate*, le *thymus*, le *corps thyroïde*, les *capsules surrénales*, les *ganglions lymphatiques*, rentrent dans la catégorie des glandes vasculaires, c'est-à-dire des glandes dont le produit spécial, jusqu'à ce jour indéterminé, doit passer directement par les capillaires dans la cavité des vaisseaux.

Les glandes vasculaires sont ordinairement délimitées par une coque fibreuse plus ou moins résistante. Cette *tunique fibreuse*, *albuginée* ou *propre*, est composée de fibres hyalines et de fibres jaunes; elle forme une enveloppe résistante à la rate, au corps thyroïde; elle est plus mince sur le thymus, les capsules surrénales, les ganglions lymphatiques.

Au hile de la glande, cette enveloppe se replie dans l'intérieur de l'organe, accompagne les vaisseaux et leur forme des gaînes. De la face interne partent en outre des prolongements qui forment, par leur entrecroisement, un réseau de lamelles fibreuses ou trabécules, auquel on peut appliquer le nom de *stroma*, donné plus particulièrement au parenchyme de l'ovaire. C'est, en effet, dans les plus petites cellules formées par ce réseau lamineux que sont logées les vésicules caractéristiques des glandes vasculaires.

Dans la rate, ces aréoles sont remplies par les vésicules closes ou *corpuscules de Malpighi*. On y trouve, en outre, une substance amorphe, des noyaux granuleux pourvus de nucléoles, et des cellules renfermant un ou deux noyaux et un contenu granuleux graisseux. Les globules de sang signalés par plusieurs auteurs dans cette pulpe ou *boue* de la rate, y proviennent de la rupture des capillaires.

Dans le corps thyroïde, chaque vésicule close est entourée d'une mince couche de tissu lamineux. La même disposition s'observe dans le thymus. Dans la substance corticale des capsules surrénales, les cloisons lamineuses déterminent des espaces cylindriques et parallèles, dans lesquels les vésicules glandulaires sont disposées les unes à la file des autres. Les plus petites vésicules s'observent aux extrémités des petits cylindres, tandis que les plus longues s'observent au milieu.

La disposition des vaisseaux par rapport aux vésicules est très caractéristique. Les vésicules sont ordinairement accolées aux parois des vaisseaux, et l'on voit les capillaires se répandre jusque dans la couche celluleuse qui entoure la membrane propre des vésicules sans jamais pénétrer cette dernière. D'après Giesker, les capillaires s'y répandent sous forme de pinceau. Huschke a vérifié le fait sur les grandes vésicules de la rate du veau.

Quant au réseau général qui se répand sur les dernières cloisons celluleuses de ces glandes, il est, en général, très serré; Berres l'avait noté pour la thyroïde; Kölliker l'a également trouvé très cohérent dans la rate, où il a parfaitement déterminé la nature des plus fins capillaires formant un réseau sur les corpuscules de Malpighi, sans pénétrer dans la tunique de ces corpuscules. Ce réseau n'est interrompu que par les corpuscules eux-mêmes et par les plus petites lamelles du stroma celluleux de la glande.

Dans la thyroïde, MM. Legendre et Robin ont observé que les artérioles, arrivées sur une vésicule close glandulaire, s'y épanouissent brusquement en quatre ou cinq branches disposées en étoiles. Celles-ci donnent naissance immédiatement à un réseau à mailles polygonales ou circulaires, limitées par des capillaires aplatis, larges de 10 à 30 millièmes de millimètre. Les interstices des mailles n'ont guère que la moitié de ce diamètre. De ce réseau naissent brusquement, pour chaque vésicule, de une à quatre veines qui, dès leur naissance, ont déjà un volume considérable et sont comme plissées transversalement. Ces veines, comme on sait, sont bien plus nombreuses et plus grosses que les artères, et cela dans des proportions dont on retrouve peu d'analogues dans l'économie.

Les nerfs accompagnent ordinairement les divisions artérielles.

Le stroma de l'ovaire est pleinement comparable à celui des glandes vasculaires. Dans les dernières aréoles sont nichées les vésicules de de Graaf; celles-ci sont répandues abondamment dans le parenchyme de l'ovaire; ordinairement, chez une femme adulte, on en trouve quinze à vingt plus développées que les autres et visibles à l'œil nu. Les vésicules les plus développées sont situées à la surface de la glande. La vésicule de de Graaf, comme les vésicules closes des glandes vasculaires, se compose d'une tunique propre, ou ovisac, tapissée à la face interne par un épithélium constituant la tunique granuleuse. L'ovule est niché dans un amas de cellules épithéliales, qui se présente sous forme d'un renflement discoïde vers la surface libre de l'ovaire, et qui, après la déhiscence de la vésicule, accompagne l'ovule sous forme de *disque proligère*.

Glandes en grappe composées. — L'aperçu général que j'ai donné du parenchyme des glandes s'applique surtout à la structure des glandes en grappe composées. En général le parenchyme des glandes en grappe n'est pas nettement circonscrit par une albuginée, comme dans les glandes vasculaires. Néanmoins c'est par des couches de tissus lamineux que les *acini* sont réunis en lobules et les lobules en lobes; pour les mamelles et d'autres glandes acineuses, c'est du tissu lamineux condensé qui réunit en une seule masse tous les lobes de la glande.

Dans les mamelles, l'enveloppe fibreuse est elle-même

entourée d'une couche cellulo-adipeuse, formant en avant de l'organe un épais coussinet graisseux. Le tissu propre de la glande, chez l'homme ou chez les vierges, est compacte et ressemble à du tissu fibreux ; c'est pendant la lactation qu'il faut l'étudier. Il se présente alors avec une couleur jaune rosée, et l'on distingue facilement dans la masse, les lobes et les lobules réunis par du tissu lamineux souvent mélangé à de la graisse. Chaque lobule a son conduit excréteur propre et ne communique pas avec les lobules voisins. Entre les acini, on remarque, en outre, une certaine proportion de matière amorphe.

Dans la parotide, la couche fibreuse externe est surtout manifeste à la face externe de la glande. Le parenchyme ressemble par la couleur à celui des mamelles ; les lobes sont arrondis, les lobules sont plus grands dans la sous-maxillaire que dans la parotide. Ils sont plus durs, plus petits, plus serrés dans la sublinguale.

Le pancréas est entouré d'une mince couche de tissu lamineux ; mais celui-ci est plus dense autour des petits lobules arrondis.

Sur la prostate, l'enveloppe fibreuse, d'un demi-millimètre d'épaisseur, est très adhérente au tissu de la glande. Le parenchyme de cette dernière glande présente une homogénéité caractéristique, due à l'abondance de la matière amorphe finement granuleuse qui accompagne les faisceaux de fibres.

Dans les glandes en grappe on ne voit pas, comme dans les vésicules closes, les capillaires entourer immédiatement la membrane des surfaces sécrétantes. Les réseaux capillaires viennent s'appliquer à la périphérie de l'acinus, tandis que le réseau capillaire sanguin chemine en dehors. Quant à la disposition générale des vaisseaux, dans la mamelle par exemple, les principaux rameaux pénètrent entre les lobes, leurs divisions entre les lobules, puis les capillaires viennent constituer des réseaux à mailles serrées autour des *acini*.

Glandes à tubes sécréteurs en cul-de-sac. — Deux exemples caractéristiques sont ici offerts, chez les animaux supérieurs, par le rein et le testicule.

La membrane d'enveloppe du *rein* est une albuginée ferme et résistante. Au niveau du hile elle se réfléchit sur les vaisseaux et se continue avec les calices. Par sa face profonde, cette enveloppe envoie, dans la substance propre, des prolongements délicats et peu adhérents.

On distingue dans la substance du rein la couche *corticale* et la substance *médullaire*. Cette dernière est constituée par quinze à dix-huit cônes, nommés *pyramides de Malpighi*. Chacun de ces cônes a sa base dans la couche corticale, et son sommet dans le calice, où il constitue une *papille rénale*. Deux ou trois pyramides peuvent ne former qu'une papille en confondant leurs sommets.

La couche corticale, d'un rouge-brun, d'un aspect granuleux, se prolonge entre les pyramides de Malpighi pour constituer les *colonnes de Bertin*.

Chaque pyramide de Malpighi est constituée par un faisceau conique de conduits urinifères, *conduits de Bellini*. Ces conduits se ramifient du sommet de la papille vers la base de la pyramide, sans se modifier beaucoup dans leur diamètre, qui reste, en moyenne, de 0,016 à 0,018 de millimètre. Vers la base des pyramides, chaque conduit ainsi ramifié de la papille vers la couche corticale, constitue un lobule dont les tubes, groupés en faisceaux, forment une *pyramide de Ferrein*. A partir de la base des cônes médullaires, ces pyramides de Ferrein pénètrent dans la substance corticale. Les tubes atteignent alors de 0,020 à 0,025 de millimètre en diamètre et deviennent flexueux. Les tubes de Bellini, ainsi développés et flexueux dans la substance corticale, deviennent les *tubes de Ferrein.* Si l'on suit les tubes de Ferrein dans la couche corticale, on les voit s'entortiller plusieurs fois sur eux-mêmes et se terminer les uns en culs-de-sac dilatés en ampoule, les autres en s'anastomosant par arcades. C'est dans les ampoules des culs-de-sac que se rencontrent les corpuscules de Malpighi.

Ces corpuscules sont suspendus dans les ampoules terminales des tubes urinifères, et leur surface y est tapissée par l'épithélium du tube. L'ampoule peut se présenter un peu avant la terminaison en cul-de-sac ; on peut voir aussi deux tubes aboutir à une même ampoule. Le corpuscule peut être considéré comme un réseau formé par des capillaires pelotonnés en glomérule. On y voit s'implanter deux artérioles, l'une *afférente*, l'autre *efférente.*

L'artère rénale dans le tube du rein se divise en branches qui pénètrent entre les pyramides de Malpighi ; ces branches ramifiées à leur tour, viennent former des arcades à la base des pyramides. De la connexité de ces arcades partent ensuite de nombreuses artérioles qui vont, en rayonnant dans la substance corticale, former des réseaux capillaires à mailles très serrées autour des conduits de Ferrein, puis sur les conduits de Bellini. C'est parmi les artérioles de la substance corticale qu'on voit la connexion s'établir entre elles et les corpuscules de Malpighi. Les capillaires viennent former à la base des pyramides de Ferrein les étoiles de Verheyen. Les capillaires qui vont jusqu'à la capsule fibreuse s'y épanouissent en vortex très faciles à observer dans les cas d'inflammation.

Les lymphatiques forment des réseaux dans la tunique fibreuse et dans le tissu propre ; ils viennent se réunir au hile du rein.

Les nerfs du plexus rénal accompagnent les divisions des artères dans le rein.

Au *testicule*, la tunique fibreuse propre présente au plus haut degré les caractères d'une albuginée ; elle est blanche, résistante ; de sa face interne, on voit se détacher des cloisons lamineuses minces qui pénètrent dans la substance propre de la glande, de manière à la diviser en lobes et lobules. La rencontre de toutes ces lames dans les deux tiers antérieurs du bord supérieur vers lequel elles convergent, détermine un noyau fibreux connu sous le nom de *corps d'Highmore.*

La substance propre du testicule est molle, pulpeuse, jaunâtre ; elle est principalement formée par les conduits spermatiques et les tubes séminifères que j'ai déjà fait connaître. Ces tubes, repliés et contournés sur eux-mêmes, forment des masses pyramidales dont le sommet est dirigé vers le bord supérieur de la glande. Chaque lobule se forme au moyen de trois ou quatre tubes séminifères qui se terminent, soit en arcades, soit en culs-de-sac. En suivant les tubes du côté du corps d'Highmore, on les voit se concentrer et devenir moins flexueux. La totalité des tubes de la glande se concentre ainsi en une vingtaine de conduits séminifères droits, qui viennent former dans le corps d'Highmore le réseau vasculaire de Haller. Au sortir de ce réseau, les conduits se concentrent encore pour former les *conduits spermatiques efférents*, qui sortent de l'extrémité antérieure et supérieure du corps d'Highmore. Ces conduits, d'abord droits, se pelotonnent en forme de pyramides dont le sommet correspond au réseau de Haller et la base à la tête de l'épididyme ; ces pyramides forment les *cônes vasculaires.* Chaque cône est formé par un canalicule et va s'ouvrir dans le canal de l'épididyme.

L'artère testiculaire traverse l'albuginée près du bord

supérieur du testicule, se distribue dans cette enveloppe et dans le corps d'Highmore. De ces rameaux partent des ramuscules qui pénètrent au niveau des cloisons de tissu lamineux, et qui aboutissent ensuite aux réseaux capillaires à mailles serrées qui enveloppent les tubes séminifères. Les réseaux viennent former autour de l'artère le plexus pampiniforme.

Les lymphatiques forment un réseau très riche dans l'albuginée ; les nerfs suivent également le trajet des artères.

On voit, d'après ces détails, qu'il y a des analogies de structure entre le testicule et le rein, chez un animal supérieur. On reconnaît, d'ailleurs, malgré la spécialité de la forme en tube, que les principes généraux du parenchyme glandulaire se représentent ici comme dans tous les cas. Je vais terminer par un cas encore plus spécial et néanmoins entièrement confirmatif.

Le *foie* est enveloppé par une mince capsule propre ; dans les points où le péritoine n'enveloppe pas l'organe, cette tunique fibreuse est un peu plus épaisse ; au niveau du sillon transverse, elle se réfléchit sur l'artère hépatique, les conduits hépatiques, la veine porte, et les accompagne dans la substance du foie, en leur formant une gaîne, jusqu'aux lobules, qui sont eux-mêmes entourés d'une mince couche de tissu lamineux. De la face interne de la capsule se détachent également des lamelles qui vont aussi former de fines cloisons autour des lobules du foie.

Les lobules sont polyédriques ; leur diamètre est de 1 à 2 millimètres ; ils sont pressés les uns contre les autres et séparés par leur enveloppe fibreuse, dans laquelle la veine porte vient se ramifier et former le réseau des *veines interlobulaires*. Au centre de chaque lobule, on remarque une tache d'un rouge brun-foncé, correspondant à un rameau de la veine hépatique, *veine intra-lobulaire*.

Lorsque les conduits hépatiques n'ont plus que 0,060 de millimètre en diamètre, ils continuent à s'anastomoser; à 0,030, ils forment un réseau. Dans la partie la plus serrée du réseau, les tubes sécréteurs n'ont plus que 0,022 de millimètre.

Ce réseau, répandu dans la masse du foie, comme les réseaux sanguins, dans les plus minces lames de la capsule de Glisson, forme autour des principaux troncs artériels et veineux les *plexus vaginales.* Ces plexus communiquent ensemble d'un lobule à un autre, et forment ainsi un vaste réseau dans toute l'étendue du foie. Chaque tube sécréteur, comme je l'ai déjà dit, est formé d'une membrane propre amorphe, finement granuleuse et si mince et transparente, qu'on ne peut l'apercevoir que dans les points où elle est dépourvue de son épithélium. Là où cet épithélium est intact, on voit, à travers la membrane propre, les cellules épithéliales hépatiques. Ces cellules ont été décrites par beaucoup d'auteurs, comme libres et rangées en séries entre les mailles des réseaux sanguins; la méprise vient de ce qu'on n'a pas aperçu la tunique propre du tube qu'elles tapissent.

C'est dans ces conduits, à peine visibles à l'œil nu, que se voit la transition entre les cellules épithéliales hépatiques et les cellules cylindriques, où, en un mot, se fait le passage du tube sécréteur au tube excréteur.

La principale difficulté que soulève la structure du foie est celle d'une condition anatomique simple pour un phénomène sécréteur double. Pour simplifier la solution d'un tel problème, on peut supposer que la formation du sucre se lie directement à la formation de la bile.

Je termine ici l'indication de ces exemples de plus en plus spéciaux sur la constitution générale du parenchyme des glandes. Je dois même reconnaître que sur un grand nombre de points l'anatomie générale doit être, à l'avenir, débarrassée des détails qui seront de plus en plus absorbés dans l'anatomie élémentaire, ainsi que M. Van Kempen vient d'en donner l'exemple dans l'intéressant *Traité d'anatomie descriptive* qu'il vient de publier.

Je vais clore ce dernier chapitre sur la théorie de la structure par l'indication de certains cas pleinement accidentels, et où nous voyons se former de toutes pièces un parenchyme des plus complexes : je veux parler des kystes *dermoïdes*.

Nous devons à un important travail de M. Lebert, publié dans le tome IV des *Mémoires de la Société de biologie*, un grand nombre de bonnes descriptions de kystes dermoïdes, dans lesquels cet observateur a poursuivi la démonstration d'une loi pathogénique sur laquelle j'ai souvent appelé l'attention dans le cours de ce traité et que j'essaierai de préciser, autant que cela se peut, dans mes conclusions générales. Pour le moment, la description suivante des kystes dermoïdes est destinée à fournir des exemples anormaux de parenchymes se rapportant aux degrés les plus complexes de la structure.

J'ai déjà dit que toutes les membranes étaient susceptibles de se produire spontanément dans l'organisme des animaux supérieurs. Or, comme dans un parenchyme nous n'avons affaire qu'à des assemblages de tissus ou de membranes sous des formes plus spéciales, nous allons voir que si une formation de l'ordre des membranes tégumentaires se produit accidentellement, on verra également se produire le parenchyme de cette membrane. En prenant au hasard dans les cas recueillis par M. Lebert, je vais fournir la démonstration de ce fait.

Dans une tumeur enkystée siégeant au-dessus de la paupière supérieure gauche, M. Lebert, après l'extirpation, reconnut que le contenu de la tumeur était composé d'une graisse jaune de la consistance du suif. La paroi du kyste, close de toutes parts avant l'opération, présentait tous les caractères d'un tégument. La tunique propre ressemblait au derme; un épithélium la tapissait intérieurement. Toute la surface de ce tégument était recouverte de petits poils blanchâtres, fins, courts et solidement implantés dans des follicules pileux. On voyait, en outre, dans l'épaisseur de la membrane, à côté des poils, des glandes sébacées gorgées de leur produit de sécrétion identique avec la graisse qui remplissait le kyste.

Sur un autre kyste de la même région, M. Lebert observe que le chorion, portant également des follicules pileux et des glandules, était très vasculaire.

Dans un kyste du cou, extirpé par M. Giraldès, la paroi avait également toute la complexité d'un tégument. M. Lebert cite plusieurs autres exemples empruntés à la *Gazette médicale de Londres*, aux *Annales de médecine de Prague.*

Des productions semblables ont été observées dans les méninges. Dans beaucoup de kystes dermoïdes des bourses, à côté des cas non douteux d'inclusion, il y a évidemment des observations qui se rapportent à l'ordre des formations parenchymateuses que j'examine en ce moment.

On ne trouve pas seulement dans le parenchyme de ces kystes, des vaisseaux, des glandes pilifères et des glandes sébacées ; on peut y rencontrer aussi des glandes sudoripares; dans les kystes pilidentaires, on trouve en outre les conditions de la production des dents.

Les observateurs qui, devant ces faits, se retranchent dans la théorie de l'inclusion, font une hypothèse arbitraire, c'est-à-dire indémontrable, en même temps qu'ils méconnaissent dans un cas spécial une propriété générale qu'ils ne font pas difficulté d'admettre. Si l'on accepte que des vaisseaux, que des culs-de-sac glandulaires, que des séreuses, que des kystes à paroi tégumentaire peuvent se produire accidentellement, pourquoi recourir à l'inclusion pour expliquer la formation d'un poil ou d'une dent?

Ces descriptions, par lesquelles je viens de terminer le dernier chapitre de la théorie de la structure, donnent un exemple caractéristique des bienfaits d'une bonne méthode, en montrant comment les bons travaux particuliers sont, en définitive, absorbés dans une véritable coordination.

CONCLUSIONS GÉNÉRALES.

La biologie est la science des êtres vivants.

Dans la biologie statique, ou anatomie, on étudie les lois de l'organisation. Dans la biologie dynamique, on recherche les lois de la vie.

L'étude d'un organisme, au point de vue statique, soulève, pour chaque partie, des questions de forme, de rapports, de connexion, de relation, de structure. Dans l'anatomie élémentaire, ou descriptive, ces questions sont résolues pour chaque organe en particulier; dans l'anatomie générale, ces mêmes questions sont résolues une fois pour toutes; et, abstraction faite des cas spéciaux, on fonde la théorie de la forme, la théorie des relations, la théorie de la structure.

Les notions de structure étant les plus générales, c'est par elles qu'ouvre l'anatomie générale.

En ne considérant, dans la structure, que les cas les plus précis, on la décompose en trois degrés analytiques distincts : l'élément, le tissu et l'organe. Mais la recherche des lois de la structure conduit à une subdivision du premier degré, dans lequel on analyse d'abord la substance organique amorphe, puis la substance modelée en élément anatomique.

Le degré organe se subdivise pareillement en membrane et parenchyme. Dans la membrane, les tissus affectent la forme par couche; dans le parenchyme, ils affectent les formes les plus spéciales. Entre les subdivisions du premier et du troisième degré, le tissu reste comme type d'un degré analytique distinct.

Les substances organiques se constituent au moyen des principes médiats et des principes immédiats ; ceux-là sont empruntés au monde extérieur ; ceux-ci, les uns d'origine minérale, les autres d'origine organique, concourent directement à la formation de la substance organisée.

La substance organisée est d'une grande instabilité ; et, pour des états semblables, son équivalent chimique peut varier.

Dans un organisme complexe, la substance organisée se présente sous des états variés, mais une saine observation permet de les rattacher à un petit nombre de types dont les modifications doivent être expliquées par une étude convenable du mouvement de composition et de décomposition.

En rattachant chaque type à un mode d'existence distinct, on forme trois groupes de substances ; dans chacun de ces groupes chaque cas particulier doit être rapporté à un même type, dont les différentes modifications peuvent tenir au mode d'assemblage ou à la proportion de certains principes immédiats.

Le premier groupe comprend toutes les substances qui ne présentent que des propriétés de végétalité. Les végétaux en sont exclusivement formés. Chez les animaux, un certain nombre de parties sont aussi constituées par des substances qui ne manifestent que des propriétés de l'ordre végétatif.

Un second groupe est formé par les substances qui, dans certaines conditions, présentent, outre les propriétés végétatives, une propriété d'ordre nouveau, la contractilité, caractérisant le premier degré de l'animalité. Dans les degrés inférieurs de la hiérarchie zoologique, la vie ne résulte que des phénomènes de végétalité et des phénomènes de contractilité.

Le troisième groupe des substances organiques se rapporte aux phénomènes de transmission, d'où résulte la sensibilité.

Dans leur état le plus parfait, ces trois ordres de substances peuvent se modeler en éléments anatomiques. Les substances exclusivement douées de végétalité tendent vers la forme cellulaire plus ou moins parfaite. Celles qui présentent, en outre, la propriété de contractilité se modèlent en fibres. Celles qui ont la propriété de transmettre se forment en tubes.

Dans les organismes les plus complexes on peut donc rattacher à trois types toutes les substances composantes. Les unes sont assimilables aux substances végétales et ne présentent que des phénomènes de composition et de décomposition; les autres sont des modes de la substance animale contractile; d'autres, enfin, sont la base de toute formation nerveuse.

Un organisme peut résulter d'une agglomération plus ou moins limitée de substance organique amorphe.

Les éléments anatomiques, comme les substances organiques, se rapportent chacun à l'un des trois modes d'existence : la cellule est l'élément de la végétalité, la fibre est l'élément de la contractilité, le tube est l'élément de la sensibilité.

Entre tous les éléments sous forme de cellules, il y a une parenté qu'il ne faut pas chercher entre les formes, mais entre les substances mêmes des cellules.

L'élément cellule répond à un état déterminé de la substance végétative; aussi est-il impossible de démontrer la transformation d'une espèce en une autre. Les observateurs qui s'étaient proposé de démontrer la transformation d'une cellule en une fibre animale proprement dite, avaient entrepris un problème encore plus insoluble que celui de la transformation d'une cellule d'épithélium, par exemple, en une cellule du cartilage.

Tous les phénomènes végétatifs se passent dans des éléments cellulaires. Toutes les formes élémentaires des végétaux ne sont que des transformations de la cellule. Mais, dans un même végétal, dans un même organe, d'une couche à une autre, ces éléments cellulaires peuvent fonctionner d'une manière différente. Aussi, entre des cellules végétales d'un même parenchyme, faut-il concevoir des différences caractéristiques d'après lesquelles les phénomènes d'endosmose s'opèrent de manière à produire, dans chaque ordre de cellules, des formations immédiates distinctes.

Les végétaux les plus simples sont ceux dont tous les éléments cellulaires fonctionnent de la même manière. C'est dans ces cas surtout que l'être total peut être conçu comme une pure agrégation d'existences élémentaires semblables.

Chez les animaux, tous les éléments cellulaires sont réduits à l'existence végétative et se rattachent exclusivement aux mouvements de composition et de décomposition. La généralité de leur vie se manifeste par la facilité de leur reproduction. On peut dire de tous les éléments sous forme de cellules, qu'ils peuvent devenir la base de végétations cellulaires anormales ou tumeurs, qui expriment bien la plus grande simplicité de ces éléments. Il faut même ajouter que, de toutes les formations anormales, celles qui dérivent des éléments sous forme de cellules sont les plus fréquentes.

La fibre est l'élément caractéristique de l'animalité. Sa formation se rattache à des substances organiques qu'on ne rencontre que chez les animaux. Une fibre qui résulte de la transformation d'une cellule, comme chez les végétaux, n'est qu'un phénomène secondaire dépendant de la vie de la cellule. La fibre animale, au contraire, est un élément distinct, se développant directement dans une substance animale d'abord amorphe. L'état le plus complexe de la substance animale contractile est caractérisé par la propriété qu'elle a de se modeler en fibre.

La fibre végète comme la cellule, mais elle présente en outre la propriété de se contracter.

Tous les mouvements des végétaux doivent être soigneusement distingués du mouvement spontané de la fibre animale. Tout rapprochement à cet égard ne peut conduire qu'à des monstruosités anatomiques et physiologiques.

Toutes les fibres, outre l'élasticité, possèdent un certain degré de contractilité. Cette contractilité est plus ou moins intense, suivant la nature des fibres et leur mode de texture.

Chez les animaux supérieurs, la fibre la plus simple est celle du tissu lamineux; la plus complexe est celle de la couche musculaire du cœur.

Le degré de simplicité des fibres se caractérise par la facilité de leur reproduction normale ou de leur production anormale. On ne voit pas des tumeurs formées de fibres musculaires striées ou même lisses. On ne voit pas de tumeurs essentiellement formées de fibres jaunes élastiques; mais on voit un grand nombre de produits accidentels dérivant de la fibre hyaline lisse du tissu lamineux. Dans ces productions, on peut voir apparaître un certain nombre de fibres jaunes de la première variété, et quelquefois des fibres rouges lisses, mais elles sont toujours très accessoires dans le tissu.

En d'autres termes, on peut dire que les conditions de la production des fibres les plus simples sont très générales dans un organisme; tandis que pour les fibres plus spéciales, celles du muscle, par exemple, elles ne se produisent d'une manière anormale, hypertrophique, qu'au milieu même des fibres de même espèce.

Le tube est le plus spécial des éléments. Il végète comme la cellule, il peut se contracter comme la fibre, mais il présente, en outre, une propriété caractéristique, la transmissibilité.

Le tube est une forme élémentaire, propre à un certain ordre de substances; il ne dérive pas plus de la fibre que la fibre ne dérive de la cellule.

Les éléments tubuleux d'un nerf peuvent bien augmenter légèrement de diamètre, mais jamais on ne les voit former la base d'une production anormale ; ce qui était d'ailleurs facile à prévoir, puisque déjà les fibres les plus spéciales ne peuvent se produire d'une manière anormale qu'au sein d'un parenchyme dont elles sont l'élément spécial.

Les productions anormales des organes nerveux dérivent donc toujours ou d'éléments cellulaires propres à ces organes, ou des éléments fibreux qui leur forment des enveloppes.

Les tissus se trouvent naturellement classés d'après les vues générales précédentes; on sent d'ailleurs que la juste notion de texture dépendait de la détermination préalable des éléments.

Le tissu étant déterminé par un assemblage d'éléments, on doit se demander quelles doivent être, pour ces formations, les affinités les plus naturelles. Puisque l'élément n'est, en quelque sorte, que la propriété anatomique d'une substance organique qui, suivant son type, se modèle en cellule, en fibre ou en tube, on prévoit que la transformation d'une masse en un tissu pourra se faire avec plus ou moins de perfection. Si la totalité d'une substance végétale se transforme en cellules, celles-ci seront étroitement unies pour la formation d'un tissu cellulaire parfait. Si, au contraire, une partie de la masse reste amorphe, on aura pour la cellule, et de même pour la fibre et le tube, des tissus dans lesquels la matière amorphe intercellulaire, interfibrillaire, intertubulaire, sera plus ou moins abondante, suivant le degré de perfection de la transformation de la masse amorphe en éléments. Il y a donc des tissus celluleux, fibreux, tubuleux plus ou moins parfaits.

Pour les cellules, le mode d'assemblage dépend de la quantité de matière amorphe ou intercellulaire. Celle-ci peut isoler entièrement les cellules ou ne les séparer que par certains points de leur périphérie, ou même ne persister qu'en très petite proportion entre les cellules étroitement pressées et devenues polyédriques par pression réciproque.

Pour les fibres et les tubes, l'assemblage le plus simple est le rapprochement en faisceaux ; dans des cas plus spéciaux, il y a un entrecroisement plus ou moins considérable des éléments.

Ayant établi une filiation entre toutes les substances qui se modèlent en cellules, et de même entre celles qui se modèlent en fibre ou en tube, on conçoit que pour la formation des tissus, les cas les plus simples résulteront de l'assemblage des éléments de même espèce ; dans un cas plus complexe, ce seront des éléments d'espèce différente, mais de même type; enfin les cas les plus spéciaux résulteront de l'assemblage d'éléments de type différent.

Tous les tissus celluleux des animaux sont simples; les éléments y sont toujours de même espèce.

Les tissus celluleux composés, c'est-à-dire formés au moyen de différentes espèces de cellules, sont, en général, des tissus anormaux.

Un grand nombre de tissus fibreux sont simples; on observe néanmoins des tissus fibreux composés. Ceux-ci sont ordinairement formés au moyen de différentes espèces de fibres lisses.

Dans les tissus des organes de l'appareil nerveux, on trouve les exemples les plus spéciaux de la texture; car les cellules, les fibres, les tubes peuvent y concourir à la formation d'un même tissu.

Ce que j'ai dit sur les propriétés des éléments et des substances organiques s'applique de tous points aux tissus. Mais il faut observer ici que le mode de texture et la proportion ou la densité de la substance amorphe interposée aux éléments, peuvent modifier les propriétés fondamentales de l'élément, puisque dans beaucoup de tissus fibreux on ne trouve plus qu'un rôle statique.

Les mêmes lois relatives à la reproduction des éléments et à leur production anormale, se représentent pour les tissus qu'ils forment. La facilité de production normale ou anormale est en raison directe de la généralité du tissu, de même qu'elle est en raison directe de la généralité ou de la simplicité de la substance et de l'élément.

Quant à la classification des tissus et aux exemples que j'ai donnés de telle ou telle combinaison d'éléments, je dois ici faire une réflexion, surtout destinée à éloigner la disposition absolue qui pourrait ressortir des groupements naturels qui résultent de la considération spéciale du type humain. Il faut en effet, pour les tissus, faire ce que Geoffroy Saint-Hilaire imagina si heureusement pour les organes, et ne pas considérer, à propos d'un tissu, l'exemple fourni par l'homme comme l'exemple le plus parfait.

Quand le point de vue comparatif aura suffisamment pénétré dans les études sur la structure, on verra souvent un type très inférieur fournir le meilleur exemple d'une combinaison donnée de fibres ou de cellules. D'ailleurs on reconnaîtra, par la marche que j'ai suivie et par des descriptions spéciales, telles que celle du tissu électrique, par exemple, que j'accepte pleinement l'indépendance théorique dont l'éminent biologiste que je viens de citer a fourni tant de preuves dans l'étude des différentes pièces du squelette des vertébrés.

L'étude rigoureusement poursuivie des substances organiques, des éléments, des tissus, permet d'instituer, entre les végétaux et les animaux pourvus de nerfs, un règne intermédiaire dans lequel les tissus de la vie végétative s'adjoignent à ceux de la contractilité animale, sans que chez ces êtres l'ensemble de l'organisme soit relié par des nerfs.

En donnant aux animaux de ce règne la dénomination d'*apathiques*, on rappellera la plus lumineuse tentative qui ait surgi à cet égard. Les vues philosophiques de l'éminent Lamarck se trouvent ainsi restaurées sans mélange métaphysique, et serviront bientôt à la réforme de cette classification officielle dans laquelle le système nerveux sert à classer les animaux qui n'ont pas de nerfs et à déclasser ceux qui en ont.

Après l'étude des assemblages d'éléments dans le tissu, venait celle des assemblages de tissu dans l'organe.

De la tendance générale des tissus à la disposition par couche résultait, dans l'étude de l'organe, un premier degré dans lequel on recherche les lois de la contexture, toujours plus complexes que celles de la texture, mais plus simples que dans les parenchymes, où les tissus affectent des formes plus spéciales.

D'une manière générale on peut dire que toutes les surfaces d'un animal sont tapissées par des membranes. C'est donc à leur niveau que se passent tous les grands phénomènes de la vie végétative. Les surfaces tégumentaires, vasculaires, glandulaires, forment aussi une grande catégorie d'organes dont la formation essentielle dépend de la superposition par couches d'un certain nombre de tissus.

Pour les téguments, pour les vaisseaux, pour les glandes, un type animal supérieur permet de concevoir tous les degrés de complication d'une membrane et offre l'avantage logique de montrer combien il faut de dispositions relatives en biologie.

Au point de vue de l'entretien et de la reproduction, un caractère général vient démontrer la grande généralité de ces organes par rapport aux parenchymes. En effet, toutes les membranes d'un animal vivant peuvent s'engendrer là où elles n'existent pas normalement.

Les parenchymes comprennent les cas les plus spéciaux de la structure. On y considère toujours des assemblages de tissus avec toutes les formes spéciales qu'ils peuvent affecter; qu'on y considère le mélange par rapport à un tissu, ou par rapport à une membrane, on a toujours affaire à des problèmes plus complexes que ceux de la contexture, mais dans lesquels la théorie établit encore des points de vue assez généraux.

Ayant reconnu que toutes les membranes peuvent s'engendrer directement dans un organisme supérieur, on voit que des parenchymes très complexes peuvent aussi se produire, car il n'y a qu'à imaginer par rapport à un tégument anormal, par exemple, l'adjonction des vaisseaux et des glandes. Mais on le voit, malgré l'étendue de cette propriété de formation spontanée, un organisme, si supérieur qu'il soit, ne peut pas créer un nerf, un muscle ni un organe très spécial; les formations anormales dérivent toujours de la cellule, ou des fibres les plus simples, ou des substances amorphes.

La théorie de la structure ne peut que donner les principales lois des formations anormales; leur histoire complète appartient à la physiologie générale. La théorie de la structure ainsi instituée de manière à ce que la composition anatomique de toutes les parties d'un être puisse être déterminée dans un cas quelconque, il reste, pour arriver à la notion d'organisme, deux grandes théories qui seront chacune l'objet d'une élaboration spéciale.

Dans la première, les différents systèmes d'organes seront appréciés dans leur position respective, leur forme spéciale, leurs rapports et leurs connexions. La forme totale du corps dépendant finalement de cet ensemble de conditions statiques, j'appellerai cette seconde partie de l'anatomie générale, *théorie de la forme.*

Dans la dernière, des problèmes plus complexes se présentent par rapport aux organes. En effet, la théorie de la forme étant donnée, il faut que cette forme elle-même devienne expressive en traduisant nettement l'organisation intérieure; pour cela, il faut d'abord rechercher quelles sont les relations qui lient les organes dans un appareil, puis, quelles sont les relations des appareils entre eux dans un organisme. Dans ce dernier ordre d'études on arrivera finalement à déterminer la relation des organes qui déterminent la forme avec ceux qui la subissent.

Pour caractériser la nature des problèmes de cette dernière partie de l'anatomie générale, j'introduirai en biologie une expression mathématique dont je me suis déjà servi dans quelques circonstances spéciales, c'est le mot *fonction.* J'appellerai donc cette troisième partie *théorie des fonctions anatomiques*, parce que j'aurai toujours à rechercher quelles sont les relations qui lient ou deux organes ou deux appareils. L'emploi du mot fonction, en physiologie spéciale, est souvent trop vague pour qu'on repousse son introduction précise en anatomie.

Ce n'est qu'après la fondation complète de l'anatomie

générale qu'on pourra entreprendre pour la physiologie une opération semblable. Aujourd'hui, en effet, les traités de physiologie sont, comme les traités d'anatomie descriptive, des ouvrages pour la transition, car ils n'ont pas un caractère déterminé, c'est-à-dire qu'ils renferment déjà trop de questions générales pour être simplement élémentaires ou spéciaux, et d'autre part ils sont formés avec trop de documents spéciaux pour constituer des traités de physiologie générale.

C'est particulièrement dans les prolégomènes d'un traité de physiologie qu'on peut nettement reconnaître ce que je viens de dire sur le caractère de ces ouvrages. L'exemple de Blainville a entretenu en tête des traités de physiologie des problèmes qui doivent être résolus ou avant la physiologie ou après. Tous les documents d'hystologie, par exemple, ne peuvent être absorbés ainsi au début de la biologie dynamique, puisqu'ils doivent servir à la constitution de la biologie statique ou anatomie générale. Mais si nous envisageons les questions sur les phénomènes d'équilibration entre l'être vivant et le milieu, nous avons affaire à des problèmes entièrement prématurés par rapport à la physiologie, et qui doivent rentrer dans la théorie des milieux. Dès 1849, j'ai indiqué la rectification essentielle qu'il fallait apporter sur ce sujet ; et dans la pratique on n'a pas tardé à reconnaître un tel vice de méthode, car aujourd'hui, sous l'influence éclairée de M. le professeur Gavarret, le cours de physique médicale a cessé d'être un cours élémentaire. Comment, en effet, pouvait-on persister à poser des problèmes sur la relation entre l'être vivant et les milieux, à des intelligences pour lesquelles un seul des termes du rapport était connu? Il faut, au contraire, reconnaître qu'une question de physique médicale est toujours plus complexe qu'une question de physiologie spéciale.

Ce que j'essaie de caractériser ici comme un vice de méthode ne doit pas être pris pour une critique. Il faut, au contraire, reconnaître qu'à titre de transition, ces imperfections ont eu l'avantage d'entretenir sur un certain nombre de questions, des documents dont la place n'était pas bien déterminée, mais qui rentrent bientôt dans leur ordre logique, du moment où la science a subi sur tous les points un développement convenable. Comme il n'existe pas de traité sur la théorie des milieux, c'est dans les prolégomènes d'un cours de physiologie qu'on expose ce qu'on en sait. Comme depuis Bichat l'observation s'est épuisée dans des descriptions d'éléments et de tissus sans qu'on ait pu reconstruire une anatomie générale d'après les bases du fondateur, c'est encore dans les prolégomènes de physiologie qu'on a placé ces développements ; il faut donc remercier les auteurs de physiologie, et M. Bérard en particulier, d'avoir entretenu nos connaissances à cet égard.

Pour la théorie des milieux et pour la physiologie générale elle-même, j'ai indiqué une anomalie semblable qui a eu ses avantages ; c'est que beaucoup de questions appartenant à ces deux parties de la biologie se trouvent placées dans les traités d'hygiène et de médecine légale et ne se trouvent que là.

S'il m'était permis de régler pour l'avenir l'enseignement de la biologie, je le concevrais de la manière suivante.

D'après la hiérarchie scientifique, on ne serait admis à l'étude des êtres vivants qu'après de saines études, mathématiques, astronomiques, physiques et chimiques.

Ce préliminaire une fois rempli, l'enseignement de la biologie, en attendant que les connaissances élémentaires soient absorbées dans la première éducation, commencerait par un cours d'anatomie spéciale dans lequel on établirait, par des descriptions concrètes, la connaissance précise des parties constituantes des animaux et des végétaux. Ces descriptions porteraient aussi bien sur les choses visibles à l'œil nu que sur les parties microscopiques. Quand la première éducation sera convenablement dirigée, toutes ces études spéciales seront faites avant que les esprits soient soumis à l'enseignement scientifique.

Le cours d'anatomie spéciale est donc un cours pour la transition. Il sera suivi d'un cours d'anatomie générale dans lequel on absorbera, à titre de démonstration, tous les documents qui forment aujourd'hui la partie essentielle d'un cours de physiologie et dont le caractère est spécial.

Le cours d'anatomie générale une fois accompli, on enseignera la physiologie générale qu'on ne peut qu'ébaucher aujourd'hui, mais dont le plan résulte en grande partie de celui que j'ai établi pour l'anatomie générale.

Enfin l'anatomie et la physiologie générale seraient suivies d'un cours sur la théorie des milieux. Relativement à ce cours, je rappelle ici un passage de mon *Essai sur la systématisation de la biologie*, publié en 1851.

La question à poser dans la théorie des milieux est celle-ci: *Un être vivant et un milieu étant donnés, en déterminer les influences réciproques.* Cet énoncé indique la vraie situation logique de cette science, et l'on doit s'étonner qu'un esprit aussi judicieux que de Blainville ait conçu cette étude dans les préliminaires d'un cours de physiologie. C'est en juillet 1849 que, fidèle à la loi philosophique qui prescrit de ne *concevoir les termes intermédiaires qu'après et d'après les termes extrêmes dont ils forment à la fois le lien et la séparation*, j'ai fixé définitivement la position systématique de cette grande théorie organique. Quelle consistance pouvait avoir la science des milieux étudiée avant que les êtres vivants fussent connus au point de vue dynamique?

Qui ne comprend que le rapport entre les êtres vivants

et les milieux ne pouvait être saisi qu'après et d'après les termes extrêmes de ce rapport?

Cette importante rectification étant aujourd'hui effectuée, voici quel est l'aperçu général de cette science et la méthode qu'il convient d'y adopter. En appliquant rigoureusement aux questions qui vont se présenter la loi de classement, on arrive à établir que, les phénomènes biologiques étant infiniment plus complexes et moins généraux que ceux de la cosmologie, c'est dans la considération des milieux physico-chimiques qu'il faut puiser les divisions principales de la théorie des milieux. Bien que l'être vivant soit dans cette étude l'objet principal des recherches, cependant ce serait employer une marche vicieuse que d'étudier à la fois par fonctions d'organes tous les rapports que l'être peut affecter. Si chacun des milieux ne se trouvait en relation biologique qu'avec un appareil déterminé, cette marche n'aurait pas d'inconvénient; mais l'animal, à part des influences spéciales de l'ordre chimique ou sociologique, tend à se mettre en rapport par l'ensemble de l'organisme; aussi arriverait-il qu'après avoir étudié successivement toutes les relations extérieures d'un appareil, on resterait dans le vague relativement à la notion théorique exacte d'un rapport déterminé entre les êtres vivants et tel ou tel milieu. Il faut donc développer, à tous les points de vue, les rapports des êtres avec un milieu donné, au lieu d'accumuler par section d'organes l'ensemble des relations que l'être peut contracter avec l'extérieur.

La marche inverse, outre l'inconvénient que je viens de signaler, tendrait à fausser le caractère de la théorie des milieux, en ce sens que, tous les êtres vivants n'étant pas susceptibles d'établir un rapport semblable avec tel ou tel milieu, il faudrait refaire le travail pour chaque type bio logique. Si jusqu'à ce jour ce vice de méthode n'a pas été senti, c'est qu'on a borné la science à la considération unique de l'homme; et encore, malgré cette restriction, comme un même animal, surtout quand il est très complexe, peut présenter de grandes oscillations par rapport aux modifications physico-chimiques, il s'ensuivrait le même défaut de précision que j'ai signalé plus haut. La considération du terme le plus fixe doit donc précéder celle du plus mobile. En prenant pour exemple l'étude des rapports entre les phénomènes biologiques et la loi de la pesanteur, il faut, d'après les considérations précédentes, étudier toutes les relations des êtres vivants par rapport à cette loi, et baser naturellement l'analyse sur le plan d'étude de l'anatomie et de la physiologie. De cette manière, on voit se déduire de la nature complexe de la science des milieux une méthode également complexe, dans laquelle tout à la fois les milieux et l'organisme servent à diriger la marche. Mais je dois ici préciser d'avance un mode qui n'est applicable qu'aux phénomènes de l'ordre physico-chimique; car, lorsqu'on a à considérer un organisme par rapport à des milieux plus complexes que lui, il faut, pour être conséquent avec la loi de classement, renverser la marche que je viens d'indiquer : c'est ce que je vais expliquer plus loin.

Parmi les conditions extérieures des corps vivants, les unes plus permanentes, plus générales, sont de l'ordre physique ou mécanique; c'est par elles qu'il faut évidemment débuter. La pesanteur, la pression exercée sur l'organisme, le mouvement et le repos, la chaleur, l'électricité, la lumière, le son, seront successivement étudiés par rapport à l'ensemble des êtres vivants. Viendront ensuite les conditions de l'ordre chimique qui, réduites à ce qu'il y a de plus général, comprennent l'étude biologique de l'eau et de l'air. Mais, pour que ce second ordre de considérations puisse finalement servir de base à l'hygiène et à la thérapeutique, il sera nécessaire d'étendre l'analyse à toutes les matières solides, liquides et gazeuses, qui peuvent entrer en relation avec l'organisme; dans cette analyse il faudra procéder des substances minérales les plus simples aux composés organiques les plus complexes.

Deux points de vue essentiels distinguent ces deux premières parties de la science des milieux : c'est que, pour les phénomènes mécaniques, le rapport est exprimé simplement par une modification de l'être vivant; tandis que, dans les phénomènes de l'ordre chimique, le changement d'état de l'organisme est suivi, dans la plupart des cas, d'une modification correspondante de l'agent.

Vient maintenant la dernière partie, dans laquelle le rapport exprime au plus haut degré la réaction de l'être vivant sur le milieu lui-même; je veux parler des conditions extérieures de l'ordre sociologique qui, tout en étant primitivement subordonnées en partie à l'état biologique des êtres vivants, tendent néanmoins à constituer à l'égard de ces êtres un milieu des plus actifs.

Cette troisième partie résulte de la considération des espèces supérieures et de l'humanité en particulier, qui, par son degré extrême de complication et d'indépendance, a pu, en définitive, se rendre maîtresse d'une portion de notre planète et y développer librement tous les genres d'activité. Il faut, ici, ne pas perdre de vue les deux aspects sous lesquels se présente la relation des êtres vivants et des milieux : c'est que si, d'une part, l'être est d'autant plus modifiable qu'il est plus élevé, d'autre part, son aptitude à réagir sur le système ambiant est en rapport direct avec son degré d'élévation et de complication.

Le végétal, étroitement lié à un petit nombre de conditions extérieures, en subit les plus légères variations et n'a presque pas d'action sur les milieux ; tandis que l'homme, dont les conditions extérieures d'existence sont très nombreuses, mais qui supporte sans danger de plus grandes variations, se trouve en définitive le plus libre et le plus puissant des êtres vivants. C'est donc particulièrement des milieux résultés de l'action de notre espèce sur le monde extérieur, pour le modifier à notre avantage, qu'on doit traiter dans cette troisième partie.

Si la société humaine était un fait éventuel, il serait illusoire d'y chercher l'indication positive de telle ou telle théorie sur les rapports ; car l'extrême variabilité des modes qu'on y rencontrerait rendrait impossible toute conception théorique. Mais la sociabilité étant une propriété commune aux individus de plusieurs espèces, et, par-dessus tout, à ceux de la nôtre, on doit s'attendre à ce qu'une association représente un organisme plus ou moins cohérent et assujetti, comme les organes dont il se compose, à des lois déterminées. Dès que certaines conditions intellectuelles et politiques se sont trouvées réalisées, on a pu découvrir des lois d'évolution à l'égard de l'espèce qui, en raison de ses propriétés, devait finalement se développer le plus librement. Il est bon d'observer en outre que, si telle condition sociale a toujours été le résultat d'un degré de développement préalable des organes d'une société, en définitive, cette condition une fois établie, a dû réagir sur les individus eux-mêmes, en provoquant l'exercice de telle ou telle faculté. En un mot, si, dans un moment donné, les hommes ont produit telle civilisation, il faut également reconnaître que cette civilisation, présidant finalement à l'éducation physique et morale, a dû modeler les hommes qui se produisaient sous un même régime, jusqu'au moment où de nouvelles aspirations, résultées d'un nouveau développement, ont entraîné l'ébranlement d'une constitution qui, tout en étant provisoire, s'était assez maintenue pour exercer une influence biologique profonde.

Dans cette dernière partie de la science des milieux, il faut, en restant fidèle à la loi de classement, suivre une marche inverse à celle que j'ai tracée pour les deux premières parties. En effet, tandis que les phénomènes de l'ordre chimico-physique sont plus généraux, plus simples, plus permanents que ceux de l'être vivant, nous reconnaissons, au contraire, que l'individu se manifeste par des propriétés moins complexes, moins particulières, moins variables que celles de l'espèce entière. Ce n'est donc plus ici le milieu qui sera envisagé par rapport aux êtres vivants, mais bien l'être vivant qui sera étudié suivant toutes les conditions de milieu. Cette manière de procéder, rigoureusement assujettie au principe de généralité et d'indépendance réciproque, peut seule préserver du vague et de la prolixité qui s'attachent si facilement à cet ordre de considérations, quand il n'est pas soutenu par une théorie.

L'examen de ce dernier ordre de relations sera dirigé d'après les principales phases parcourues par l'élite de l'humanité, et qu'on peut d'ailleurs étudier directement aujourd'hui, par suite de la coexistence sur notre planète de populations correspondant à chacun de ces degrés. En acceptant pleinement la loi d'évolution intellectuelle découverte par M. Auguste Comte, nous reconnaissons qu'il y aura lieu de considérer les êtres par rapport aux trois régimes par lesquels a passé l'humanité : l'état théologique, l'état métaphysique, l'état positif; en tenant compte parallèlement de l'activité correspondante à chacun de ces régimes. On arrive de cette manière à saisir les rapports les plus complexes de l'être vivant avec les milieux; et en se représentant maintenant les trois ordres de considérations que je viens d'indiquer, on voit s'établir une proportion inverse entre la prépondérance de l'un des deux termes et leur degré réciproque de complexité; c'est-à-dire que dans les différents ordres de rapports on peut établir abstraitement trois degrés principaux entre lesquels, par des recherches concrètes, on en établira de plus précis.

Si le milieu est de beaucoup plus permanent, plus simple, plus général que l'être vivant, celui-ci seul est modifié.

Si le milieu est aussi complexe que l'être vivant, les modifications se correspondent dans les deux termes.

Enfin si l'être vivant est plus simple que le milieu, celui-ci est plus modifiable par l'être vivant que l'être vivant n'est modifiable par le milieu.

La théorie des milieux dont j'ébauche ici le plan général peut dès à présent prendre un libre essor au moyen des documents enregistrés par la physique, la chimie médicale, la chirurgie expérimentale, la thérapeutique, l'hygiène, la médecine légale, la philosophie zoologique, etc.

Il y a aujourd'hui chez quelques personnes un préjugé sur l'enseignement, qui se rapporte directement à mon sujet, c'est que l'exposition d'une science doit être *pratique;* et, à l'école de médecine, par exemple, l'enseignement de la biologie devrait être subordonné aux applications médicales.

On sent, d'après cela, que le plan de biologie que je viens de proposer et dont j'exécute la première partie, aurait un caractère trop scientifique.

Je conviens que toute *vérité* qui n'a pas son *utilité* rentre dans la catégorie des charades. Mais croire que l'enseignement doit avoir un caractère technique, c'est méconnaître la différence qu'il y a entre la théorie et la pratique, entre l'abstrait et le concret, entre la science et l'art. La science est science, à la condition d'être abstraite, d'être théorique; si vous n'apprenez l'anatomie que pour faire des opérations, vous ne savez pas l'anatomie; si vous n'apprenez la physiologie que pour traiter une pneumonie ou un rhumatisme, vous ne savez pas la physiologie.

D'autre part, l'application s'étudie-t-elle autrement que par la *pratique?* je le conteste. Le proverbe sur le forgeron est vrai pour un praticien quelconque. Je dirai donc que les manipulations physiques et chimiques se font dans les cabinets de physique et dans les laboratoires de chimie; l'anatomie chirurgicale se fait à l'amphithéâtre, et la médecine et la chirurgie se font au lit du malade. Quant à la science, elle se fait sur les bancs de l'école, sous l'influence philosophique du professeur.

Relativement à l'enseignement clinique, je renvoie ici au rapport que je fus chargé de rédiger en mars 1849, près la Société positiviste, et dans lequel on trouvera aussi tout ce qui se rattache à l'exposition de la philosophie naturelle.

FIN.

TABLE DES MATIÈRES.

FIN DE LA TABLE DES MATIÈRES.

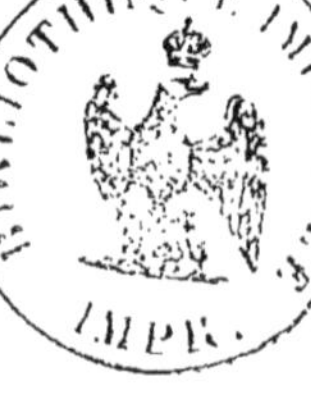

GAZETTE HEBDOMADAIRE

DE MÉDECINE ET DE CHIRURGIE

BULLETIN DE L'ENSEIGNEMENT MÉDICAL

Publié sous les auspices du Ministère de l'Instruction publique

Paris et les Départements.
Un an, 24 fr.
6 mois, 13 fr. — 3 mois, 7 fr
Pour l'étranger.
Le port en sus suivant les tarifs.

POUR S'ABONNER, il suffit de détacher le bulletin ci-dessous, d'en remplir les blancs, et de le jeter à la Poste.

PARAÎT TOUS LES VENDREDIS
L'Abonnement part du 1er de chaque mois.

A LA LIBRAIRIE VICTOR MASSON,
Place de l'École-de-Médecine.

A. DECHAMBRE,
Rédacteur en chef.

ARRÊTÉ MINISTÉRIEL CONCERNANT LA GAZETTE HEBDOMADAIRE DE MÉDECINE ET DE CHIRURGIE.

En vertu d'un arrêté de M. le Ministre de l'Instruction publique et des cultes, en date du 28 juin, la *Gazette hebdomadaire de médecine et de chirurgie* prendra, à partir du 1er juillet 1854, le titre de GAZETTE HEBDOMADAIRE DE MÉDECINE ET DE CHIRURGIE, BULLETIN DE L'ENSEIGNEMENT MÉDICAL, PUBLIÉ SOUS LES AUSPICES DU MINISTÈRE DE L'INSTRUCTION PUBLIQUE.

La GAZETTE HEBDOMADAIRE DE MÉDECINE ET DE CHIRURGIE sera divisée en deux parties : l'une officielle, et l'autre non officielle.

La partie officielle comprendra les décrets, arrêtés, circulaires et instructions concernant l'enseignement et l'exercice de la médecine et de la pharmacie. La partie non officielle continuera l'ancien cadre du journal, tel qu'il est connu de nos lecteurs.

Il sera établi près le journal un Comité de cinq professeurs de la Faculté de médecine de Paris, nommé par le Ministre, sur la présentation du Doyen de la Faculté, qui en fera partie de droit.

Aucune subvention d'aucune sorte n'est attribuée à l'éditeur, pour frais de rédaction, impression, tirage, suppléments, ou toute autre dépense, de quelque nature qu'elle soit.

— La GAZETTE HEBDOMADAIRE comprend les obligations qui naissent pour elle de l'honneur qui lui est fait; elle sent profondément ce que sa nouvelle position lui commande de zèle dans l'accomplissement de l'œuvre scientifique, de modération et de tenue dans les nécessités, souvent délicates, de la critique. Il n'est pas besoin, sans doute, de faire remarquer qu'elle conserve sa spontanéité et son indépendance. Tout ce qui est professé en son nom dans les choses de la science l'est sous la responsabilité absolue du rédacteur en chef. Elle reste, comme par le passé, un *journal* dans l'entière acception du mot, c'est-à-dire un terrain libre où peuvent se rencontrer toutes les opinions, toutes les doctrines qui ne choquent pas le sens commun et que recommande la bonne foi.

Le comité de professeurs institué près le journal est, à nos yeux, un des plus précieux avantages qui nous aient été accordés. En insistant nous-même pour l'obtenir, nous avons compté qu'il ne se bornerait pas à être une garantie du caractère sérieux et de la dignité de la publication, mais que, sortant de ses attributions officielles, il voudrait bien prêter à notre œuvre un concours plus direct et plus effectif. Nous avons, dès à présent, de bonnes raisons de croire que nous ne nous sommes pas trompé.

Les membres du comité sont :

MM. DUBOIS (Paul), doyen de la Faculté;
BÉRARD, professeur de physiologie;
GRISOLLE, professeur de thérapeutique;
NÉLATON, professeur de clinique externe;
SOUBEIRAN, professeur de pharmacie.

A. DECHAMBRE.

A l'avenir, la GAZETTE HEBDOMADAIRE DE MÉDECINE ET DE CHIRURGIE, BULLETIN DE L'ENSEIGNEMENT MÉDICAL, *donnera régulièrement une fois par mois un supplément de 16 colonnes. Chaque numéro contenant un supplément aura donc 48 colonnes au lieu de 32.*

Détacher le bulletin ci-dessous, en remplir les blancs, indiquer bien lisiblement le nom et l'adresse, plier et jeter à la poste.

Je déclare m'abonner à la **Gazette hebdomadaire de médecine et de chirurgie** pour à partir du 1er du mois de

J'autorise à faire sur moi, pour prix de cet abonnement, un mandat de payable à un mois de ce jour.

DERNIÈRES PUBLICATIONS DE LA LIBRAIRIE VICTOR MASSON.

ARMAND. **L'Algérie médicale.** TOPOGRAPHIE ET CLIMATOLOGIE. — PATHOGÉNIE ET PATHOLOGIE. — PROPHYLAXIE. — HYGIÈNE. — ACCLIMATEMENT. — COLONISATION. Paris, 1854, 1 vol. in-8, avec une carte de l'Algérie. . . . . 8 fr.

DELASIAUVE. **Traité de l'épilepsie.** — HISTOIRE. — TRAITEMENT. — MÉDECINE LÉGALE. — Paris, 1854, 1 vol. in-8. . . . . . . 7 fr. 50

DEVERGIE (A.). **Traité pratique des maladies de la peau.** Paris, 1854, 1 beau vol. in-8, avec planches gravées et coloriées représentant 24 types de maladies. . . . . 12 fr.

DIDAY (P.). **De la syphilis des nouveau-nés et des enfants à la mamelle.** Paris, 1854, 1 vol. in-8. . . . . 7 fr.

FILHOL (E.). **Recherches sur les eaux minérales des Pyrénées,** comprenant l'étude de leur action thérapeutique, de leur constitution chimique, et la comparaison des ressources que les principaux établissements des Pyrénées offrent aux médecins. Paris, 1853, 1 volume grand in-18 . . . . 5 fr.

GARREAU (P.-E.). **Essai sur quelques points de pathogénie et de classification médicale.** Paris, 1854. 1 volume in-8. 4 fr. 50 c.

GUITTARD (J.). **Histoire de l'électricité médicale,** comprenant l'étude des instruments et appareils, le résumé des auteurs, un choix d'observations. 1 vol. gr. in-18 avec 6 pl. Toulouse, 1854. 3 fr. 50 c.

KUHN (J.). **Les eaux laxatives de Niederbronn.** Description physique et médicale de cet établissement de Bains, précédée de considérations générales sur le mode d'action des eaux. Deuxième édition entièrement refondue. Paris, 1854, 1 vol. in-8, avec vignettes. . . . 4 fr.

LE BORGNE (C.). **Hygiène publique,** considérée principalement dans ses sujets les moins abstraits et le plus à la portée des gens du monde. Paris, 1854, *in*-8. . . . . 4 fr. 50 c.

MOREL. **Traité théorique et pratique des maladies mentales,** considérées dans leur nature, leur traitement, et dans leur rapport avec la médecine légale des aliénés. *Ouvrage auquel l'Académie des sciences a accordé, dans sa séance du 30 janvier 1854, une récompense de 2,000 francs.* Paris, 1853, 2 vol. in-8, avec 24 portr. et 3 tab. 16 fr.

PARCHAPPE. **Des principes à suivre dans la fondation et dans la construction des asiles d'aliénés.** Paris, 1853, 1 vol. gr. in-8, avec 20 plans des principaux asiles d'aliénés en France et à l'étranger. 20 fr.

ROUX (PH.-J.). **Quarante années de pratique chirurgicale.** 4 vol. in-8. En vente : le tome Ier (*Chirurgie réparatrice*). — Le tome II (*Anévrysmes*, est sous presse).—L'ouvrage, dont le manuscrit est entre les mains de l'éditeur, comprendra quatre volumes publiés par les soins de la Société de chirurgie de Paris. Prix de chaque volume. . 6 fr.

SÉDILLOT. **Traité de médecine opératoire, bandages et appareils.** Deuxième édition augmentée. Paris, 1854, 2 vol. gr. in-18, publiés en 4 parties, avec figures dans le texte. . . . . . . 16 fr.

SOUBEIRAN. **Traité de pharmacie théorique et pratique.** 4e édit. Paris, 1854, 2 forts volumes in-8, avec figures dans le texte. 16 fr.

VELPEAU. **Traité des maladies du sein et de la glande mammaire.** Paris, 1854, 1 beau vol. in-8, avec planches coloriées. . . . 12 fr.

VIDAL (DE CASSIS). **Traité des maladies vénériennes.** Paris, 1853, 1 vol. in-8, avec planches gravées en taille-douce et coloriées. 10 fr.

DELAUNAY. **Cours élémentaire d'astronomie,** concordant avec tous les articles du nouveau programme officiel pour l'enseignement de la COSMOGRAPHIE dans les lycées. Paris, 1854, 1 vol. grand in-18, avec figures dans le texte . . . . 7 fr. 50

GEOFFROY SAINT-HILAIRE (ISIDORE). **Histoire naturelle générale des règnes organiques,** principalement étudiée chez l'homme et les animaux, tome Ier ; contenant : *Introduction historique et Prolégomènes.* Paris, 1854, 1 vol. gr. in-8. . . . . 8 fr.
L'ouvrage comprendra 5 tomes ; les tomes II à V seront publiés chacun en deux parties, lesquelles paraîtront d'année en année.

QUATREFAGES (A. DE). **Souvenirs d'un naturaliste.** Paris, 1854, 2 vol. gr. in-18. . . . . 7 fr.

TABOURIN (F.). **Nouveau traité de matière médicale, de thérapeutique et de pharmacie vétérinaires** ; suivi : 1° d'un formulaire raisonné, magistral et officinal ; 2° d'une pharmacie légale, ou analyse des dispositions législatives concernant l'exercice de la pharmacie vétérinaire ; 3° d'un tableau du prix approximatif des médicaments à Paris, Lyon et Toulouse. Paris, 1853, 1 vol. grand in-8 compacte, avec 82 figures. . . . . 10 fr.

VILLE (GEORGES). **Recherches expérimentales sur la végétation.** Paris, 1854, 1 vol. gr. in-4 cartonné, avec figures dans le texte et deux planches gravées en taille-douce par Wormser. . . . . . 25 fr.

Sous presse :

Traité d'anatomie générale ; par le professeur KŒLLIKER, de Vürtzbourg ; édition française publiée, avec la collaboration de l'auteur, par M. *Jules Béclard*, agrégé de la Faculté de Médecine de Paris. 1 vol. grand in-8, avec 350 figures.

Précis de chimie physiologique ; par le prof. LEHMANN, de Leipzig ; édition française publiée avec la collaboration de l'auteur par M. *Drion*. 1 vol. gr. in-18.

Traité d'anatomie générale ; par M. SEGOND, agrégé de la Faculté de Médecine de Paris. 1 vol. in-8.

La Chirurgie de Paul d'Égine ; texte grec, avec la traduction française en regard, et notes par M. le docteur BRIAU. 1 vol. gr. in-8.

Traité de géographie botanique raisonnée ; par M. A. DE CANDOLLE. 1 vol. grand in-8, divisé en deux parties.

Traité des paraplégies ; par le docteur LEROY D'ÉTIOLLES fils. 1 volume in-8.

MM. les Abonnés à la GAZETTE HEBDOMADAIRE recevront *franco*, et sans augmentation sur le prix de catalogue, les ouvrages de mon *fonds* dont ils m'adresseront directement la demande.

VICTOR MASSON.

Paris.— Imp. de L. MARTINET, rue Mignon, 2.

Deux numéros d'essai seront envoyés à toute personne qui en fera la demande par lettre affranchie.

Librairie de Victor Masson,

17, place de l'École-de-Médecine,

A PARIS.

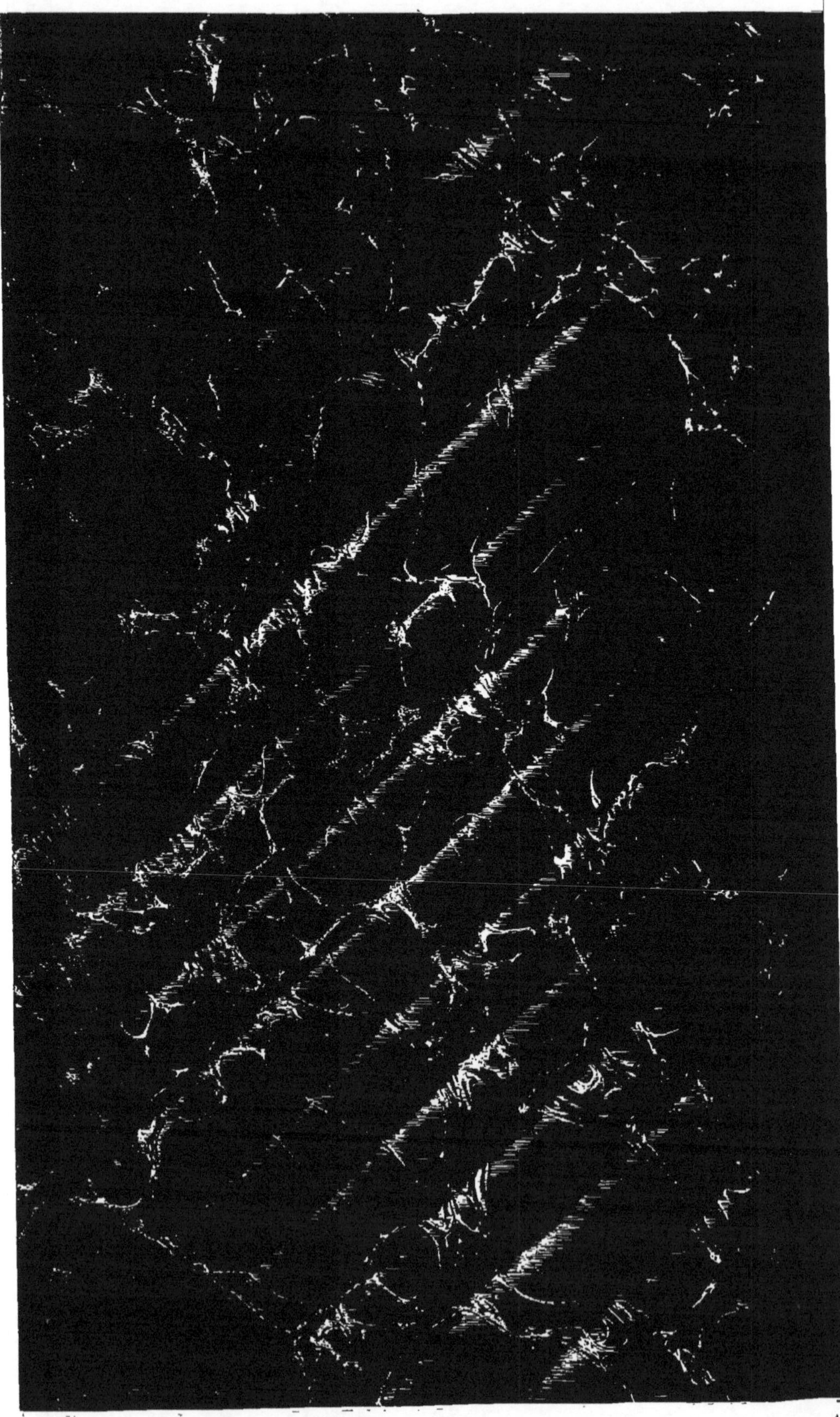

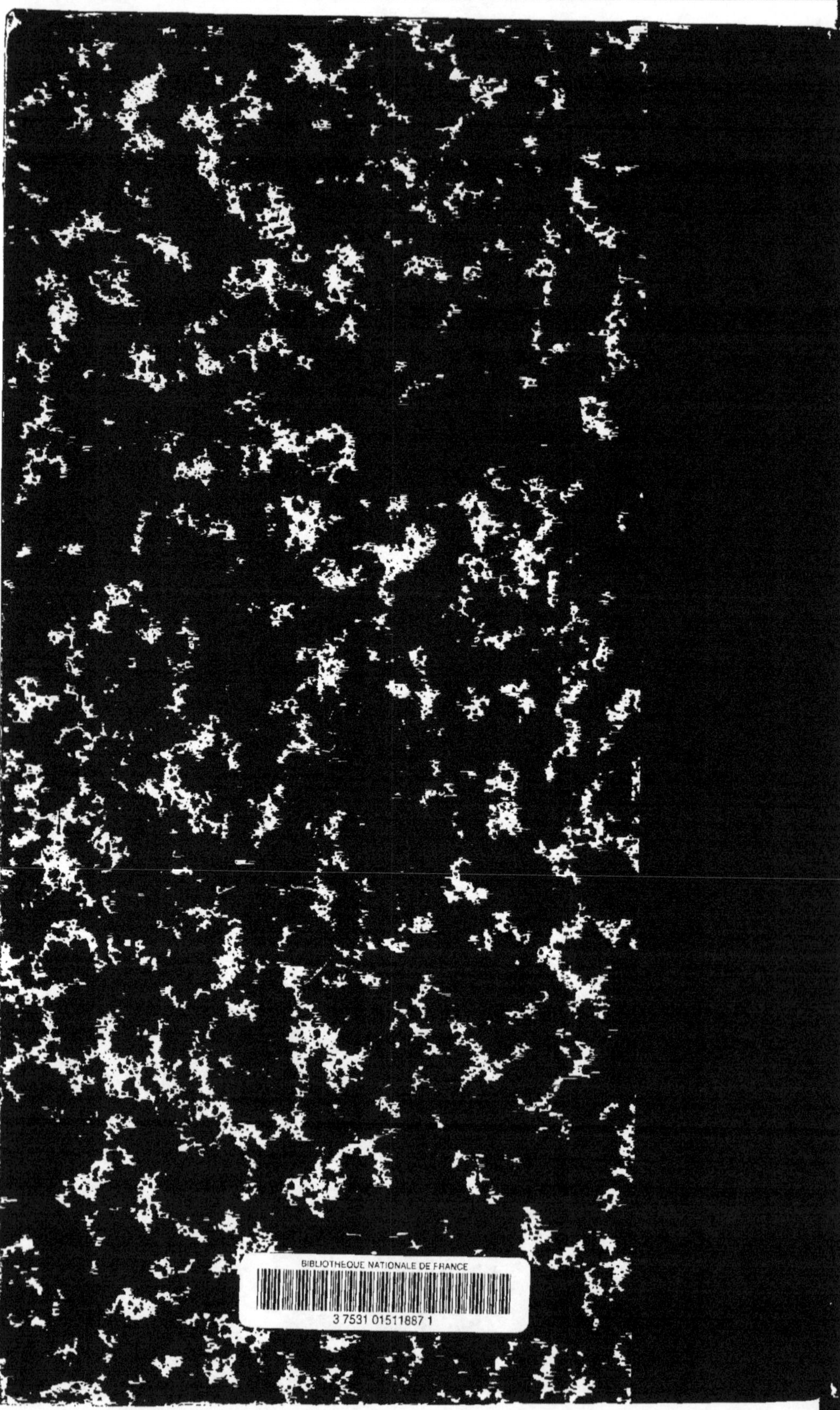
BIBLIOTHEQUE NATIONALE DE FRANCE
3 7531 01511887 1

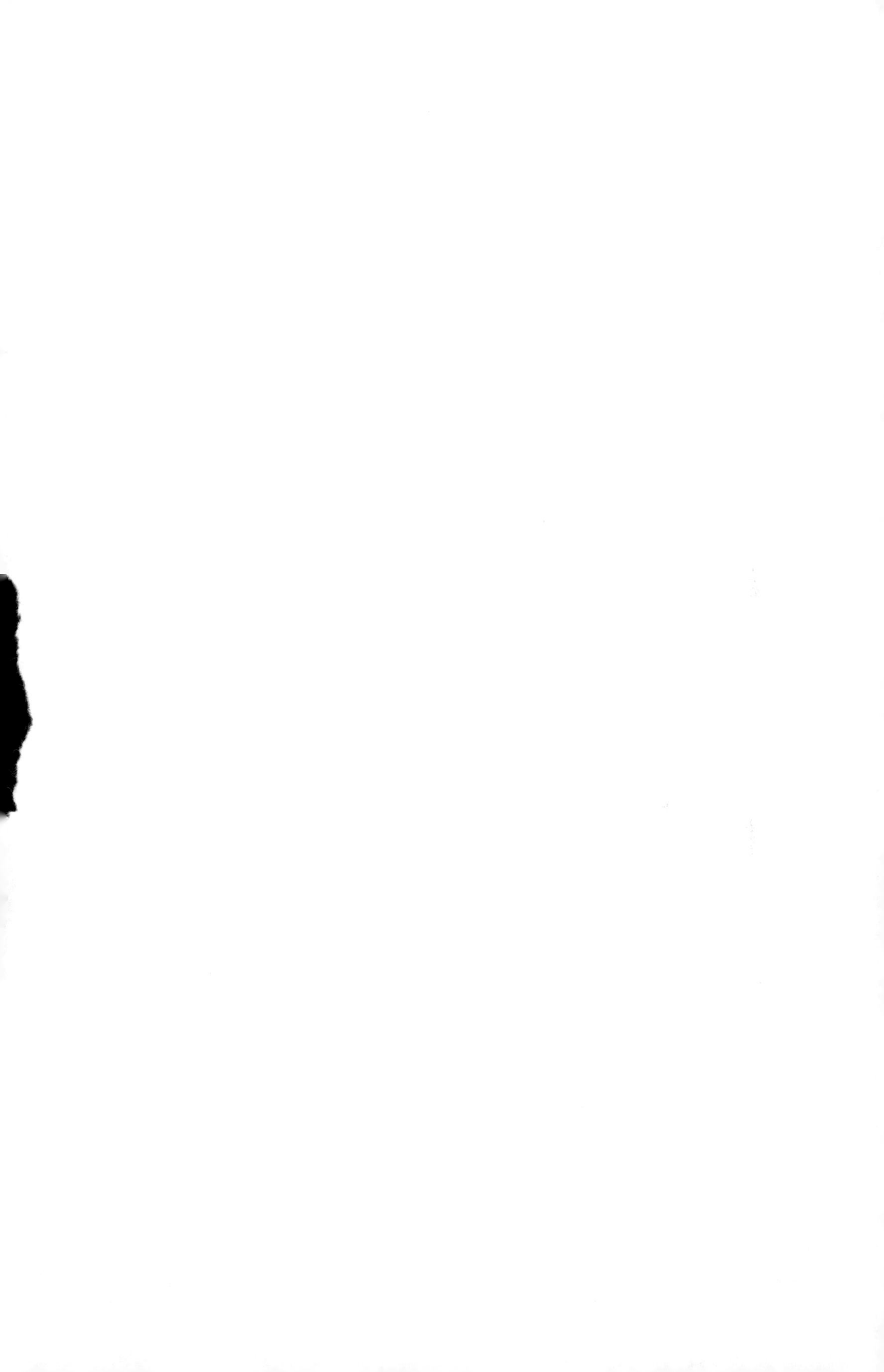

www.ingramcontent.com/pod-product-compliance
Ingram Content Group UK Ltd.
Pitfield, Milton Keynes, MK11 3LW, UK
UKHW031043260726
13965UKWH00006B/157

9 782012 467187